眼科中西医护理技术实践

顾 问 孙 玫 张克森

主 编 任永霞 赵 慧

副主编 褚文娟 刘 畅 刘 瑜 马 颖

编 者（以姓氏笔画为序）

王 欣 王 琳 王 楠 王 璐 田姝梅

刘 艳 刘 珺 刘 靖 刘旭垚 孙 杰

孙晓辰 李继红 时晓春 辛 雅 沈 丹

张 卓 张 蕊 庞 颖 赵 蕊 赵康娜

胡文琦 侯 芳 栗 苗 徐征华 高亚东

唐海霞 韩 赛 谢 玮 薄晨姝 霍 旭

魏 薇

人民卫生出版社

图书在版编目（CIP）数据

眼科中西医护理技术实践/任永霞,赵慧主编. —
北京：人民卫生出版社,2019
ISBN 978-7-117-28889-7

Ⅰ. ①眼… Ⅱ. ①任…②赵… Ⅲ. ①眼病－中西医
结合－护理 Ⅳ. ①R473.77

中国版本图书馆CIP数据核字（2019）第201767号

人卫智网	**www.ipmph.com**	医学教育、学术、考试、健康,
		购书智慧智能综合服务平台
人卫官网	**www.pmph.com**	人卫官方资讯发布平台

眼科中西医护理技术实践

主　　编：任永霞　赵　慧
出版发行：人民卫生出版社（中继线 010-59780011）
地　　址：北京市朝阳区潘家园南里 19 号
邮　　编：100021
E - mail：pmph @ pmph.com
购书热线：010-59787592　010-59787584　010-65264830
印　　刷：北京虎彩文化传播有限公司
经　　销：新华书店
开　　本：787 × 1092　1/16　印张：20
字　　数：487 千字
版　　次：2019 年 12 月第 1 版　2019 年 12 月第 1 版第 1 次印刷
标准书号：ISBN 978-7-117-28889-7
定　　价：99.00 元
打击盗版举报电话：010-59787491　**E-mail：WQ @ pmph.com**
质量问题联系电话：010-59787234　**E-mail：zhiliang @ pmph.com**

序 1

受主编之邀为《眼科中西医护理技术实践》一书作序,实乃吾辈之荣幸,也深为她们在日夜辛勤踏实工作之余,笔耕不辍的精神所感动。读过书稿倍受鼓舞,欣然命笔。

之于治病疗伤,中国有句老话:三分治七分养。这是民间对"治"和"养"的哲学认识,也折射出护理工作在医疗全程中的重要作用及地位。眼科学是近代西医学率先引进国门的临床学科,也是当代医学领域发展最快最活跃的学科之一。眼科临床护理技术作为眼科护理活动的核心要素,具有鲜明的学科特点,是眼科诊疗活动的重要执行途径,与医疗质量息息相关。加速眼科护理队伍专科化进程,是保障医疗质量,促进眼科学全面均衡发展的重要前提。

眼睛虽然仅有"弹丸"大小,却是人类大脑的外延,是获取逾85%外界信息的重要感觉器官,被视之为"心灵之窗"。很多人说,人们像保护生命一样守护自己的双眼。眼科医术之奥秘不仅在于精微,在于毫厘之间"舞蹈",更在于眼科医疗的终极目的是光明,视防盲治盲为己任!护理技术专业化程度,责任护理到位与否,可能会影响到医疗的成败。天津市眼科医院护理队伍自觉提高站位、拓展思路、统筹兼顾,恪守严谨规范之责,"博学之、审问之、慎思之、明辨之、笃行之",努力钻研、提高眼科护理专业技能,全面提升自身素质,在医院创建世界知名、国内一流的眼科医学中心过程中发挥着无可替代的作用。本书是她们历年工作经验和成果的结晶。希望本书能成为青年眼科护理工作者的重要参考书籍,并视其为良师益友。也希望国内眼科护理界和眼科专家不吝指教!为加快我国眼科护理专业化发展贡献微薄力量!

国际眼科学科学院院士,中华医学会眼科学分会前任主任委员,
中国医师协会眼科医师分会前任会长,著名小儿眼科与斜视专家
己亥仲秋

序 2

护理技术是临床护理工作的核心能力,亦是护理标准化管理的重要组成部分。眼解剖结构精细、复杂,眼科护理随之凸显极强的专科特点。在此背景下,《眼科中西医护理技术实践》基于规范眼科护理技术流程及评分体系,指导眼科临床护理实践,以期持续提升眼科护理质量与水平。

本书首次将眼外伤急救护理技术、眼内科急症急救护理技术独立为章,响应国家"注重中医药技术在护理工作应用"的号召,纳入眼科中医护理技术,与眼科基础护理技术、眼科治疗护理技术等构成全书主要框架,图文并茂地对眼科临床护理技术予以详细阐述,是汇总既往、纳入新知、拓展相关知识范畴的一次尝试。作者立足眼科专业,多年来深入眼科护理技术的每个环节,不断研究、论证,并与诸多专家展开深入讨论、达成共识。力争每个环节均富有高效性、科学性及可行性,在持续深入的同时,更加注重相关知识的延展性,既能作为临床眼科护理同仁共用的实践规范,又可为护理管理者经常遇到的困惑提供相应的指导与支持。

在护理专科化进程不断推进的新形势下,我们期待与读者共同分享,凝心聚力,为塑造执行力强、核心能力完善、管理规范的高水平现代眼科护理团队而不懈奋斗。

天津市护理学会理事长

2019 年 7 月

前　言

在医药卫生体制改革进程不断深化，我国护理事业随之发展的氛围下，2016—2020 年《全国护理事业发展规划》中明确提出，要继续"发展专科护士队伍""建立专科护士管理制度""完善并推进医院护理岗位管理制度"。专科护士对护理专业发展的重要性，不仅是业界共识，亦成为发展规划的重要纲领。近年来，眼科临床护理技术的外延及具体方法均随着医疗科技的发展而拓展、更新，基于政策引领，以及显著的专科护士培养成果，我们紧跟护理学科发展步伐，立足临床，以眼科专科护士核心能力为导向，以相关国家法律法规及卫生行业标准为核心，着手撰写本书，旨在系统归纳、更新眼科临床护理技术，推动眼科护理专科化、标准化、同质化发展进程。

本书尝试打破国内外同类著作结构，将眼科临床护理技术分解为眼科常规护理技术与眼科急救护理技术两个篇章，并响应《中国护理事业发展规划纲要》关于"要提高中医护理水平，发挥中医护理特色和优势，注重中医药技术在护理工作中的应用"的号召，定位于缓解症状、提高护理质量，首次纳入眼科中医护理技术，与眼科基础护理技术、眼科治疗护理技术、眼外伤急救护理技术、眼内科急症急救护理技术构成全书 5 个章节，共计收录 73 项眼科临床护理技术，分别从目的、适应证、评估、准备、操作、注意事项、健康指导、评价及知识链接 9 个层次进行横向及纵向剖析阐述，广泛适用于眼科临床一线护理、教学及管理人员参阅。

"不舍近而求远，不趋新奇而废正道"，本书全体编写人员均为长期工作于眼科护理临床一线的管理者及护理骨干，撰写过程精心查阅、参考大量的资料，力图使撰写内容兼具前沿性、系统性、严谨性及实用性。虽已极尽努力，但因水平有限，书中如有谬误之处，在此深表歉意，同时恳请广大读者批评指正。

在本书编写、出版过程中，我们得到了天津市护理学会、眼科临床各专业和护理专家的支持与帮助，以及天津市护理学会理事长孙玫教授对本书出版的支持与关心，并为本书作序，在此一并表示衷心感谢。

今年是新中国成立 70 周年华诞。70 年镌刻风雨，书写奋斗。医疗卫生事业的成就与进步，无不凝结于党中央的决策与部署。不忘初心，方得始终。在这个充满情怀的时代，我们怀揣着对专业的执着与追求，在踏往光明的征途中，践行至诚誓言。

2019 年 7 月

目 录

第 一 篇

眼科常规护理技术

第 一 章
眼科基础护理技术

═ 第一节 视 力 检 查 ═

视力,即视锐度,是眼睛分辨和认识物体形状的敏锐程度,反映了眼底黄斑中心凹的功能,可分为中心视力和周边视力。视力检查是眼科视功能检查的重要组成部分,为疾病诊断提供重要依据。中心视力是指视网膜黄斑区的视觉敏感度;周边视力指黄斑部以外的视网膜功能(即视野)。中心视力检查分为远视力检查及近视力检查。

一、远视力检查

远视力是指人眼辨别最小物像的能力,是视网膜中心凹处的形觉敏感度,国内现已通用标准对数视力表(图 1-1-1)。

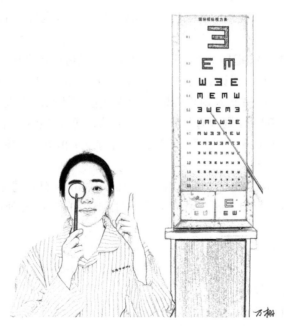

图 1-1-1 远视力检查

(一)目的
了解患者远视力情况,为眼部疾病诊断提供重要依据。

（二）适应证

适用于眼科就诊、其他科室申请会诊患者及进行健康体检者。

（三）评估

（1）评估患者病情、自理能力、合作程度等。

（2）评估患者眼部情况、有无分泌物、是否佩戴眼镜。

（3）评估患者眼部用药史及药物过敏史。

（四）准备

1. 护士准备　衣帽整洁、洗手。

2. 用物准备　国际标准视力表、平面镜、检查用椅、视标杆、挡眼板。

3. 环境准备　环境整洁、安静、舒适、光线适宜。

（五）操作

1. 步骤

（1）核对医嘱。

（2）身份识别：采用两种以上方法识别患者身份，核对眼位，向患者解释操作目的、配合方法。

（3）检查体位：协助患者取坐位或站位。

（4）协助患者用挡眼板完全遮盖一眼，护士用视标杆自上而下指示视力表的视标，指导患者 3 秒内说出或用手势表示视标开口方向，然后换下一行，直至患者无法辨认为止。

（5）记录检测结果。仅可识别国际标准视力表第 1 行视力记为 0.1，可准确识别至第 10 行视力记为 1.0，记录采用小数点记录，如：患者可准确识别第七行全部视标，而第八行无法辨认则记录为 0.7；第七行有两个视标无法辨认则记录为 0.7^{-2}；第八行仅能辨认两个视标则记录为 0.7^{+2}。

（6）若视力不足 0.1 者，指导其逐步走近视力表，直至可辨认出 0.1 视标，根据走近距离推算患者视力，利用 $V=d/D$ 公式计算（其中 V 为视力，d 为实际看见某视标的距离，D 为正常眼应当能看见该视标的距离）并记录检查结果，如 3 米处能看清 0.1，则视力为 $3/5 \times 0.1 = 0.06$。

（7）若视力不足 0.02 者，则改查指数，从 40cm 处向患者显示手指数，嘱患者识别指数，若能准确说出逐渐增加距离直至不可识别为止，记录为：指数 / 距离，如在 20cm 处能正确判断，则视力为指数 /20cm。

（8）若视力不足指数 /5cm 者，则开始手动测试，从 40cm 处向患眼移动的同时左右摆动手，直至患者可察觉手动为止，视力记录为手动 / 距离，如在 20cm 处能正确判断，则视力为手动 /20cm。

（9）若不足手动 /5cm 者，则在约 40cm 处向患者显示小手电光源，确定能否识别光亮。若有，可继续在正前、左、右、上、下等九个方位显示，确定光定位。

（10）准确记录所测数值。

（11）给予患者相关指导并协助患者离开。

（12）洗手，处理医嘱，整理用物。

2．流程图

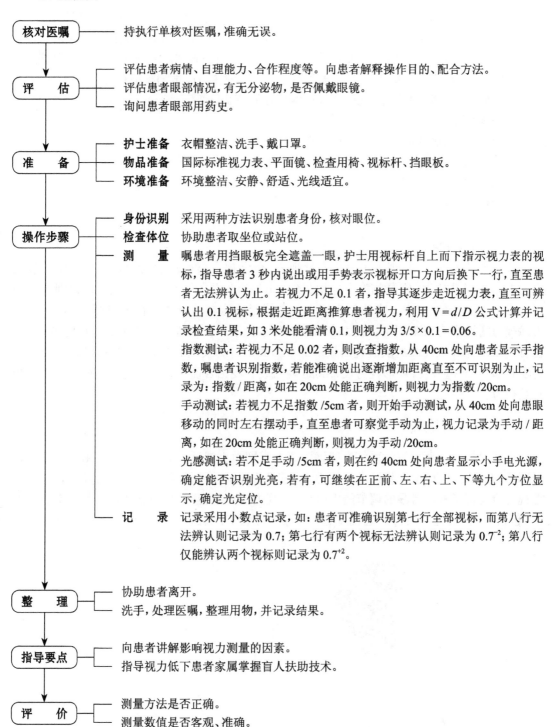

核对医嘱 —— 持执行单核对医嘱，准确无误。

评　估 ——
评估患者病情、自理能力、合作程度等。向患者解释操作目的、配合方法。
评估患者眼部情况，有无分泌物，是否佩戴眼镜。
询问患者眼部用药史。

准　备 ——
护士准备　衣帽整洁、洗手、戴口罩。
物品准备　国际标准视力表、平面镜、检查用椅、视标杆、挡眼板。
环境准备　环境整洁、安静、舒适、光线适宜。

操作步骤 ——
身份识别　采用两种方法识别患者身份，核对眼位。
检查体位　协助患者取坐位或站位。
测　量　嘱患者用挡眼板完全遮盖一眼，护士用视标杆自上而下指示视力表的视标，指导患者 3 秒内说出或用手势表示视标开口方向后换下一行，直至患者无法辨认为止。若视力不足 0.1 者，指导其逐步走近视力表，直至可辨认出 0.1 视标，根据走近距离推算患者视力，利用 $V = d/D$ 公式计算并记录检查结果，如 3 米处能看清 0.1，则视力为 $3/5 \times 0.1 = 0.06$。
指数测试：若视力不足 0.02 者，则改查指数，从 40cm 处向患者显示手指数，嘱患者识别指数，若能准确说出逐渐增加距离直至不可识别为止，记录为：指数 / 距离，如在 20cm 处能正确判断，则视力为指数 /20cm。
手动测试：若视力不足指数 /5cm 者，则开始手动测试，从 40cm 处向患眼移动的同时左右摆动手，直至患者可察觉手动为止，视力记录为手动 / 距离，如在 20cm 处能正确判断，则视力为手动 /20cm。
光感测试：若不足手动 /5cm 者，则在约 40cm 处向患者显示小手电光源，确定能否识别光亮，若有，可继续在正前、左、右、上、下等九个方位显示，确定光定位。
记　录　记录采用小数点记录，如：患者可准确识别第七行全部视标，而第八行无法辨认则记录为 0.7；第七行有两个视标无法辨认则记录为 0.7^{-2}；第八行仅能辨认两个视标则记录为 0.7^{+2}。

整　理 ——
协助患者离开。
洗手，处理医嘱，整理用物，并记录结果。

指导要点 ——
向患者讲解影响视力测量的因素。
指导视力低下患者家属掌握盲人扶助技术。

评　价 ——
测量方法是否正确。
测量数值是否客观、准确。

（六）注意事项

（1）视力表上 1.0 行视标与患眼等高，照明均匀、固定，一般为 400～1 000lx（勒克斯）。

（2）如检查距离不足 5m，可采用平面镜反射法，患者与平面镜之间的距离为 2.5m。

（3）指导患者直视视力表，挡眼板完全遮住一眼，勿压迫眼球，不可眯眼或用遮盖眼偷看。

（4）通常先测右眼，再测左眼；佩戴眼镜者先测裸眼视力，再测戴镜视力。

（5）散瞳后患者，使用针孔板检查，即测定小孔视力。

（七）健康指导

（1）向患者讲解影响视力测量的因素。

（2）指导视力低下患者家属掌握盲人扶助技术。

（八）评价

（1）测量方法是否正确。

（2）测量数值是否客观、准确。

（九）知识链接

依照视功能的不同，视力可分为光觉视力、色觉视力、深度觉视力和形觉视力，一般所说的视力指形觉视力，它是临床上应用最广，也最有价值的一种视力。视力指识别形状的精确度，又称之为视敏度，它的值为视力能分辨最小张角的倒数。视力包括远、近两种视力。视力通过视力表来测定。视力表可用在标准照明下的纸视力表或用灯箱视力表，最近也有使用由计算机控制的从监视器显示的视力表。视力表的种类繁多，目前国际通用的视力表有 Snellen 视力表、环形视力表、Sloan 视力表。我国目前主要用的是国际标准视力表和对数视力表。

二、近视力检查

近视力检查是衡量视觉系统在阅读距离能辨别微小视标的能力。我国通用的近视力表是耶格（Jaeger）近视力表和标准近视力表，前者表上有大小不同的视标，每行侧面有号数。近视力检查可了解患者眼的调节能力，常与远视力检查配合应用，可初步诊断是否有屈光不正（包括散光、近视、远视）和老视或是否有器质性病变，如白内障、眼底病变等（图 1-1-2）。

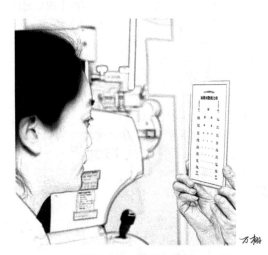

图 1-1-2　近视力检查

（一）目的

了解患者视力情况，配合远视力检查，为眼部疾病诊断提供重要依据。

（二）适应证

适用于需要了解近视力、眼科会诊患者及老视患者。

（三）评估

（1）评估患者病情、自理能力、合作程度等。

（2）评估患者眼部情况、有无分泌物、是否佩戴眼镜。

（3）评估患者眼部用药史及药物过敏史。

（四）准备

1. 护士准备　衣帽整洁、洗手。

2. 用物准备　近视力表、视标杆、挡眼板。

3. 环境准备　环境整洁、安静、舒适、光线适宜。

（五）操作

1. 步骤

（1）核对医嘱。

（2）身份识别：采用两种以上方法识别患者身份，核对眼位，向患者解释操作目的、配合方法。

（3）检查体位：协助患者取坐位。

（4）协助患者用挡眼板完全遮盖一眼，护士用视标杆自上而下指认视力表的视标，指导患者3秒内说出或用手势表示视标开口方向，换下一行直至患者不能辨认为止。

（5）检查时光源照在表上，但应避免反光，患者距视力表30cm处，能看清1.0行视标者为正常视力。可让患者改变检查距离，即将视力表拿近或远离至清晰辨认，以便测得其最佳视力并计算其屈光性质度数。

（6）准确记录所测数值及测试距离。

（7）给予患者相关指导并协助患者离开。

（8）处理医嘱，洗手，整理用物。

2. 流程图

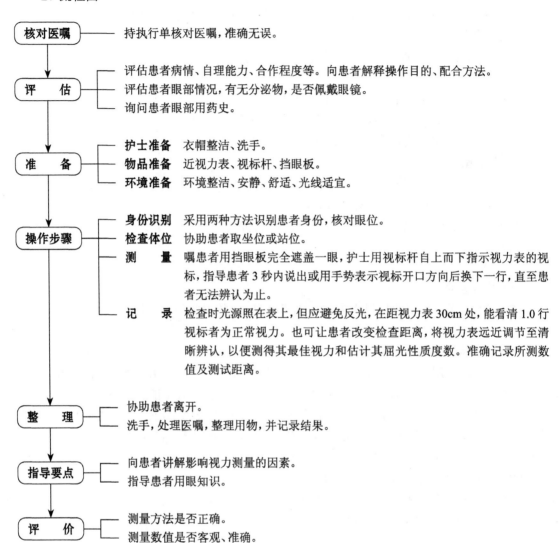

| 核对医嘱 | —— 持执行单核对医嘱,准确无误。 |

评 估
- 评估患者病情、自理能力、合作程度等。向患者解释操作目的、配合方法。
- 评估患者眼部情况,有无分泌物,是否佩戴眼镜。
- 询问患者眼部用药史。

准 备
- **护士准备** 衣帽整洁、洗手。
- **物品准备** 近视力表、视标杆、挡眼板。
- **环境准备** 环境整洁、安静、舒适、光线适宜。

操作步骤
- **身份识别** 采用两种方法识别患者身份,核对眼位。
- **检查体位** 协助患者取坐位或站位。
- **测 量** 嘱患者用挡眼板完全遮盖一眼,护士用视标杆自上而下指示视力表的视标,指导患者3秒内说出或用手势表示视标开口方向后换下一行,直至患者无法辨认为止。
- **记 录** 检查时光源照在表上,但应避免反光,在距视力表30cm处,能看清1.0行视标者为正常视力。也可让患者改变检查距离,将视力表远近调节至清晰辨认,以便测得其最佳视力和估计其屈光性质度数。准确记录所测数值及测试距离。

整 理
- 协助患者离开。
- 洗手,处理医嘱,整理用物,并记录结果。

指导要点
- 向患者讲解影响视力测量的因素。
- 指导患者用眼知识。

评 价
- 测量方法是否正确。
- 测量数值是否客观、准确。

（六）注意事项

（1）视力表表面清洁平整，检查时光源照在表上，但应避免反光。

（2）每个标示辨认时间不超过 3 秒。

（3）患者直视视力表，挡眼板完全遮住一眼，勿压迫眼球，不可眯眼或用遮盖眼偷看。

（4）通常先测右眼，再测左眼；佩戴眼镜者先测裸眼视力，再测矫正视力。

（七）健康指导

（1）向患者讲解影响视力测量的因素。

（2）指导患者学习用眼知识。

（八）评价

（1）测量方法是否正确。

（2）测量数值是否客观、准确。

（九）知识链接

随着对近视力表研究的深入，各种各样针对不同人群不同需求的近视力表得以发明，需要测定视觉状态能否胜任特定的注视需求或阅读需求，以文字为视标的视力表问世，目前已经出现了中文、英文、德文、日文、西班牙语和意大利文等多个版本。

近视力检查是临床常用检查项目，可提示可能存在损伤视功能的眼部疾病，对年龄相关性眼科疾病的诊断具有辅助作用，如年龄相关性白内障、年龄相关性黄斑变性等，均可以通过测量近视力早期发现问题。如年龄相关性黄斑变性患者近视力将显著降低。

三、儿童视力检查

学龄前期是儿童视力发育的重要阶段，儿童视力普查及准确测定视力是早期发现眼病和防治弱视及实施早期干预的重要依据，是评价治疗效果的关键指标（图 1-1-3）。

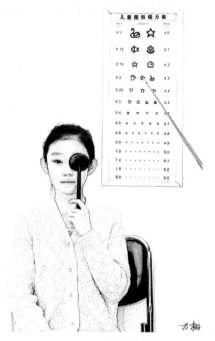

图 1-1-3　儿童视力检查

（一）目的

了解儿童视力情况，为疾病诊断提供重要依据。

（二）适应证

（1）就诊儿童及其他科室要求会诊的儿童。

（2）不能使用国际视力表进行检查的儿童。

（三）评估

（1）评估儿童年龄、病情、自理能力及合作程度。

（2）评估儿童眼部情况、有无分泌物、是否佩戴眼镜。

（3）询问儿童眼部用药史，了解儿童散瞳、缩瞳情况。

（四）操作准备

1. 护士准备　衣帽整洁、洗手。

2. 用物准备　儿童图形视力表、平面镜、视标杆、挡眼板。

3. 环境准备　环境整洁、安静、舒适、光线适宜。

（五）操作

1. 步骤

（1）核对医嘱。

（2）身份识别：采用两种以上方法识别儿童身份，核对眼位，向儿童解释操作目的、配合方法。

（3）检查体位：协助儿童取坐位或站位，使1.0视标高度与眼部等高。

（4）指导儿童用挡眼板完全遮盖一眼，护士用视标杆自上而下指示视力表的视标，儿童说出视标图案后可换下一行，直至儿童不能辨认为止。用同样的方法测量另一眼。

（5）准确记录所测数值。记录采用小数点记录，如：儿童可准确识别第七行全部视标，而第八行无法辨认则记录为0.7；第七行有两个视标无法辨认则记录为0.7^{-2}；第八行仅能辨认两个视标则记录为0.7^{+2}。

（6）给予儿童及家属相关指导并协助其离开。

（7）洗手，处理医嘱，整理用物。

2. 流程图

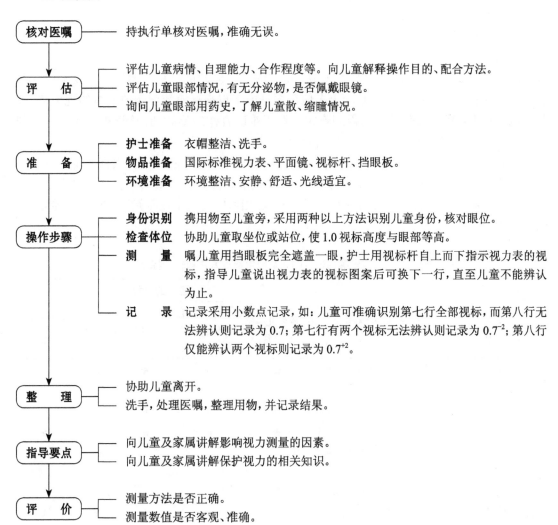

核对医嘱 —— 持执行单核对医嘱,准确无误。

评 估 ——
- 评估儿童病情、自理能力、合作程度等。向儿童解释操作目的、配合方法。
- 评估儿童眼部情况,有无分泌物,是否佩戴眼镜。
- 询问儿童眼部用药史,了解儿童散、缩瞳情况。

准 备 ——
- **护士准备** 衣帽整洁、洗手。
- **物品准备** 国际标准视力表、平面镜、视标杆、挡眼板。
- **环境准备** 环境整洁、安静、舒适、光线适宜。

操作步骤 ——
- **身份识别** 携用物至儿童旁,采用两种以上方法识别儿童身份,核对眼位。
- **检查体位** 协助儿童取坐位或站位,使1.0视标高度与眼部等高。
- **测 量** 嘱儿童用挡眼板完全遮盖一眼,护士用视标杆自上而下指示视力表的视标,指导儿童说出视力表的视标图案后可换下一行,直至儿童不能辨认为止。
- **记 录** 记录采用小数点记录,如:儿童可准确识别第七行全部视标,而第八行无法辨认则记录为0.7;第七行有两个视标无法辨认则记录为0.7^{-2};第八行仅能辨认两个视标则记录为0.7^{+2}。

整 理 ——
- 协助儿童离开。
- 洗手,处理医嘱,整理用物,并记录结果。

指导要点 ——
- 向儿童及家属讲解影响视力测量的因素。
- 向儿童及家属讲解保护视力的相关知识。

评 价 ——
- 测量方法是否正确。
- 测量数值是否客观、准确。

(六)注意事项

(1)视力检测前帮助儿童掌握并可识别视标。

(2)指导儿童正确使用挡眼板,避免误伤眼球。检查时需完全遮挡对侧眼,勿压迫眼球。通常先测右眼,再测左眼,佩戴眼镜儿童先测裸眼视力再测戴镜视力。

(3)检查过程中,儿童保持端坐位,不可眯眼或用被遮盖眼偷看。

(4)严格掌握检查距离,如距离不足者,可采用平面镜反射法,受检者与平面镜之间距离为2.5m。

(七)健康指导

(1)向儿童及家属讲解影响视力测量的因素。

(2)向儿童及家属讲解保护视力的相关知识。

（八）评价

（1）测量方法是否正确。

（2）测量数值是否客观、准确。

（九）知识链接

由于儿童智力处于发育阶段，主观认知能力较差，因此进行视力的检查需要采用一些有别于成人视力检查的方法。临床上多应用图形或字母视标检测学龄前儿童的视力情况，其可测性、可重复性及有效性均得到肯定。对于难以合作的婴幼儿，检查视力应与行为判断相结合。根据美国眼科学会专家委员会建议，视觉筛查应当在儿童期早期以及整个儿童期定期施行。由于儿童智力尚处于发育阶段，主观认知能力较差，因此，根据儿童年龄及合作程度施于准确的视觉筛查内容，对儿童视觉筛查准确性具有重要临床意义。内容请参见美国眼科学会专家委员会发布的专家共识《与年龄相适应的儿童视觉筛查方法和转诊标准》（表 1-1-1）。

表 1-1-1 与年龄相适应的儿童视觉筛查方法和转诊标准

方法	转诊的指征	建议的年龄				
		新生儿~6个月	6个月~能合作进行主观视力检查	3~4岁	4~5岁	5岁后每1~2年
红光反射实验	缺如、白色、发暗、浑浊或不对称	★	★	★	★	★
外眼检查	结构异常（如上睑下垂）	★	★	★	★	★
瞳孔检查	形状不规则、双眼大小不对称、对光反应不灵敏或不对称	★	★	★	★	★
注视和跟随	眼球不能注视和跟随	★				
角膜光反射	不对称或偏位		★	★	★	★
器械为基础的筛查	不符合筛查的标准		★	★	★	★
遮盖试验	再次注视运动			★	★	★
远距离视力（单眼）	任意一眼为 0.4 或更差			★	★	★
	任意一眼为 0.5 或更差				★	★
	在 0.7 一行的 5 个视标中只看到 3 个或以下，或双眼视力相差两行					★

注：

①主观视力检查是在能够可靠地参与以器械为基础的筛查儿童中所施行的检查。对于幼童和发育迟缓的人来说，主观视力检查是有用的。

②远距离视力测试最好的视标为 LEA 符号（Good Lite Co., Elgin.IL）、HOTV 和 Sloan 字母。

（赵康娜 高亚东）

≡ 第二节　光 感 监 测 ≡

光感监测常用于眼科手术后术眼的监测,尤其适用于眼眶手术。鉴于眶内空间狭小,神经及肌肉众多,因眶内组织水肿或出血压迫视神经及其供应血管所致视力丧失成为眼眶手术后最严重的并发症,定时的光感监测显得尤为重要(图1-2-1)。

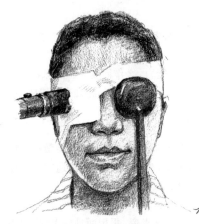

图1-2-1　光感监测

(一)目的
及时发现眼眶手术后眶内组织水肿或出血致眼压增高而引起的视力变化。

(二)适应证
适用于以下眼科手术后术眼的光感监测。

1. 眼眶手术　如眼眶肿瘤、骨折、外伤、异物及减压等。

2. 其他眼科手术　如玻璃体切除联合眼内填充术等。

(三)评估
(1)评估患者病情、自理能力、合作程度等。

(2)评估术眼纱布绷带包扎松紧度,包扎处有无渗血、渗液及周围皮肤血运情况。

(四)准备
1. 护士准备　衣帽整洁、洗手、戴口罩。

2. 用物准备　手电筒、挡眼板,必要时备无菌敷料、纱布绷带等。

3. 环境准备　环境整洁、安静、舒适、光线适宜。操作时建立暗室环境,操作毕恢复环境自然光线。

(五)操作
1. 步骤

(1)核对医嘱。

(2)身份识别:携用物至患者旁,采用两种以上方法识别患者身份。核对眼位,向患者解释操作目的及配合方法。

(3)检查体位:协助患者取仰卧位或坐位。

（4）建立暗室环境，护士用挡眼板遮挡健眼。将手电筒置于术眼无菌敷料颞侧，调节手电筒至聚光模式，向术眼处开启平移光源，嘱患者有光感时告知护士。移开光源，同样方法操作 3 次。监测毕恢复环境自然光线。

（5）根据患者所述光感变化及对光源的描述，判断其是否存在光感。

（6）协助患者恢复舒适体位。

（7）洗手，处理医嘱，整理用物，并记录结果。

2. 流程图

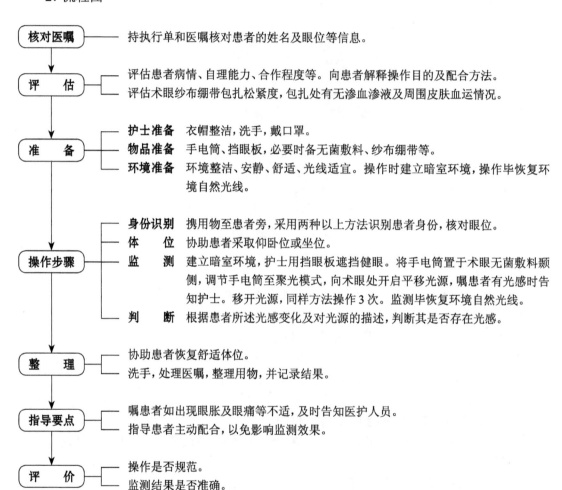

| 核对医嘱 | —— | 持执行单和医嘱核对患者的姓名及眼位等信息。 |

| 评　估 | —— | 评估患者病情、自理能力、合作程度等。向患者解释操作目的及配合方法。评估术眼纱布绷带包扎松紧度，包扎处有无渗血渗液及周围皮肤血运情况。 |

准　备
护士准备　衣帽整洁，洗手，戴口罩。
物品准备　手电筒、挡眼板，必要时备无菌敷料、纱布绷带等。
环境准备　环境整洁、安静、舒适、光线适宜。操作时建立暗室环境，操作毕恢复环境自然光线。

操作步骤
身份识别　携用物至患者旁，采用两种以上方法识别患者身份，核对眼位。
体　位　协助患者采取仰卧位或坐位。
监　测　建立暗室环境，护士用挡眼板遮挡健眼。将手电筒置于术眼无菌敷料颞侧，调节手电筒至聚光模式，向术眼处开启平移光源，嘱患者有光感时告知护士。移开光源，同样方法操作 3 次。监测毕恢复环境自然光线。
判　断　根据患者所述光感变化及对光源的描述，判断其是否存在光感。

整　理
协助患者恢复舒适体位。
洗手，处理医嘱，整理用物，并记录结果。

指导要点
嘱患者如出现眼胀及眼痛等不适，及时告知医护人员。
指导患者主动配合，以免影响监测效果。

评　价
操作是否规范。
监测结果是否准确。

（六）注意事项

（1）护士需与患者进行有效沟通，准确理解患者的描述。

（2）监测时确保暗室环境，健眼应遮挡完全，切勿透光，以免影响监测结果。

（3）操作过程中观察术眼无菌敷料有无渗血、渗液，评判周围皮肤血运情况。无菌敷料过紧应及时予以调整，污染或松脱应及时更换。

（4）光感监测常规监测3天，可在术后24小时内每小时监测1次，24～48小时内每2小时监测1次，48～72小时内改为每4小时监测1次。

（七）健康指导

（1）指导患者如术眼出现疼痛加剧、出血等不适，及时告知医护人员。

（2）指导患者采取正确卧位。全麻术后常采取仰卧位，头偏向一侧，避免呕吐物吸入肺内导致窒息。患者清醒后，眼眶术后可采取半卧位，以减轻眶组织水肿，降低眶内压；玻璃体切除联合眼内填充术后应根据裂孔位置采取相应体位，若采取俯卧位，为避免因长时间低头发生眼睑高度水肿所致皮肤变薄易损伤，应指导患者每2小时改变体位1次。

（3）指导患者采取清淡饮食，可多食蔬菜及新鲜水果补充维生素，适量加强蛋白质摄入，禁食辛辣刺激性食物。

（八）评价

（1）光感监测操作是否规范。

（2）监测结果是否准确。

（九）知识链接

光感监测作为眼科手术后的一项基础技术操作广泛应用于眼眶手术中。眼眶疾病包括炎症性、肿瘤性、血管性、外伤性、先天性和眶周及全身疾病在眼眶的表现等多种形式，手术治疗成为目前眼眶病尤其是眼眶肿瘤、眼眶骨折、眼眶异物等治疗的有效方法。术后常规定时的光感监测对及时发现水肿或出血等，避免造成视功能损害具有重要意义。

除眼眶手术外，光感监测还可应用于玻璃体切除联合眼内填充术中。全氟丙烷（C_3F_8）气体常作为玻璃体切除术后玻璃体腔的充填物，可有效顶压脱离的视网膜。作为一种膨胀性气体，眼内一定浓度的C_3F_8膨胀可使眼压升高。当眼压急剧升高则会引起视网膜中央动脉阻塞和视乳头缺血，进而导致术眼光感消失。这种光感消失如不被及时发现和治疗，将造成永久性视功能损害。研究发现，C_3F_8膨胀高峰在术后24～48小时，此时尤应严密观察患者的临床表现，采用问诊、指测眼压及光感监测了解患者眼压的基本情况，发生高眼压及光感消失应立即报告医生采取相应措施，直到眼压恢复正常，光感恢复为止。

因临床上常需要采用纱布绷带加压包扎术眼以减轻眼睑和结膜水肿及眼部意外损伤，这不便于用手电筒及时准确地监测光感，因此已有文献对自制光感监测灯进行了设计与报道。此设计需医生在手术完成后将自制监测灯泡置于患者术眼无菌敷料内，于不打开无菌敷料的情况下即能及时有效的监测光感。但鉴于此法灯泡不符合无菌标准，且其放置位置、易损坏、需连接电源等诸多不确定因素，故在临床实际操作中仍需慎重斟酌使用。

（唐海霞　王　琳）

第三节　视功能检查

视功能检查是视觉心理物理学视功能检查的主要内容,包括对比敏感度、暗适应及色觉等检查项目。检查过程中,因需要患者的应答配合,所以称之为"主觉检查"。不同的视功能检查项目,可以辅助不同疾病的诊断。随着科技的不断进步,很多视功能检查可以通过眼科仪器完成,有效提高了诊察准确率及工作效率。本章将为大家介绍对比敏感度、暗适应及色觉等临床实践中常用的检查项目,以供参考。

一、对比敏感度检查

对比敏感度是测定视觉系统辨认不同大小物体空间频率时,所需的物体表面的黑白反差(对比度),用以评价视觉系统对不同大小物体的分辨能力,是一种新的视觉功能定量的检查法。

(一)目的
协助临床诊断某些疾病的视觉异常。

(二)适应证
适用于黄斑病变、青光眼、弱视、视神经病变及屈光不正等疾病的辅助诊断。

(三)评估
(1)评估患者病情、自理能力、合作程度等。
(2)评估患者眼部情况。
(3)评估患者眼部用药史及药物过敏史。

(四)准备
1. 护士准备　衣帽整洁、洗手、戴口罩。
2. 用物准备　远、近对比敏感度检测表(临床上多采用 Vistech 视觉对比敏感度检测表)。
3. 环境准备　环境整洁、安静、舒适、光线适宜。

(五)操作
1. 步骤
(1)核对医嘱。
(2)身份识别:携用物至患者旁,采用两种以上方法识别患者身份,核对眼位,向患者解释操作目的、配合方法。
(3)检查体位
1)远距离测试时,协助患者取站位,距离检测表 3m。
2)近距离测试时,协助患者取坐位,下颌固定在颌托上,距离视标 40cm。
(4)指导患者辨识检测表下方的视标模式,遮盖非受检眼,嘱患者从 A 行开始,由 1~9 逐个辨认视标条纹的方向,直至无法辨认,护士需准确记录 A 纵行检测结果。
(5)以同样方法依次从 B、C、D、E 行进行检测,完整记录检测结果。
(6)以上相同方法测试对侧眼。
(7)协助患者恢复舒适体位。
(8)洗手、处理医嘱、整理用物。

2. 流程图

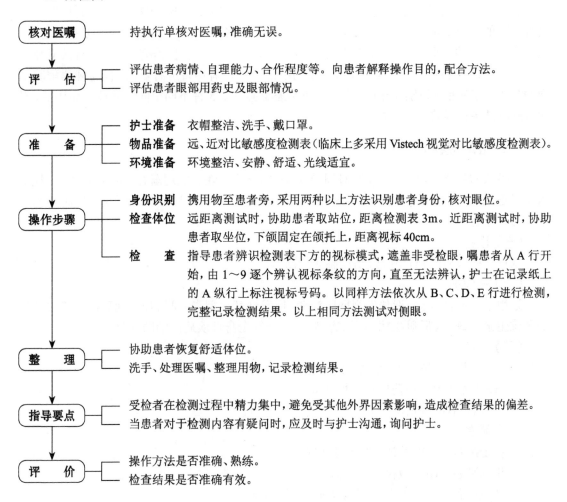

核对医嘱	持执行单核对医嘱，准确无误。
评　估	评估患者病情、自理能力、合作程度等。向患者解释操作目的，配合方法。 评估患者眼部用药史及眼部情况。
准　备	**护士准备** 衣帽整洁、洗手、戴口罩。 **物品准备** 远、近对比敏感度检测表（临床上多采用 Vistech 视觉对比敏感度检测表）。 **环境准备** 环境整洁、安静、舒适、光线适宜。
操作步骤	**身份识别** 携用物至患者旁，采用两种以上方法识别患者身份，核对眼位。 **检查体位** 远距离测试时，协助患者取站位，距离检测表 3m。近距离测试时，协助患者取坐位，下颌固定在颌托上，距离视标 40cm。 **检　查** 指导患者辨识检测表下方的视标模式，遮盖非受检眼，嘱患者从 A 行开始，由 1～9 逐个辨认视标条纹的方向，直至无法辨认，护士在记录纸上的 A 纵行上标注视标号码。以同样方法依次从 B、C、D、E 行进行检测，完整记录检测结果。以上相同方法测试对侧眼。
整　理	协助患者恢复舒适体位。 洗手、处理医嘱、整理用物，记录检测结果。
指导要点	受检者在检测过程中精力集中，避免受其他外界因素影响，造成检查结果的偏差。 当患者对于检测内容有疑问时，应及时与护士沟通，询问护士。
评　价	操作方法是否准确、熟练。 检查结果是否准确有效。

（六）注意事项

（1）对儿童、老人等难以自行辨识视标的特殊患者，护士应耐心给予指导。

（2）确定检测表的照明充分（85～120cd/m²，每平方米 85～120 坎德拉）。

（3）严格掌握患者的检测距离，避免检测距离过近或过远，造成误差。

（4）应准确记录检测结果，为临床诊断提供依据。

（5）受试者矫正视力低于 0.2，不可接受此项检查。

（七）健康指导

（1）嘱受检者在检测过程中精力集中，避免受其他外界因素影响，造成检查结果的偏差。

（2）当患者或医生对于检测内容有异议时，应及时与护士沟通，询问检查过程。

（八）评价

（1）操作方法是否正确、熟练。

（2）检查结果是否准确有效。

（九）知识链接

对比敏感度测试对于青光眼、黄斑病、糖尿病性视网膜病变、视神经疾病的早期发现具有重要的实用价值及诊断意义，同时，它也是评估准分子激光手术效果的重要检查之一。随着现代医学的不断进步，目前对比敏感度检查已可通过眼科仪器完成检查，有效避免了出现人工的错误和误差，影响了检查结果的准确性。患者手持应答器，注视监视器屏幕出现的条栅，当患者能识别条栅时，立即按下应答器按钮。5 种不同空间频率检查完毕后，对比敏感度结果曲线将自动生成。

二、暗适应检查

当眼从明处进入暗处，开始时对周围物体辨认不清，随后能逐渐看清暗处的物体，视觉敏感度逐渐增加，最后达到最佳状态的过程，称为暗适应。暗适应与夜间或黄昏时的弱光下视力直接有关。

（一）目的

认识某些疾病的视觉异常，协助临床诊断。

（二）适应证

适用于先天性夜盲、遗传性视网膜病变、原发性开角型青光眼、屈光间质浑浊等眼部疾病及维生素 A 缺乏、肝脏疾病、糖尿病、肾脏疾病等全身性疾病的辅助诊断。

（三）评估

（1）评估患者病情、自理能力、合作程度等。

（2）评估患者眼部用药史及药物过敏史。

（3）评估患者眼部情况。

（四）准备

1. 护士准备　衣帽整洁、洗手、戴口罩。

2. 用物准备　暗适应仪、定时器。

3. 环境准备　环境整洁、安静、舒适、光线适宜。

（五）操作

1. 步骤

（1）核对医嘱。

（2）身份识别：携用物至患者旁，采用两种以上方法识别患者身份，核对眼位，向患者解释操作目的、配合方法。

（3）检查体位：协助患者取坐位。

（4）在视觉刺激器的亮光下适应 5 分钟后，告知患者检查即将开始，关掉室内所有光源。

（5）指导患者固视，发现视觉刺激器内有亮光立即按应答键，检查持续 40~50 分钟。

（6）记录检查结果。

（7）协助患者恢复舒适体位。

（8）洗手、处理医嘱、整理用物。

2. 流程图

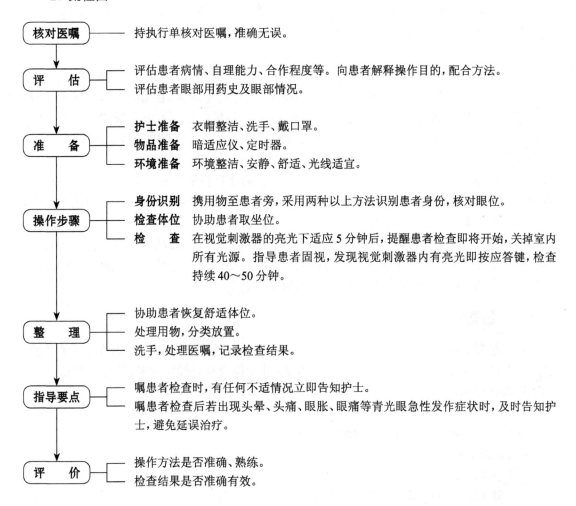

核对医嘱 —— 持执行单核对医嘱,准确无误。

评 估 —— 评估患者病情、自理能力、合作程度等。向患者解释操作目的,配合方法。
评估患者眼部用药史及眼部情况。

准 备
护士准备 衣帽整洁、洗手、戴口罩。
物品准备 暗适应仪、定时器。
环境准备 环境整洁、安静、舒适、光线适宜。

操作步骤
身份识别 携用物至患者旁,采用两种以上方法识别患者身份,核对眼位。
检查体位 协助患者取坐位。
检 查 在视觉刺激器的亮光下适应5分钟后,提醒患者检查即将开始,关掉室内所有光源。指导患者固视,发现视觉刺激器内有亮光即按应答键,检查持续40~50分钟。

整 理
协助患者恢复舒适体位。
处理用物,分类放置。
洗手,处理医嘱,记录检查结果。

指导要点
嘱患者检查时,有任何不适情况立即告知护士。
嘱患者检查后若出现头晕、头痛、眼胀、眼痛等青光眼急性发作症状时,及时告知护士,避免延误治疗。

评 价
操作方法是否准确、熟练。
检查结果是否准确有效。

(六) 注意事项

(1) 若检查过程中出现青光眼急性发作症状,应立即停止检查并通知医生予以处理。

(2) 在检查过程中应严格避免异常光线射入。

(3) 既往有浅前房、闭角型青光眼等病史的患者,不可进行此项检查。

(七) 健康指导

(1) 嘱患者检查时,有任何不适情况立即告知护士。

(2) 嘱患者检查后若出现头晕、头痛、眼胀、眼痛等青光眼急性发作症状时,及时告知护士,避免延误治疗。

(八) 评价

(1) 操作方法是否正确、熟练。

(2) 检查结果是否准确有效。

（九）知识链接

暗适应是视网膜适应暗处或低光强度状态而出现的视敏感度增大的现象，为"明适应"的对应词。从明处突然进入暗处当时所不能见到的光，随着在暗处停留时间的延长，逐渐地可以看清。

在黑暗的地方，人眼睛中的锥状细胞处于不工作状态，这时只有杆状感光细胞在起作用。在杆状感光细胞中有一种叫视紫红质的物质，它对弱光敏感，在暗处它可以逐渐合成。据眼科专家统计，在暗处 5 分钟内就可以生成 60% 的视紫红质，约 30 分钟即可全部生成。因此在暗的地方待得时间越长，则对弱光的敏感度也就越高。但有的人杆状感光细胞的功能有障碍，在暗的地方，杆状色素细胞不能正常地工作，不管他在暗处待多久，都不能提高对弱光的敏感度，我们把这种现象称之为夜盲。有的夜盲是维生素 A 缺乏等因素引起的，有的是原发性视网膜色素变性等疾病引起的。杆状感光细胞不具有辨认物体颜色的能力，所以在暗处看东西，都是一种颜色。

暗适应能力减退或障碍的人（夜盲患者），弱光下视力极差，行动困难，使得夜间工作受到影响甚至无法进行。对于部队人员将影响其夜间执勤、行军、打仗、飞行等任务完成。因此暗适应检查，不论在临床上或军事上，都有重要的意义。

三、色觉检查

色觉是视觉功能的一个基本而重要的组成部分，是人类视网膜锥细胞的特殊感觉功能。色觉检查图是根据假同色原理设计的检查方法，此项检查具有操作简单、快速的特点，对于结果的确认也比较明了。

（一）目的

认识某些疾病的视觉异常，协助临床诊断。

（二）适应证

适用于以下情况：

（1）青光眼、视网膜和视神经疾病的辅助诊断。

（2）颅脑疾病、中毒等全身疾病的辅助诊断。

（3）色盲者或需色觉筛查的患者。

（三）评估

（1）评估患者病情、自理能力、合作程度等。

（2）评估患者眼部情况。

（3）评估患者眼部用药史及药物过敏史。

（四）准备

1. 护士准备　衣帽整洁、洗手、戴口罩。

2. 用物准备　假同色图。

3. 环境准备　环境整洁、安静、舒适、光线适宜。

（五）操作

1. 步骤

（1）核对医嘱。

（2）身份识别：携用物至患者旁，采用两种以上方法识别患者身份，核对眼位，向患者解释操作目的、配合方法。

（3）检查体位：协助患者取坐位。

（4）指导患者正确识别"示教图"。

（5）展开检查图，受检者双眼距离图面60～100cm后，任选一组图让患者识别出图上数字或图形，记录检查结果。

（6）协助患者恢复舒适体位。

（7）洗手、处理医嘱、整理用物。

2. 流程图

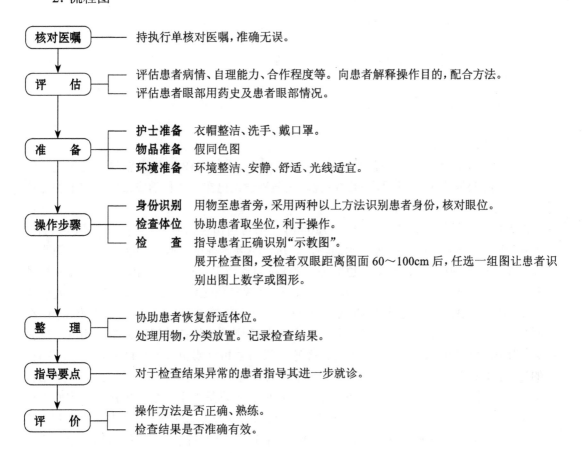

（六）注意事项

（1）检查过程中，室内光线需保持明亮、弥散，受试者应该在自然瞳孔状态下完成检查。

（2）应用假同色图时，受试者识别假同色图并给出答案的时长一般在 3 秒以内，最长不超过 10 秒。

（3）患者常规可采用简单数字组，文盲可采用简单几何图形组，儿童采用动物图形组，如需特殊检查（即较精细的检查，如特种兵体检）可采用较复杂数字组，必要时可采用多组检查。

（4）医生及患者如对检查结果存有质疑，应反复检查，以求准确。

（5）受试者严禁佩戴有色眼镜进行检查。

（七）健康指导

对于检查结果异常的患者指导其进一步就诊。

（八）评价

（1）操作方法是否正确、熟练。

（2）检查结果是否准确有效。

（九）知识链接

目前世界上占主导地位的色觉理论是 1807 年由扬提出，1860 年由赫尔姆霍茨发展的三色说，以及 1874 年由黑林提出的四色说。这两种学说已在新的科学成果的基础上相互补充，逐步得到了统一。

人眼可见光线的最新波长是 390～780nm，一般可辨出包括紫、蓝、青、绿、黄、橙、红 7 种主要颜色在内的 120～180 种不同的颜色。辨色主要是视锥细胞的功能。因视锥细胞集中分布在视网膜中心部，故该处辨色能力最强，越向周边部，视网膜对绿、红、黄、蓝 4 种颜色的感受力依次消失。由物理学可知，用红、绿、蓝 3 种色光作适当混合，可产生白光以及光谱上的任何颜色。关于色觉的机理，目前多用"三原色学说"来解释。这个学说认为，在视网膜上存在着分别对红、绿和蓝三种光线的波长特别敏感的三种视锥细胞或相应的感光色素，当不同波长的光线入眼时，可引起敏感波长与之相符或相近的视锥细胞发生不同程度的兴奋，于是在大脑产生相应的色觉；三种视锥细胞若受到同等程度的刺激，则产生白色色觉。如缺乏色觉或色觉不正常，就是色盲或色弱。色盲是由于缺乏某种视锥细胞而出现的色觉紊乱，包括红色盲、绿色盲、蓝色盲和全色盲（单色觉）几种类型。其中红色盲和绿色盲较为多见，习惯上统称红绿色盲，患者不能分辨红、紫、青、绿各色，仅能识别整个光谱中的黄、蓝两色。全色盲极少见，患者视物只有明暗之别，犹如观黑白电影一样。

色弱患者三种视锥细胞并不缺乏，但对某种颜色的分辨力较弱。色弱多为后天性的，与健康及营养条件有关，可以防治。

色盲大多数由遗传决定，尚无特效疗法，其发生率男性约为 8%，女性约为 0.5%。色觉异常的人，不能从事美术、化学、医学和交通运输等工作，否则不仅影响工作质量，还会造成严重的损失和事故。

（刘　艳　孙晓辰）

≡ 第四节 眼压测量技术 ≡

眼压是眼球内容物作用于眼球壁的压力,对保持眼球形态及视功能具有重要意义。正常眼压通常稳定在 10～21mmHg(1mmHg＝0.133kPa)范围内。眼压的升高或降低常为一些眼科疾病的典型临床表现,因此施行娴熟并准确的眼压测量在眼科诊疗中有着重要的地位和临床意义。下面将对临床常用的两类眼压测量技术进行详细介绍。

一、眼压计测量技术

根据眼压计工作原理,其可分为压陷式和压平式两类。临床常用压陷式眼压计为 Schiötz 眼压计。压平式眼压计分为接触式和非接触式(NCT)两种,其中常用接触式眼压计有 Goldmann、Maklakoff、Perkins 等。本节将就此两类眼压计测量技术予以详述(图 1-4-1～图 1-4-3)。

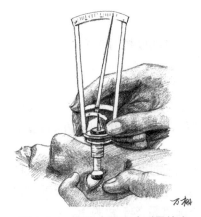

图 1-4-1 压陷式眼压计测量技术

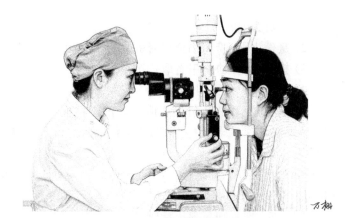

图 1-4-2 接触式眼压计测量技术

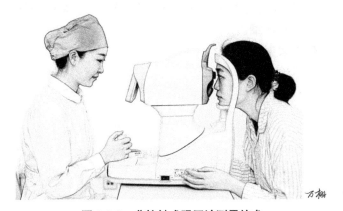

图 1-4-3 非接触式眼压计测量技术

（一）压陷式眼压计测量技术

1. 目的

测量患者眼压，协助诊断。

2. 适应证

适用于需要了解眼压者。

3. 评估

（1）评估患者病情、自理能力、合作程度等。向患者解释操作目的、配合方法。

（2）评估患者眼部情况，眼睑、结膜、角膜有无异常。

（3）询问患者眼部用药史及药物过敏史。

4. 准备

（1）护士准备：衣帽整洁、洗手、戴口罩。

（2）用物准备：压陷式眼压计、无菌棉球、表面麻醉剂、抗生素类滴眼剂。

（3）环境准备：环境整洁、安静、舒适、光线适宜。

5. 操作

（1）步骤

1）核对医嘱。

2）身份识别：携用物至患者旁，采用两种以上方法识别患者身份，核对眼位。

3）检查体位：协助患者取仰卧位。

4）给予表面麻醉剂。

5）仪器校准：将压针装入眼压计的圆柱桶内，5.5g 砝码套入压针内旋紧。右手持眼压计，将脚板平放在眼压计盒中的测试盘上，指针应在刻度"0"处。擦拭消毒眼压计的脚板部分备用。

6）嘱患者睁开双眼，注视正上方，使角膜处于水平位置且固定不动。护士以左手示指和拇指轻轻分开患者上、下眼睑，分别固定于眶上缘和眶下缘。右手持眼压计，脚板缓慢置于角膜中央，使眼轴与眼压计轴在同一垂直线上。眼压计全部重量落于角膜上，可见眼压计指针随眼球搏动而波动。从靠近零位一侧指针波动的中点读取刻度。

7）如刻度小于3，则应依次更换 7.5g、10g、15g 的砝码测量。单眼以同一砝码测量两次，度数差值不超过 0.5 刻度值。根据测量时所用的砝码重量，从眼压计换算表中查出对应眼压值。以同样方法测量对侧眼。

8）测量完毕，滴抗生素类滴眼剂。

9）协助患者恢复舒适体位。

10）洗手、处理医嘱、整理用物、准确记录。

（2）流程图

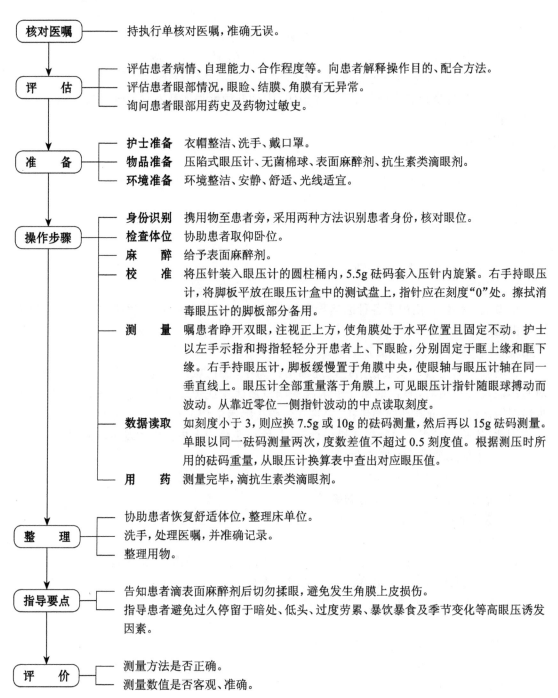

核对医嘱 —— 持执行单核对医嘱，准确无误。

评　估 ——
- 评估患者病情、自理能力、合作程度等。向患者解释操作目的、配合方法。
- 评估患者眼部情况，眼睑、结膜、角膜有无异常。
- 询问患者眼部用药史及药物过敏史。

准　备 ——
- **护士准备** 衣帽整洁、洗手、戴口罩。
- **物品准备** 压陷式眼压计、无菌棉球、表面麻醉剂、抗生素类滴眼剂。
- **环境准备** 环境整洁、安静、舒适、光线适宜。

操作步骤 ——
- **身份识别** 携用物至患者旁，采用两种方法识别患者身份，核对眼位。
- **检查体位** 协助患者取仰卧位。
- **麻　醉** 给予表面麻醉剂。
- **校　准** 将压针装入眼压计的圆柱桶内，5.5g砝码套入压针内旋紧。右手持眼压计，将脚板平放在眼压计盒中的测试盘上，指针应在刻度"0"处。擦拭消毒眼压计的脚板部分备用。
- **测　量** 嘱患者睁开双眼，注视正上方，使角膜处于水平位置且固定不动。护士以左手示指和拇指轻轻分开患者上、下眼睑，分别固定于眶上缘和眶下缘。右手持眼压计，脚板缓慢置于角膜中央，使眼轴与眼压计轴在同一垂直线上。眼压计全部重量落于角膜上，可见眼压计指针随眼球搏动而波动。从靠近零位一侧指针波动的中点读取刻度。
- **数据读取** 如刻度小于3，则应换7.5g或10g的砝码测量，然后再以15g砝码测量。单眼以同一砝码测量两次，度数差值不超过0.5刻度值。根据测压时所用的砝码重量，从眼压计换算表中查出对应眼压值。
- **用　药** 测量完毕，滴抗生素类滴眼剂。

整　理 ——
- 协助患者恢复舒适体位，整理床单位。
- 洗手，处理医嘱，并准确记录。
- 整理用物。

指导要点 ——
- 告知患者滴表面麻醉剂后切勿揉眼，避免发生角膜上皮损伤。
- 指导患者避免过久停留于暗处、低头、过度劳累、暴饮暴食及季节变化等高眼压诱发因素。

评　价 ——
- 测量方法是否正确。
- 测量数值是否客观、准确。

6．注意事项

（1）压陷式眼压计测量技术常规测量双眼，先测右眼，后测左眼。

（2）护士分开并固定眼睑过程中，手指切勿压迫眼球。

（3）眼压计脚板不宜在角膜上停留时间过长，避免损伤角膜上皮。

（4）测量结束后，应检查患者角膜有无损伤。

（5）外眼急性炎症、严重的角膜上皮损伤、眼球开放性损伤及不宜仰卧的患者不宜使用此法测量。

7．健康指导

（1）告知患者滴表面麻醉剂后切勿揉眼，避免发生角膜上皮损伤。

（2）指导患者避免过久停留于暗处、低头、过度劳累、暴饮暴食及季节变化等高眼压诱发因素。

8．评价

（1）测量方法是否正确。

（2）测量数值是否客观、准确。

9．知识链接

角膜上皮损伤是指由于各种因素导致的角膜上皮屏障功能与完整性被破坏，引起角膜上皮细胞层部分或全层缺失的病理状态。鉴于在使用压陷式眼压计测量眼压过程中，其需与角膜直接接触，易引发角膜上皮损伤。

目前临床对角膜上皮损伤治疗以局部治疗为主，遵医嘱给予促进角膜上皮修复药物，对有眼表炎性反应者，需同时给予低浓度的糖皮质激素或免疫抑制剂进行抗炎治疗，并根据情况给予湿房镜或眼部局部包扎、绷带式角膜接触镜治疗，以促进损伤修复。

因此，操作中须严格执行技术操作规范，从而避免角膜上皮损伤的发生与发展。

（二）压平式眼压计测量技术

1．接触式眼压计测量技术

（1）目的：测量患者眼压，协助诊断。

（2）适应证：适用于需要了解眼压者。

（3）评估

1）评估患者病情、自理能力、合作程度等。向患者解释操作目的、配合方法。

2）评估患者眼部情况，眼睑、结膜、角膜有无异常。

3）评估患者眼部用药史及药物过敏史。

（4）准备

1）护士准备：衣帽整洁、洗手、戴口罩。

2）用物准备：接触式压平眼压计、测压头、0.25%～0.5% 荧光素钠溶液或荧光素钠试纸等、表面麻醉剂、抗生素类滴眼剂。

3）环境准备：环境整洁、安静、舒适、光线适宜。

（5）操作

1）步骤

①核对医嘱。

②身份识别：采用两种以上方法识别患者身份，核对眼位。

③检查体位：协助患者取坐位。

④给予表面麻醉剂。

⑤患眼滴入 0.25%～0.5% 荧光素钠溶液，或将荧光素钠试纸置于患眼结膜囊下穹隆部，使泪膜充分染色。

⑥护士适当调整座椅、检查台、颌架及裂隙灯显微镜的高度。协助患者将下颌搁置于裂隙灯颌托上，前额抵于额带上。将测压头置于显微镜前方，嘱患者双眼向正前方注视，必要时轻提患者上睑，以充分暴露角膜。将加压转盘上的调节旋钮调至 1g。

⑦护士先从侧面观察，将裂隙灯上测压头对准角膜中央，缓慢推显微镜向角膜靠近。在显微镜下用单眼观察，右手操纵裂隙灯的调节杆使测压头与角膜接触，可见两个绿色半环，将其调至视野中央，位置形态对称。转动压力盘上的旋钮，使两个荧光半环的内缘重合，可见环随眼压而搏动。

⑧撤回裂隙灯显微镜，读出转盘上读数。重复测量两次，每次结果相差应不大于 0.5mmHg，可取平均值。以同样方法测量对侧眼。

⑨测量完毕，滴抗生素类滴眼剂，协助患者恢复舒适体位。

⑩洗手、处理医嘱、整理用物、准确记录。

2）流程图

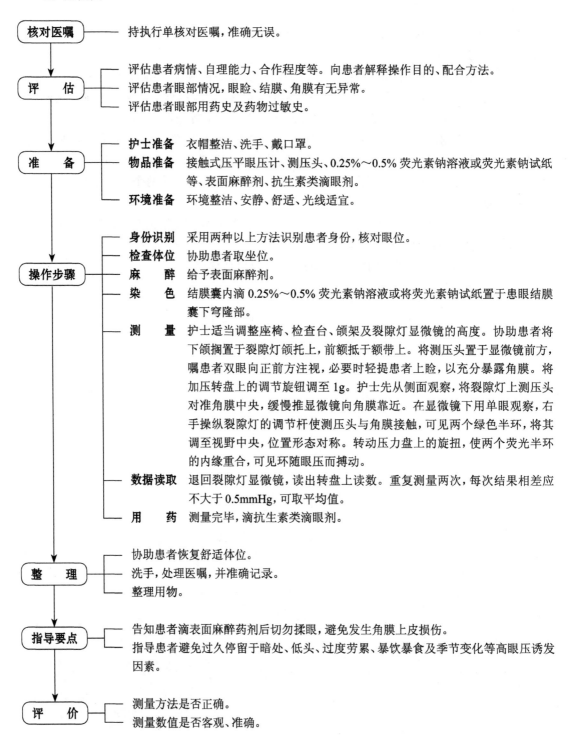

核对医嘱 —— 持执行单核对医嘱，准确无误。

评 估 ——
评估患者病情、自理能力、合作程度等。向患者解释操作目的、配合方法。
评估患者眼部情况，眼睑、结膜、角膜有无异常。
评估患者眼部用药史及药物过敏史。

准 备 ——
护士准备 衣帽整洁、洗手、戴口罩。
物品准备 接触式压平眼压计、测压头、0.25%～0.5% 荧光素钠溶液或荧光素钠试纸等、表面麻醉剂、抗生素类滴眼剂。
环境准备 环境整洁、安静、舒适、光线适宜。

操作步骤 ——
身份识别 采用两种以上方法识别患者身份，核对眼位。
检查体位 协助患者取坐位。
麻 醉 给予表面麻醉剂。
染 色 结膜囊内滴 0.25%～0.5% 荧光素钠溶液或将荧光素钠试纸置于患眼结膜囊下穹隆部。
测 量 护士适当调整座椅、检查台、颌架及裂隙灯显微镜的高度。协助患者将下颌搁置于裂隙灯颌托上，前额抵于额带上。将测压头置于显微镜前方，嘱患者双眼向正前方注视，必要时轻提患者上睑，以充分暴露角膜。将加压转盘上的调节旋钮调至 1g。护士先从侧面观察，将裂隙灯上测压头对准角膜中央，缓慢推显微镜向角膜靠近。在显微镜下用单眼观察，右手操纵裂隙灯的调节杆使测压头与角膜接触，可见两个绿色半环，将其调至视野中央，位置形态对称。转动压力盘上的旋钮，使两个荧光半环的内缘重合，可见环随眼压而搏动。
数据读取 退回裂隙灯显微镜，读出转盘上读数。重复测量两次，每次结果相差应不大于 0.5mmHg，可取平均值。
用 药 测量完毕，滴抗生素类滴眼剂。

整 理 ——
协助患者恢复舒适体位。
洗手，处理医嘱，并准确记录。
整理用物。

指导要点 ——
告知患者滴表面麻醉药剂后切勿揉眼，避免发生角膜上皮损伤。
指导患者避免过久停留于暗处、低头、过度劳累、暴饮暴食及季节变化等高眼压诱发因素。

评 价 ——
测量方法是否正确。
测量数值是否客观、准确。

（6）注意事项

1）常规测量双眼，先测右眼，后测左眼。

2）荧光素钠溶液应适量应用，如因角膜表面染色泪液过多致使观察的荧光素半环增宽、眼压测量数值偏高，则应吸出过多的泪液后再次予以测量。如测量时所观察的荧光素半环过于细窄，则应撤回测压头，嘱患者眨眼后再次予以测量。

3）检查者分开并固定眼睑过程中，手指切勿压迫眼球。

4）测量过程中，测压头与角膜切勿接触时间过长，以免引起眼压下降或角膜上皮损伤。

5）测量过程中，需确保测压头与角膜之间无异物。

6）如果荧光素半环为椭圆形，说明角膜明显散光，应旋转棱镜，使棱镜上红色轴线标志位于两条主轴间 45° 方向上再按上述方法测量。

7）如果患者眼压超过 80mmHg，需在眼压计上安装重力平衡杆，可测量高至 140mmHg 的眼压。

8）测量完毕，应检查患者角膜情况，如出现角膜上皮损伤，应立即处理并随诊观察。

9）外眼急性炎症、严重的角膜上皮损伤、眼球开放性损伤者及全身情况不宜取坐位的患者不宜使用此法进行眼压测量。

（7）健康指导

1）告知患者滴表面麻醉药剂后切勿揉眼，避免发生角膜上皮损伤。

2）指导患者避免过久停留于暗处、低头、过度劳累、暴饮暴食及季节变化等高眼压诱发因素。

（8）评价

1）测量方法是否正确。

2）测量数值是否客观、准确。

（9）知识链接

由于正常人的眼压存在生理性波动，一次测量眼压的结果只能反映出一天 24 小时内某一瞬间的眼压值，无法代表全天的眼压情况。因此由于诊断和治疗的需要，一些患者需要进一步行 24 小时眼压测量。

其传统方法是 24 小时内多次测量眼压，然后将所有眼压数值描记成曲线。推荐的时间为 5AM、7AM、10AM、2PM、6PM、10PM 共 6 次，或 24 小时内每隔 2～4 小时测量一次。

随着科学技术的不断进步及交叉学科的发展，近来一种便携式持续性 24 小时眼压测量的设备已被应用于临床，其通过所佩戴在角膜上的接触镜中的传感器达到监测的目的。

这一新技术的应用为临床避免了 24 小时内多次眼压测量所带来的不便，并能反映 24 小时内日常生活节律中眼压变化的最真实情况，具有良好的应用前景和重要的临床意义。

2．非接触式眼压计测量技术

（1）目的：测量患者眼压，协助诊断。

（2）适应证：适用于需要了解眼压者。

（3）评估

1）评估患者病情、自理能力、合作程度等。向患者解释操作目的、配合方法。

2）评估患者眼部情况，眼睑、结膜、角膜有无异常。

3）评估患者眼部用药史及药物过敏史。

（4）准备

1）护士准备：衣帽整洁、洗手、戴口罩。

2）用物准备：非接触式眼压计。

3）环境准备：环境整洁、安静、舒适、光线适宜。

（5）操作

1）步骤

①核对医嘱。

②身份识别：采用两种以上方法识别患者身份，核对眼位。

③检查体位：协助患者取坐位（儿童可站立或由家长辅助）。

④摘掉非接触式眼压计探头的护帽，打开电源开关。协助患者将下颌与额头分别紧贴下颌托与额架，调整下颌托的高度使患者被测眼位与额架侧面眼位高度标志线在同一水平位。调整仪器高度使患者感到坐姿舒适、稳定。再次提醒患者在检查中会感到有气流冲击眼睛但无疼痛，消除患者紧张情绪。

⑤测量并打印测量结果

a．自动测量：选用自动测量模式按下测量键，仪器自动移动、搜索、测量，于监视器上显示结果并打印。

b．手动测量：若患者眼睛无法固视则切换至手动模式，护士调节仪器操纵杆，对焦至亮点小而清晰且处于垂直位置，进行测量，并打印测量结果。

⑥协助患者恢复舒适体位。

⑦洗手、处理医嘱、整理用物。

2）流程图

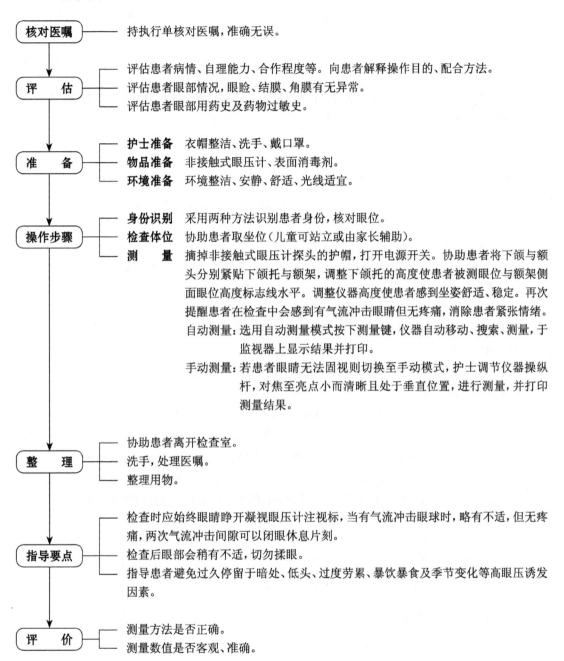

| 核对医嘱 | 持执行单核对医嘱，准确无误。 |

| 评　估 | 评估患者病情、自理能力、合作程度等。向患者解释操作目的、配合方法。
评估患者眼部情况，眼睑、结膜、角膜有无异常。
评估患者眼部用药史及药物过敏史。 |

| 准　备 | **护士准备** 衣帽整洁、洗手、戴口罩。
物品准备 非接触式眼压计、表面消毒剂。
环境准备 环境整洁、安静、舒适、光线适宜。 |

| 操作步骤 | **身份识别** 采用两种方法识别患者身份，核对眼位。
检查体位 协助患者取坐位（儿童可站立或由家长辅助）。
测　量 摘掉非接触式眼压计探头的护帽，打开电源开关。协助患者将下颌与额头分别紧贴下颌托与额架，调整下颌托的高度使患者被测眼位与额架侧面眼位高度标志线水平。调整仪器高度使患者感到坐姿舒适、稳定。再次提醒患者在检查中会感到有气流冲击眼睛但无疼痛，消除患者紧张情绪。
自动测量：选用自动测量模式按下测量键，仪器自动移动、搜索、测量，于监视器上显示结果并打印。
手动测量：若患者眼睛无法固视则切换至手动模式，护士调节仪器操纵杆，对焦至亮点小而清晰且处于垂直位置，进行测量，并打印测量结果。 |

| 整　理 | 协助患者离开检查室。
洗手，处理医嘱。
整理用物。 |

| 指导要点 | 检查时应始终眼睛睁开凝视眼压计注视标，当有气流冲击眼球时，略有不适，但无疼痛，两次气流冲击间隙可以闭眼休息片刻。
检查后眼部会稍有不适，切勿揉眼。
指导患者避免过久停留于暗处、低头、过度劳累、暴饮暴食及季节变化等高眼压诱发因素。 |

| 评　价 | 测量方法是否正确。
测量数值是否客观、准确。 |

（6）注意事项

1）观察显示屏如不显数字，可能是注视不稳定、泪液过多或瞬目等原因，可调整后重新测量。

2）无法自行配合充分暴露角膜者，需由护士协助其轻提上睑，操作过程切勿压迫眼球，以便准确测量。

3）此法亦可用于儿童及无法配合行接触式眼压计测量的患者，但对高度散光、角膜混浊及固视不良等患者测定数值准确性较差。

4）外眼急性炎症、严重的角膜上皮损伤、眼球开放性损伤及全身情况不允许取坐位的患者不宜使用此法测量眼压。

（7）健康指导

1）检查时眼睛应始终睁开凝视眼压计注视标，当有气流冲击眼球时，略有不适，但无疼痛，两次气流冲击间隙可以闭眼休息片刻。

2）检查后眼部会稍有不适，切勿揉眼。

3）过久停留于暗处、低头、过度劳累、暴饮暴食及季节变化等均为高眼压诱发因素。

（8）评价

1）测量方法是否正确。

2）测量数值是否客观、准确。

（9）知识链接

由于正常眼压值存在波动，因此我们需要了解影响眼压的因素，以便临床诊断和治疗。影响眼压的因素：

1）正常人一天当中眼压波动是 $2\sim3mmHg$，一般早上眼压最高，下午偏低。如果一天内眼压波动在 $5mmHg$ 之内是正常的；如果大于或等于 $8mmHg$，就认为是病理性眼压波动了。

2）影响眼压的因素还有体位，卧位时眼压会比站位时高 $2\sim3mmHg$。压迫眼球或用力眨眼时，都会暂时性使眼压增大。

3）在麻醉的时候眼压是下降的，不管局部麻醉或全身麻醉，都会对眼压有影响。

4）年龄越大眼压越低。

5）冬季眼压高，夏季眼压低。

6）食物和药物，如咖啡因、吸烟等会使眼压升高。大量饮水会使眼压升高，因此青光眼病人不要一次喝大量的水。局部使用激素类药物 $4\sim6$ 周以上会使眼压升高。

二、指测眼压技术

指测眼压技术是仅凭检查者的手指感觉定性粗略预估眼压的一种简便方法，用于仅需粗略测量眼压或无法应用眼压计测量的患者。结果虽然不能十分精确，但在临床上非常有用（图 1-4-4）。

（一）目的

预估患者眼压，协助诊断。

（二）适应证

适用于需粗略测量眼压情况的患者，及需要了解眼压情况但不能用眼压计测量眼压的患者。

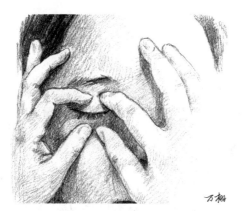

图 1-4-4　指测眼压技术

（三）评估

（1）评估患者的病情、自理能力、合作程度等。向患者解释操作目的、配合方法。

（2）评估患者的眼部情况，眼睑、结膜、角膜有无异常。

（四）准备

1. 护士准备　衣帽整洁、洗手、戴口罩。

2. 环境准备　环境整洁、安静、舒适、光线适宜。

（五）操作

1. 步骤

（1）核对医嘱。

（2）身份识别：携用物至患者旁，采用两种以上方法识别患者身份，核对眼位。

（3）检查体位：协助患者取坐位或仰卧位。

（4）单眼眼压测量：嘱患者向下注视，轻轻闭合双眼。护士双手示指指尖放于上眼睑皮肤面（双手中指、无名指可轻轻置于患者额部和颞部作为支撑），两指交替向眼球中心轻压眼球。当一指轻压眼球时，另一指即可感触眼球的波动感，借指尖的感觉估量眼球波动的张力，以估计眼球的软硬度，进而估计眼压的高低。

（5）双眼眼压同时测量：如需同时比较两眼的压力，可用双手的示指与中指放于双眼上睑皮肤面，同时分别触诊两眼，比较双眼眼压高低。

（6）记录眼压：指测眼压正常表示为 T_n；以 T_{+1}、T_{+2} 和 T_{+3} 表示不同程度的眼压升高，以 T_{+3} 为最高；以 T_{-1}、T_{-2}、T_{-3} 表示不同程度的眼压降低，以 T_{-3} 为最低。

（7）协助患者恢复舒适体位。

（8）洗手，处理医嘱。

2. 流程图

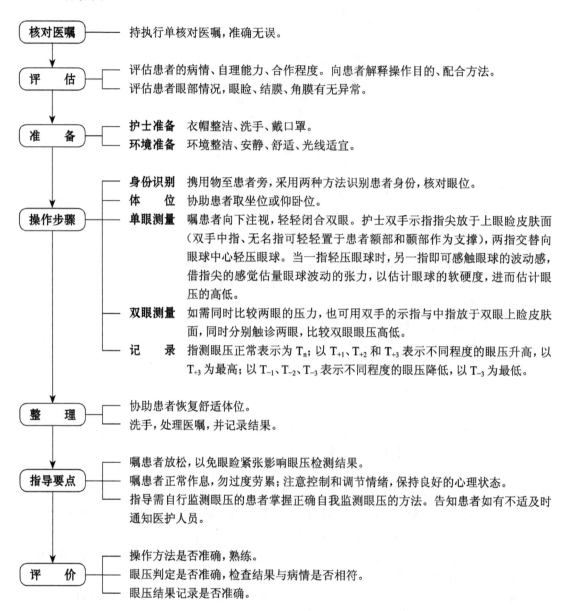

核对医嘱 —— 持执行单核对医嘱,准确无误。

评 估 ——
- 评估患者的病情、自理能力、合作程度。向患者解释操作目的、配合方法。
- 评估患者眼部情况,眼睑、结膜、角膜有无异常。

准 备 ——
- **护士准备** 衣帽整洁、洗手、戴口罩。
- **环境准备** 环境整洁、安静、舒适、光线适宜。

操作步骤 ——
- **身份识别** 携用物至患者旁,采用两种方法识别患者身份,核对眼位。
- **体 位** 协助患者取坐位或仰卧位。
- **单眼测量** 嘱患者向下注视,轻轻闭合双眼。护士双手示指指尖放于上眼睑皮肤面(双手中指、无名指可轻轻置于患者额部和颞部作为支撑),两指交替向眼球中心轻压眼球。当一指轻压眼球时,另一指即可感触眼球的波动感,借指尖的感觉估量眼球波动的张力,以估计眼球的软硬度,进而估计眼压的高低。
- **双眼测量** 如需同时比较两眼的压力,也可用双手的示指与中指放于双眼上睑皮肤面,同时分别触诊两眼,比较双眼眼压高低。
- **记 录** 指测眼压正常表示为 T_n;以 T_{+1}、T_{+2} 和 T_{+3} 表示不同程度的眼压升高,以 T_{+3} 为最高;以 T_{-1}、T_{-2}、T_{-3} 表示不同程度的眼压降低,以 T_{-3} 为最低。

整 理 ——
- 协助患者恢复舒适体位。
- 洗手,处理医嘱,并记录结果。

指导要点 ——
- 嘱患者放松,以免眼睑紧张影响眼压检测结果。
- 嘱患者正常作息,勿过度劳累;注意控制和调节情绪,保持良好的心理状态。
- 指导需自行监测眼压的患者掌握正确自我监测眼压的方法。告知患者如有不适及时通知医护人员。

评 价 ——
- 操作方法是否准确,熟练。
- 眼压判定是否准确,检查结果与病情是否相符。
- 眼压结果记录是否准确。

（六）注意事项

（1）此方法只能粗略了解眼压情况。如感觉眼压过高，情况允许应使用眼压计准确测量眼压。

（2）操作时动作应轻柔，轻触，轻压，不可用力压迫眼球。

（3）测量次数一般不超过三次，以免产生按摩效应。

（4）如存在角膜病变或眼表有创口患者，严禁施行此项操作。

（七）健康指导

（1）嘱患者放松，以免眼睑紧张影响眼压检测结果。

（2）嘱患者注意正常作息，切勿过度劳累；同时注意控制和调节情绪，保持良好的心理状态。

（3）对于需要自行监测眼压的患者，护士须指导其掌握正确的指测眼压方法。可嘱患者触压自己的前额、鼻尖及嘴唇，粗略感受高、中、低三种眼压，如果在自我粗略监测过程发现眼压异常，应及时来院，以免延误病情。

（八）评价

（1）操作方法是否准确、熟练。

（2）眼压判定是否准确，检查结果与病情是否相符。

（3）眼压结果记录是否准确。

（九）知识链接

统计学上的眼压正常值范围是 10～21mmHg（均数 ±2 倍标准差），但实际上正常人群眼压并非呈正态分布。因此，不能机械地把眼压 >21mmHg 认为是病理值。正常眼压具有双眼对称、昼夜压力相对稳定的特点。正常人一般双眼眼压差异不应 >5mmHg，同一眼 24 小时眼压波动范围不应 >8mmHg。临床上，部分患者眼压虽已超越统计学上限，但长期随访并不出现视神经、视野损害，称为高眼压症；部分患者眼压在正常范围，却发生了青光眼典型的视神经萎缩和视野缺损，称为正常眼压青光眼。这说明高眼压并非都是青光眼，而眼压正常也不能排除青光眼。眼压是一个连续的变量，并无绝对的正常异常之分。例如，眼压为 18mmHg，在某人是正常眼压，但在另一人又可能属异常眼压。因此我们应该注意监测自己的眼压，根据自身情况，了解自己的基础眼压，出现症状及时予以治疗。

（胡文琦　赵　蕊）

第五节　眼部微生物标本采集技术

眼部微生物标本采集技术是指利用辅助工具采集眼表及眼内标本的技术，通过实验室检查以协助临床诊断与治疗。临床上房水、玻璃体等眼内标本应由医生采集；眼表疾病相关标本采集多由护士完成。

一、刮片法标本采集技术

刮片法标本采集是指使用辅助工具刮取眼部病变部位的细胞加以固定后染色观察结果（图 1-5-1）。

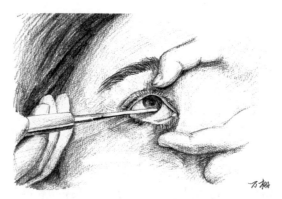

图 1-5-1　刮片法标本采集技术

（一）目的

协助眼部细菌、真菌感染所致疾病的诊断与治疗。

（二）适应证

怀疑细菌性或真菌性结膜炎、细菌性或真菌性角膜炎、眼睑及睑缘处皮肤有细菌或真菌感染导致的炎症。

（三）评估

（1）评估患者病情、自理能力、合作程度等。

（2）评估患者眼部情况，有无分泌物、眼内有无创口等。

（3）评估患者眼部用药史及药物过敏史。

（四）准备

1. 护士准备　衣帽整洁、洗手、戴口罩。

2. 用物准备　开睑器、医用刮匙、无菌转运管、无菌棉签、生理氯化钠、表面麻醉剂、抗生素类滴眼剂。

3. 环境准备　环境整洁、安静、舒适、光线适宜。

（五）操作

1. 步骤

（1）核对医嘱。

（2）身份识别：携用物至患者旁，采用两种以上方法识别患者身份，核对眼位，向患者解释操作目的、配合方法。

（3）检查体位：协助患者取坐位或仰卧位。

（4）给予表面麻醉。

（5）遵医嘱正确采集标本

1）结膜刮片采集：护士用一手翻转眼睑充分暴露睑结膜并固定，嘱患者向上注视，勿转动眼球；另一手持医用刮匙轻轻刮取标本，将刮取的标本置于贴有化验标签的无菌转运管中。

2）角膜刮片采集：护士用一手拇指和示指撑开睑裂并固定，或用开睑器撑开眼睑，嘱患者平视，勿转动眼球；另一手持医用刮匙对角膜溃疡进行的边缘或基底部进行刮取，将刮取的标本置于贴有化验标签的无菌转运管中。

（6）刮取完成后，滴用抗生素类滴眼剂。嘱患者闭眼数分钟，观察有无出血等情况。

（7）协助患者恢复舒适体位。

（8）洗手、处理医嘱、整理用物、送检标本。

2. 流程图

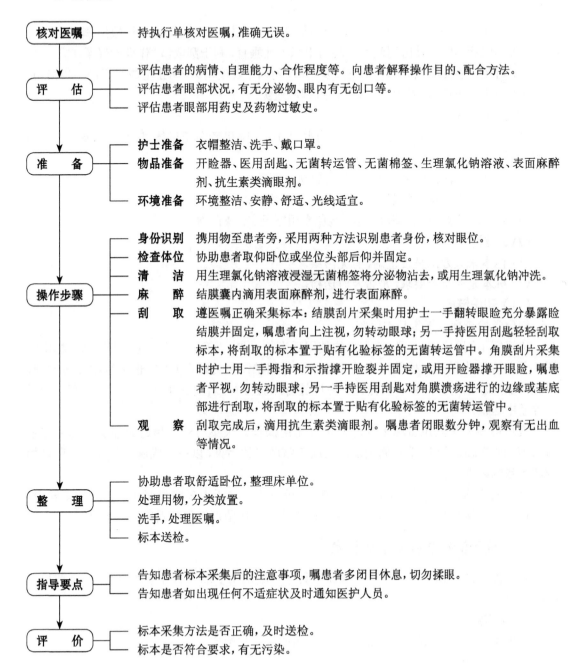

核对医嘱 —— 持执行单核对医嘱，准确无误。

评 估 ——
- 评估患者的病情、自理能力、合作程度等。向患者解释操作目的、配合方法。
- 评估患者眼部状况，有无分泌物、眼内有无创口等。
- 评估患者眼部用药史及药物过敏史。

准 备 ——
- **护士准备** 衣帽整洁、洗手、戴口罩。
- **物品准备** 开睑器、医用刮匙、无菌转运管、无菌棉签、生理氯化钠溶液、表面麻醉剂、抗生素类滴眼剂。
- **环境准备** 环境整洁、安静、舒适、光线适宜。

操作步骤 ——
- **身份识别** 携用物至患者旁，采用两种方法识别患者身份，核对眼位。
- **检查体位** 协助患者取仰卧位或坐位头部后仰并固定。
- **清 洁** 用生理氯化钠溶液浸湿无菌棉签将分泌物沾去，或用生理氯化钠冲洗。
- **麻 醉** 结膜囊内滴用表面麻醉剂，进行表面麻醉。
- **刮 取** 遵医嘱正确采集标本：结膜刮片采集时用护士一手翻转眼睑充分暴露睑结膜并固定，嘱患者向上注视，勿转动眼球；另一手持医用刮匙轻轻刮取标本，将刮取的标本置于贴有化验标签的无菌转运管中。角膜刮片采集时护士用一手拇指和示指撑开眼裂并固定，或用开睑器撑开眼睑，嘱患者平视，勿转动眼球；另一手持医用刮匙对角膜溃疡进行的边缘或基底部进行刮取，将刮取的标本置于贴有化验标签的无菌转运管中。
- **观 察** 刮取完成后，滴用抗生素类滴眼剂。嘱患者闭眼数分钟，观察有无出血等情况。

整 理 ——
- 协助患者取舒适卧位，整理床单位。
- 处理用物，分类放置。
- 洗手，处理医嘱。
- 标本送检。

指导要点 ——
- 告知患者标本采集后的注意事项，嘱患者多闭目休息，切勿揉眼。
- 告知患者如出现任何不适症状及时通知医护人员。

评 价 ——
- 标本采集方法是否正确，及时送检。
- 标本是否符合要求，有无污染。

（六）注意事项

（1）操作过程需严格遵循无菌技术操作原则。

（2）若病变处分泌物较多，可先用生理氯化钠浸湿无菌棉签将分泌物沾去，或取生理氯化钠予以冲洗。

（3）发病初期、使用抗感染药物之前为最佳标本采集时机，可提高阳性检出率。

（4）刮取标本时应使医用刮匙前端与组织表面垂直，利于刮取，动作准确轻柔。

（5）避免在病变组织的同一部位反复刮取，勿向下过度用力，防止造成组织进一步损伤。

（6）标本取出后，应及时送检，送检过程应避免污染。

（七）健康指导

（1）告知患者刮片法标本采集后会有些许不适，嘱患者多闭目休息，切勿揉眼，以免引起组织损伤。

（2）嘱患者应注意眼部卫生，避免污物进入眼睛。

（3）指导患者严格遵医嘱用药，以保证治疗效果。

（4）嘱患者注意休息，清淡饮食，避免食用坚硬、辛辣食物。

（八）评价

（1）标本采集方法是否正确、有无污染。

（2）标本是否符合要求，是否及时送检。

（九）知识链接

细菌学检查标本采集基本原则：

应根据不同的标本类型、检查目的使用适当的采集、保存、运送工具。采集到的标本应置于无菌容器内送检。盛装标本的容器不能使用消毒剂处理，标本中也不得添加防腐剂，以免降低病原菌的分离率。条件允许时应施行床边接种，若无此条件应将标本保存在运送培养基中送检。

应尽可能采集到足量标本并严格执行无菌操作。采集与外界相通的腔道或体表标本时，应注意避免眼睑、睫毛及周围皮肤表面正常菌群的污染，以免造成病原菌与正常菌群相混淆导致临床误诊。

标本采集后应立刻送检，时间确保在 15 分钟内。由于大多数眼部标本的取材量较少，建议进行床边接种和制备涂片，眼部无菌标本建议先增菌再接种到固体培养基上。

二、拭子涂抹法标本采集技术

拭子涂抹法标本采集是指使用辅助工具涂抹眼部病变部位的分泌物做细菌、真菌培养（图 1-5-2）。

（一）目的

协助眼部细菌、真菌感染及病毒所致疾病的诊断与治疗。

（二）适应证

怀疑细菌性或真菌性结膜炎、细菌性或真菌性角膜炎、眼睑及睑缘处皮肤有细菌或真菌感染导致的炎症、内眼手术前结膜囊细菌培养。

（三）评估

（1）评估患者病情、自理能力、合作程度等。向患者解释操作目的、配合方法。

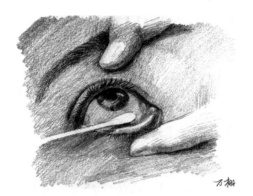

图 1-5-2　拭子涂抹法标本采集技术

（2）评估患者眼部情况，有无分泌物、眼内有无创口等。

（3）评估患者眼部用药史及药物过敏史。

（四）准备

1. 护士准备　衣帽整洁、洗手、戴口罩。

2. 用物准备　开睑器、无菌转运管、无菌拭子、无菌棉签、生理氯化钠、表面麻醉剂、抗生素类滴眼剂。

3. 环境准备　环境整洁、安静、舒适、光线适宜。

（五）操作

1. 步骤

（1）核对医嘱。

（2）身份识别：携用物至患者旁，采用两种以上方法识别患者身份，核对眼位。

（3）检查体位：协助患者取坐位或仰卧位。

（4）给予表面麻醉剂。

（5）遵医嘱正确采集标本

1）拭子涂抹结膜采集：护士用一手翻转眼睑充分暴露睑结膜并固定，嘱患者向上注视，勿转动眼球；另一手持无菌拭子，自穹窿部结膜一端向另一端水平方向涂抹；然后旋转拭子至另一面，再次涂抹，将采集的标本置于贴有化验标签的无菌转运管中。

2）拭子涂抹角膜采集：护士用一手拇指和示指撑开眼裂并固定，或用开睑器撑开眼睑，嘱患者平视，勿转动眼球；另一手持灭菌拭子遵医嘱轻轻捻转涂拭溃疡基底部和溃疡进行的边缘，将采集的标本置于贴有化验标签的无菌转运管中。

（6）采集完成后，滴用抗生素类滴眼剂。嘱患者闭眼数分钟，观察有无出血等情况。

（7）协助患者恢复舒适体位。

（8）洗手、处理医嘱、整理用物、送检标本。

2. 流程图

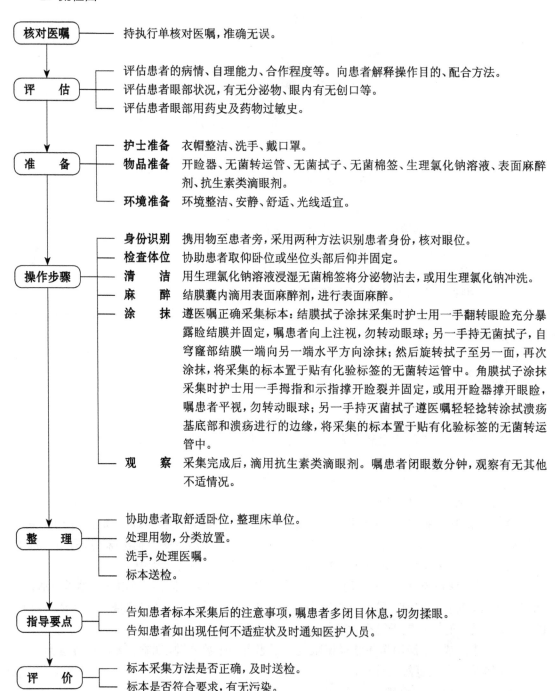

核对医嘱 —— 持执行单核对医嘱,准确无误。

评估
- 评估患者的病情、自理能力、合作程度等。向患者解释操作目的、配合方法。
- 评估患者眼部状况,有无分泌物、眼内有无创口等。
- 评估患者眼部用药史及药物过敏史。

准备
- **护士准备** 衣帽整洁、洗手、戴口罩。
- **物品准备** 开睑器、无菌转运管、无菌拭子、无菌棉签、生理氯化钠溶液、表面麻醉剂、抗生素类滴眼剂。
- **环境准备** 环境整洁、安静、舒适、光线适宜。

操作步骤
- **身份识别** 携用物至患者旁,采用两种方法识别患者身份,核对眼位。
- **检查体位** 协助患者取仰卧位或坐位头部后仰并固定。
- **清洁** 用生理氯化钠溶液浸湿无菌棉签将分泌物沾去,或用生理氯化钠冲洗。
- **麻醉** 结膜囊内滴用表面麻醉剂,进行表面麻醉。
- **涂抹** 遵医嘱正确采集标本:结膜拭子涂抹采集时护士用一手翻转眼睑充分暴露睑结膜并固定,嘱患者向上注视,勿转动眼球;另一手持无菌拭子,自穹窿部结膜一端向另一端水平方向涂抹;然后旋转拭子至另一面,再次涂抹,将采集的标本置于贴有化验标签的无菌转运管中。角膜拭子涂抹采集时护士用一手拇指和示指撑开眼裂并固定,或用开睑器撑开眼睑,嘱患者平视,勿转动眼球;另一手持灭菌拭子遵医嘱轻轻捻转涂拭溃疡基底部和溃疡进行的边缘,将采集的标本置于贴有化验标签的无菌转运管中。
- **观察** 采集完成后,滴用抗生素类滴眼剂。嘱患者闭眼数分钟,观察有无其他不适情况。

整理
- 协助患者取舒适卧位,整理床单位。
- 处理用物,分类放置。
- 洗手,处理医嘱。
- 标本送检。

指导要点
- 告知患者标本采集后的注意事项,嘱患者多闭目休息,切勿揉眼。
- 告知患者如出现任何不适症状及时通知医护人员。

评价
- 标本采集方法是否正确,及时送检。
- 标本是否符合要求,有无污染。

（六）注意事项

（1）操作过程严格遵循无菌技术操作原则。

（2）若病变处分泌物较多，可先用生理氯化钠浸湿无菌棉签将分泌物沾去，或取生理氯化钠予以冲洗。

（3）发病初期、使用抗感染药物之前为最佳标本采集时机，可提高阳性检出率。

（4）避免拭子触及其他部位或长时间暴露于空气中，防止污染。

（5）操作时应注意动作准确轻柔，避免组织进一步损伤。

（6）眼部标本量通常较少，且易干燥，采集后须尽快送检，送检过程应避免污染。

（七）健康指导

（1）告知患者拭子涂抹法标本采集后会有些许不适，嘱患者多闭目休息，切勿揉眼，以免引起组织损伤。

（2）嘱患者应注意眼部卫生，避免污物进入眼睛。

（3）指导患者严格遵医嘱用药，以保证治疗效果。

（4）嘱患者注意休息，清淡饮食，避免食用坚硬、辛辣的食物。

（八）评价

（1）标本采集方法是否正确、有无污染。

（2）标本是否符合要求，并及时送检。

（九）知识链接

眼部常见微生物标本的预处理措施：

眼内标本如房水、玻璃体等由经过培训的医生采集；本段主要涉及可由护士操作的眼表标本采集后的预处理措施。

结膜囊分泌物：标本采集完成后，直接用无菌拭子在血琼脂平板、普通巧克力琼脂平板、厌氧血琼脂平板表面以拭子滚动的方式涂布接种后，取洁净的玻片，用同一个拭子未接触平板的部分或另取一个拭子制成涂片送形态学检查。

结膜及角膜刮片：用刀片采集尽可能多的标本后即时接种，或将刮取物置于转运试管中，并确保标本浸入液体转运介质中。置于转运培养基中的标本经研磨或充分震荡后，实验室人员将标本接种于血琼脂平板、普通巧克力琼脂平板以及制作涂片做形态学检查，推荐用标本直接涂片，必要时进行厌氧菌培养。

（王　欣）

≡ 第六节　泪腺检查 ≡

泪腺由分泌泪液的分泌腺泡和排出泪液的导管组成。临床常用的泪腺检查包括裂隙灯检查、泪液分泌试验、泪膜破裂时间监测等，是鉴别有无泪腺先天性异常、泪腺分泌功能异常、泪腺炎症、泪腺萎缩性改变、泪腺脱垂、泪腺囊肿以及泪腺肿瘤等疾病的重要检查手段。

一、泪液分泌试验

泪液通过瞬目使其扩散至整个眼表面，而瞬目动作依赖于完整的瞬目反射。泪液生成不足、瞬目和角膜知觉的损害、泪液脂质层的异常和泪液排出的延缓均可引起干眼。临床上较为常用的是非表面麻醉下的 Schirmer I 试验,此试验也可间接检测泪腺分泌功能,它测量的是主副泪腺的基础、反射性泪液分泌以及泪河的容量。基础 Schirmer 试验实际上是表面麻醉下的 Schirmer I 试验,用于检测基础泪液分泌(图 1-6-1)。

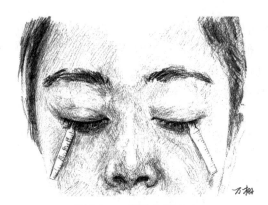

图 1-6-1　泪液分泌试验

(一)目的

1. Schirmer I 试验　测定总体泪液生成量,包括反射性和基础性泪液分泌量。

2. Schirmer II 试验　测定总体泪液中反射性泪液分泌量。

(二)适应证

适用于干眼症等泪液分泌异常疾病。

(三)评估

(1)评估患者病情、自理能力、合作程度等。

(2)评估患者眼部情况。

(3)评估患者眼部用药史及药物过敏史。

(四)准备

1. 护士准备　衣帽整洁、洗手、戴口罩。

2. 用物准备　计时器、治疗盘、无菌棉签、眼科专用试纸、表面麻醉剂。

3. 环境准备　环境整洁、安静、舒适、光线适宜。

(五)操作

1. 步骤

(1)Schirmer I 试验

1)核对医嘱。

2)身份识别:携用物至患者旁,采用两种以上方法识别患者身份,核对眼位,向患者解释操作目的、配合方法。

3)检查体位:协助患者取坐位。

4)基础 Schirmer 试验中,给予表面麻醉。

5)指导患者向上固视,轻拉下眼睑,将测试条顶端 3～5mm 下折,置于患者下眼睑外 1/3 处,嘱其闭眼。

6)调好定时器(时间 5 分钟),以确保结果准确性。

7）5分钟后取下测试条,观察测试条被泪液浸湿的长度并记录。

8）协助患者恢复舒适体位。

9）洗手、处理医嘱、整理用物。

（2）Schirmer II试验

1）核对医嘱。

2）身份识别：携用物至患者旁,采用两种以上方法识别患者身份,核对眼位,向患者解释操作目的、配合方法。

3）检查体位：协助患者取坐位。

4）指导患者向上固视,轻拉下眼睑,将测试条顶端3～5mm下折,置于患者下眼睑外1/3处,嘱其闭眼。

5）用棉签刺激鼻黏膜10～15秒。

6）调好定时器（时间2分钟）,以确保结果准确性。

7）2分钟后取下测试条,观察测试条被泪液浸湿的长度并记录。

8）协助患者恢复舒适体位。

9）洗手、处理医嘱、整理用物。

2. 流程图

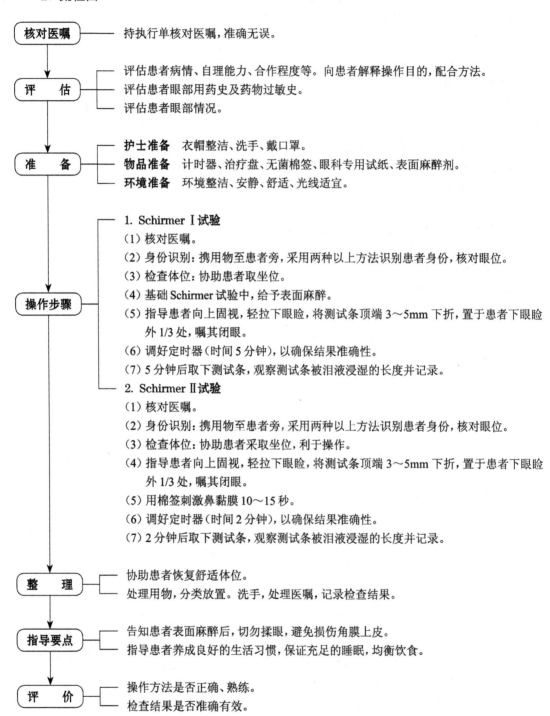

核对医嘱 —— 持执行单核对医嘱,准确无误。

评　估 —— 评估患者病情、自理能力、合作程度等。向患者解释操作目的,配合方法。
　　　　—— 评估患者眼部用药史及药物过敏史。
　　　　—— 评估患者眼部情况。

准　备 —— **护士准备** 衣帽整洁、洗手、戴口罩。
　　　　—— **物品准备** 计时器、治疗盘、无菌棉签、眼科专用试纸、表面麻醉剂。
　　　　—— **环境准备** 环境整洁、安静、舒适、光线适宜。

操作步骤 ——
1. Schirmer Ⅰ试验
(1) 核对医嘱。
(2) 身份识别:携用物至患者旁,采用两种以上方法识别患者身份,核对眼位。
(3) 检查体位:协助患者取坐位。
(4) 基础 Schirmer 试验中,给予表面麻醉。
(5) 指导患者向上固视,轻拉下眼睑,将测试条顶端 3～5mm 下折,置于患者下眼睑外 1/3 处,嘱其闭眼。
(6) 调好定时器(时间 5 分钟),以确保结果准确性。
(7) 5 分钟后取下测试条,观察测试条被泪液浸湿的长度并记录。
2. Schirmer Ⅱ试验
(1) 核对医嘱。
(2) 身份识别:携用物至患者旁,采用两种以上方法识别患者身份,核对眼位。
(3) 检查体位:协助患者采取坐位,利于操作。
(4) 指导患者向上固视,轻拉下眼睑,将测试条顶端 3～5mm 下折,置于患者下眼睑外 1/3 处,嘱其闭眼。
(5) 用棉签刺激鼻黏膜 10～15 秒。
(6) 调好定时器(时间 2 分钟),以确保结果准确性。
(7) 2 分钟后取下测试条,观察测试条被泪液浸湿的长度并记录。

整　理 —— 协助患者恢复舒适体位。
　　　　—— 处理用物,分类放置。洗手,处理医嘱,记录检查结果。

指导要点 —— 告知患者表面麻醉后,切勿揉眼,避免损伤角膜上皮。
　　　　—— 指导患者养成良好的生活习惯,保证充足的睡眠,均衡饮食。

评　价 —— 操作方法是否正确、熟练。
　　　　—— 检查结果是否准确有效。

（六）注意事项

（1）操作前先拭干泪液。

（2）如果在 5 分钟内滤纸条全部被泪液浸湿，应记录测试条全被浸湿所需的时间，以分钟为单位。

（3）为患者放置测试条时动作要轻柔，避免损伤角膜及球结膜。

（4）记录检查结果时，以毫米为单位测量。下折部分不记录。如测试条被浸湿的长度在 10～15mm 为正常；小于 10mm 为泪液分泌减少；大于 15mm 为泪液分泌过多。

（七）健康指导

（1）告知患者表面麻醉后，切勿揉眼，避免损伤角膜上皮。

（2）指导患者养成良好的生活习惯，保证充足的睡眠，均衡饮食。

（八）评价

（1）操作方法是否正确、熟练。

（2）检查效果是否准确有效。

（九）知识链接

正常人的眼表面覆盖泪膜，由 3 层组成：表层是睑板腺分泌的脂质层，中层是泪腺及副泪腺分泌的浆液层，内层是杯状细胞等分泌的黏液层。

正常稳定的泪膜是维持眼表上皮正常结构及功能的基础，任何导致泪膜的完整性受损、功能异常的损害因素，都会引起不适症状。有研究认为，经常使用计算机的人容易泪液分泌异常，并且使用计算机时间越长，泪液分泌异常患病率越高。可能是由于在正常情况下，人眼泪液会以一定速度不断地蒸发和被吸收，同时泪腺也持续分泌一定量的新泪液进行补充，以维持眼表的健康、舒适和抗感染的能力。连续配戴软性角膜接触镜会引起泪膜功能下降和角膜上皮损伤，连续戴镜时间越长，损害越大。

干眼病因大致可分为以下四类：

1．水液层泪腺泪液分泌不足　是最常见的干眼原因，先天性无泪腺、老年性泪腺功能降低或是一些自身免疫性疾病造成泪腺发炎、外伤、感染、自律神经失调、长期点某些眼药水或服用某些药物都会造成泪液分泌不足。

2．油脂层分泌不足　由于眼睑疾病造成睑板腺功能不良。

3．黏蛋白层分泌不足　缺乏维生素 A1 者、慢性结膜炎、化学性灼伤等。

4．泪液过度蒸发、泪膜分布不均匀　眼睑疾病造成眼睑闭合不良、眨眼次数减少、长时间停留在冷气房或户外强风燥热的环境中。

研究认为，眼表面的改变、基于免疫的炎症反应、细胞凋亡、性激素水平的改变等是干眼症发生发展的相关因素，而各因素之间的关系尚未明了。所以，在日常生活中，我们应注意这些致病因素，纠正不良的生活习惯，如长时间阅读、使用电脑。每使用电脑 1～2 小时，即应休息 10～15 分钟，保持正确的坐姿，距电脑屏幕 40～70cm，视线稍向下，形成一定角度。避免接触烟雾、风尘和空调环境。保持房间一定的湿度。在医生的指导下正确使用眼药，远离眼部疾病。

二、泪膜破裂时间监测

正常的眼表面覆盖一层泪膜。泪膜是由睑板腺分泌的脂质，泪腺及副泪腺分泌的水样液和眼表上皮细胞分泌的黏蛋白所构成。泪膜破裂时间又称泪膜湿润时间。泪膜破裂时间监测是眨眼后保持睁眼状态,泪膜表面出现第一个干燥斑的时间,用于估计泪膜的稳定性(图1-6-2)。

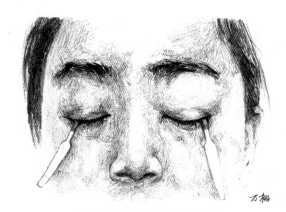

图1-6-2　泪膜破裂时间监测

(一)目的

评估泪膜质量。

(二)适应证

适用于干眼症、干燥综合征的辅助诊断。

(三)评估

(1)评估患者病情、自理能力、合作程度等。

(2)评估患者眼部情况。

(3)评估患者眼部用药史及药物过敏史。

(四)准备

1. 护士准备　衣帽整洁、洗手、戴口罩。

2. 用物准备　裂隙灯显微镜(钴蓝色滤光片)、治疗盘、无菌棉签、1%的荧光素钠注射液。

3. 环境准备　环境整洁、安静、舒适、光线适宜。

(五)操作

1. 步骤

(1)核对医嘱。

(2)身份识别:携用物至患者旁,采用两种以上方法识别患者身份,核对眼位,向患者解释操作目的、配合方法。

(3)检查体位:协助患者取坐位。

(4)护士用棉签轻拉下眼睑,在结膜囊内滴入1%荧光素钠注射液。

(5)指导患者进行一次完整瞬目后停止瞬目动作,睁大受检眼并固视前方,开始计时。

(6)配合医生在裂隙灯显微镜下持续观察角膜情况,直至角膜表面出现第一个深蓝痕迹为止,准确记录下时间。连续测量3次,取平均值。

(7)以同样方法测试对侧眼。

（8）协助患者恢复舒适体位。

（9）洗手、处理医嘱、整理用物。

2. 流程图

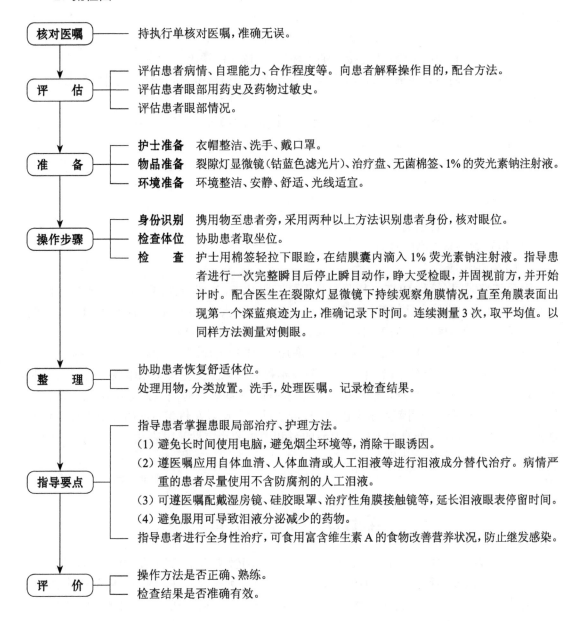

核对医嘱 —— 持执行单核对医嘱，准确无误。

评　估 —— 评估患者病情、自理能力、合作程度等。向患者解释操作目的，配合方法。
—— 评估患者眼部用药史及药物过敏史。
—— 评估患者眼部情况。

准　备 —— **护士准备** 衣帽整洁、洗手、戴口罩。
—— **物品准备** 裂隙灯显微镜（钴蓝色滤光片）、治疗盘、无菌棉签、1%的荧光素钠注射液。
—— **环境准备** 环境整洁、安静、舒适、光线适宜。

操作步骤 —— **身份识别** 携用物至患者旁，采用两种以上方法识别患者身份，核对眼位。
—— **检查体位** 协助患者取坐位。
—— **检　查** 护士用棉签轻拉下眼睑，在结膜囊内滴入1%荧光素钠注射液。指导患者进行一次完整瞬目后停止瞬目动作，睁大受检眼，并固视前方，并开始计时。配合医生在裂隙灯显微镜下持续观察角膜情况，直至角膜表面出现第一个深蓝痕迹为止，准确记录下时间。连续测量3次，取平均值。以同样方法测量对侧眼。

整　理 —— 协助患者恢复舒适体位。
—— 处理用物，分类放置。洗手，处理医嘱。记录检查结果。

指导要点 —— 指导患者掌握患眼局部治疗、护理方法。
（1）避免长时间使用电脑，避免烟尘环境等，消除干眼诱因。
（2）遵医嘱应用自体血清、人体血清或人工泪液等进行泪液成分替代治疗。病情严重的患者尽量使用不含防腐剂的人工泪液。
（3）可遵医嘱配戴湿房镜、硅胶眼罩、治疗性角膜接触镜等，延长泪液眼表停留时间。
（4）避免服用可导致泪液分泌减少的药物。
—— 指导患者进行全身性治疗，可食用富含维生素A的食物改善营养状况，防止继发感染。

评　价 —— 操作方法是否正确、熟练。
—— 检查结果是否准确有效。

（六）注意事项

（1）泪膜破裂时间小于 10 秒为异常，提示泪膜质量低下。

（2）瞬目后睁开眼睛，应立即为患者检查，避免影响检查结果。

（七）健康指导

（1）指导患者掌握患眼局部治疗、护理的方法。

1）避免长时间使用电脑，避免接触烟尘环境，消除干眼诱因。

2）遵医嘱使用自体血清、人体血清或人工泪液等泪液成分替代治疗。病情严重的患者尽量使用不含防腐剂的人工泪液。

3）可遵医嘱配戴湿房镜、硅胶眼罩、治疗性角膜接触镜等，延长泪液在眼表的停留时间。

4）避免服用可导致泪液分泌减少的药物。

（2）指导患者进行全身性治疗，可食用富含维生素 A 的食物改善营养状况，防止继发感染。

（八）评价

（1）操作方法是否正确、熟练。

（2）检查效果是否准确有效。

（九）知识链接

泪膜破裂时间（简称 BUT），指眨眼后保持睁眼状态，泪膜表面出现第一个干燥斑的时间间隔，是评价泪膜稳定性的客观检查。一般认为 BUT 大于 10 秒为正常；小于 10 秒，表明泪膜不稳定，泪液中黏蛋白缺乏，提示结膜的杯状细胞严重损害或丧失。

近年来，随着传统检查方法弊端的不断增加，干眼相关检测仪器的不断完善，促使临床医师寻求更客观、更直接的途径来进行诊断及治疗。临床上医生可采用眼表综合检查仪对患者进行泪膜破裂时间检查，得出第一次破裂时间、平均破裂时间以及分级情况。这种无创、自动化检测，无需使用荧光素染色剂，直接通过测定反射在角膜表面的环形光环发生不规则位置的时间点，从而直观地检测泪液的量和泪膜的稳定性等眼表状态，有利于干眼的快速诊断以及干眼程度的辨别。

（刘　艳　孙晓辰）

第七节　泪道检查

泪道按解剖结构可分为泪点、泪小管、泪囊及鼻泪管 4 部分，其主要功能是引流泪液至鼻腔。泪道疾病属眼科常见病，如泪道的先天性病变、肿瘤性病变侵犯、炎症及外伤等，主要病理表现为泪道狭窄或阻塞。临床常用泪道检查方法包括外观检查、泪囊挤压试验、有色溶液排泄试验、泪道冲洗技术及泪道造影技术等。本节将对有色溶液排泄试验和泪道造影技术进行详细阐述。

一、有色溶液排泄试验

有色溶液排泄试验是指将有色溶液滴入结膜囊内，观察弥散在泪液中的有色溶液是否能通过泪道到达鼻腔，可作泪道狭窄或阻塞的初步检查。

（一）目的

初步判断泪道是否通畅。

（二）适应证

适用于流泪、溢泪、眼干等症状的辅助检查，泪器炎症、肿瘤或怀疑泪器损伤等疾病的协助诊断。

（三）评估

（1）评估患者病情、自理能力、合作程度等。

（2）评估患者眼部情况，有无分泌物，眼睑及结膜有无充血、水肿，有无眼痛。

（3）评估患者眼部用药史及药物过敏史。

（四）准备

1. 护士准备　衣帽整洁、洗手、戴口罩。

2. 用物准备　治疗盘、无菌棉签、有色溶液（临床常用 1%～2% 荧光素钠溶液）。

3. 环境准备　环境整洁、安静、舒适、光线适宜。

（五）操作

1. 步骤

（1）核对医嘱。

（2）身份识别：携用物至患者旁，采用两种以上方法识别患者身份，核对眼位，向患者解释操作目的、配合方法。

（3）检查体位：协助患者取坐位。

（4）护士位于患者头侧或对侧，用无菌棉签清洁患者眼部，拭去分泌物。

（5）核对有色溶液，确认无误后向结膜囊内滴入有色溶液，嘱患者头部前倾，正常瞬目。用无菌棉签拭干溢出的药液、泪液。

（6）协助患者恢复舒适坐位，观察有无不良反应。

（7）数分钟后嘱患者擤鼻，如出现有色溶液，表示泪道通畅、排出功能良好。

（8）洗手、处理医嘱、整理用物。

2. 流程图

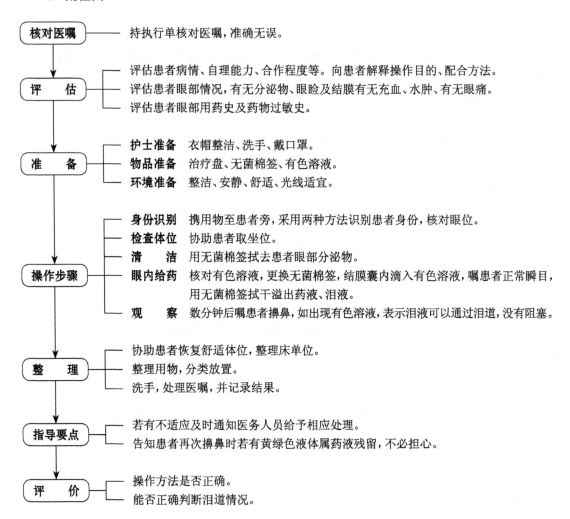

| 核对医嘱 | 持执行单核对医嘱,准确无误。 |

评　估
- 评估患者病情、自理能力、合作程度等。向患者解释操作目的、配合方法。
- 评估患者眼部情况,有无分泌物、眼睑及结膜有无充血、水肿、有无眼痛。
- 评估患者眼部用药史及药物过敏史。

准　备
- **护士准备**　衣帽整洁、洗手、戴口罩。
- **物品准备**　治疗盘、无菌棉签、有色溶液。
- **环境准备**　整洁、安静、舒适、光线适宜。

操作步骤
- **身份识别**　携用物至患者旁,采用两种方法识别患者身份,核对眼位。
- **检查体位**　协助患者取坐位。
- **清　洁**　用无菌棉签拭去患者眼部分泌物。
- **眼内给药**　核对有色溶液,更换无菌棉签,结膜囊内滴入有色溶液,嘱患者正常瞬目,用无菌棉签拭干溢出药液、泪液。
- **观　察**　数分钟后嘱患者擤鼻,如出现有色溶液,表示泪液可以通过泪道,没有阻塞。

整　理
- 协助患者恢复舒适体位,整理床单位。
- 整理用物,分类放置。
- 洗手,处理医嘱,并记录结果。

指导要点
- 若有不适应及时通知医务人员给予相应处理。
- 告知患者再次擤鼻时若有黄绿色液体属药液残留,不必担心。

评　价
- 操作方法是否正确。
- 能否正确判断泪道情况。

（六）注意事项

（1）遵照无菌点药技术的原则。使用有色溶剂时，避免滴在结膜囊外，造成不必要的染色。

（2）为患者提供擤鼻物品时不可使用带颜色或有图案的纸巾。

（3）患者无法擤鼻时，可用无菌棉签在鼻腔蘸取分泌物进行判断。

（4）使用药液后患者若出现心悸、口干、面色潮红等不良反应，应及时给予相应处理。

（七）健康指导

（1）嘱患者在试验过程中若有不适症状，须及时与医护沟通。

（2）告知患者再次擤鼻时若有黄绿色液体属药液残留，不必担心。

（八）评价

（1）操作方法是否正确。

（2）能否正确判断泪道情况。

（九）知识链接

根据第3版《中华眼科学》，有色溶液排泄试验可采用2%荧光素钠、2%红汞、10%蛋白银等有色溶液，此处仅对荧光素钠溶液进行介绍。荧光素钠溶液含荧光素钠0.5%～2%，可用于多种辅助检查，常见有以下几种：

1. 可作为角膜染色剂用于角膜、结膜损伤及异物的检查 正常角膜上皮不能染色，但当上皮缺损时，则可进入细胞间隙，使角膜上皮缺损处染为绿色，结膜破溃处染为黄色，若眼内有异物存在，则在异物周围染成绿色环，从而可显示出角膜损伤、溃疡及异物等病变。

2. 可作泪道狭窄或阻塞的初步检查 溶液滴眼后进入结膜囊内弥散在泪液中，由接触眼表面的泪点和泪小管的虹吸作用，进入泪囊、鼻泪管到鼻腔，观察鼻腔中是否有染色分泌物进行判断。

3. 也可用于检查戴角膜接触镜是否合适

除了使用有色溶液，Lipsius还提出采用味觉试验判断泪道的通畅程度。以糖精试验为例：在结膜下穹隆部滴入1%～2%糖精水，嘱患者微仰首，正常瞬目，闭口深呼吸，数分钟觉得咽部有甜味即表示泪液引流正常。该方法无痛苦，符合生理排泪要求，儿童亦更加乐于接受。

二、泪道造影技术

泪道造影技术是指通过向泪道注入造影剂进行的影像学检查，以了解泪小管、泪总管、泪囊和鼻泪管的情况，是一项辅助疾病诊断的检查技术。

（一）目的

（1）了解泪道解剖形态。

（2）明确泪道阻塞部位，是否存在占位性病变，为手术方案提供准确依据。

（3）观察手术前、后泪道的变化。

（二）适应证

适用于泪道狭窄或阻塞的判定；泪道术后检查；泪小管肿瘤、泪囊肿瘤检查；怀疑小泪囊的慢性泪囊炎术前检查；外伤后出现泪道阻塞、狭窄、断裂等损伤的判定；了解泪道与周围软组织和骨骼病变的关系等。

（三）评估

（1）评估患者病情、自理能力、合作程度等。

（2）评估患者眼部情况，泪点有无分泌物、脓液，泪道有无活动性创口。

（3）评估患者眼部用药史及药物过敏史。

（四）准备

1. 护士准备　衣帽整洁、洗手、戴口罩。

2. 用物准备　治疗盘、泪点扩张器、集液装置、泪道冲洗专用针头、无菌注射器、无菌棉签、无菌棉球、一次性垫巾、泪道冲洗液、造影剂、表面麻醉剂、抗生素类滴眼剂等。

3. 环境准备　环境整洁、安静、舒适、光线适宜。

（五）操作

1. 步骤

（1）核对医嘱。

（2）药物配制。

（3）身份识别：携用物至患者旁，采用两种方法识别患者身份，核对眼位，向患者解释操作目的、配合方法。

（4）检查体位：协助患者取坐位或仰卧位。

（5）给予表面麻醉。

（6）对患眼行泪道冲洗后按压泪囊区，排空泪囊内积液、脓液。

（7）固定患者头部，遵循泪道冲洗技术操作步骤将造影剂缓慢注入泪小管，针头插入深度以泪小管长度一半为宜。

（8）为防止造影剂反流，可于上泪小管置入泪点扩张器，以增加泪囊内压，使造影剂进入狭窄处。若造影剂反流至结膜囊，可以用泪道冲洗液行结膜囊冲洗。

（9）协助患者进行造影检查。

（10）完成造影检查后，可遵医嘱再次给予泪道冲洗，清除泪囊内残留造影剂。

（11）洗手，处理医嘱，整理用物。

2.流程图

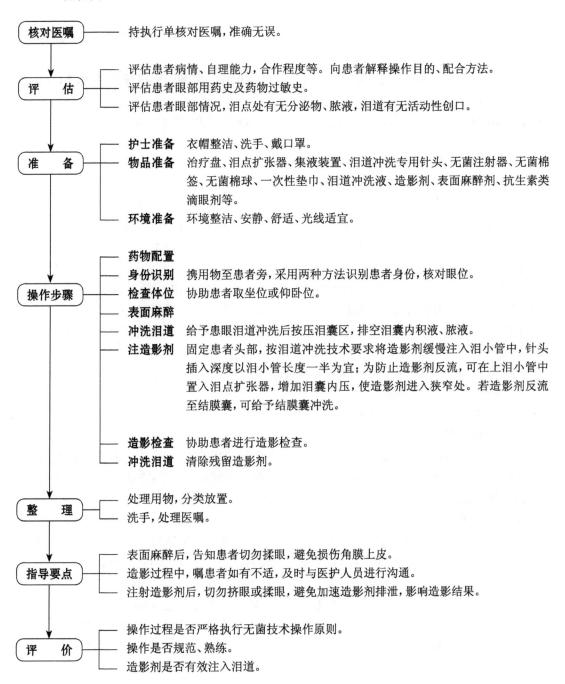

核对医嘱	持执行单核对医嘱,准确无误。

评 估
- 评估患者病情、自理能力,合作程度等。向患者解释操作目的、配合方法。
- 评估患者眼部用药史及药物过敏史。
- 评估患者眼部情况,泪点处有无分泌物、脓液,泪道有无活动性创口。

准 备
- **护士准备** 衣帽整洁、洗手、戴口罩。
- **物品准备** 治疗盘、泪点扩张器、集液装置、泪道冲洗专用针头、无菌注射器、无菌棉签、无菌棉球、一次性垫巾、泪道冲洗液、造影剂、表面麻醉剂、抗生素类滴眼剂等。
- **环境准备** 环境整洁、安静、舒适、光线适宜。

操作步骤
- **药物配置**
- **身份识别** 携用物至患者旁,采用两种方法识别患者身份,核对眼位。
- **检查体位** 协助患者取坐位或仰卧位。
- **表面麻醉**
- **冲洗泪道** 给予患眼泪道冲洗后按压泪囊区,排空泪囊内积液、脓液。
- **注造影剂** 固定患者头部,按泪道冲洗技术要求将造影剂缓慢注入泪小管中,针头插入深度以泪小管长度一半为宜;为防止造影剂反流,可在上泪小管中置入泪点扩张器,增加泪囊内压,使造影剂进入狭窄处。若造影剂反流至结膜囊,可给予结膜囊冲洗。
- **造影检查** 协助患者进行造影检查。
- **冲洗泪道** 清除残留造影剂。

整 理
- 处理用物,分类放置。
- 洗手,处理医嘱。

指导要点
- 表面麻醉后,告知患者切勿揉眼,避免损伤角膜上皮。
- 造影过程中,嘱患者如有不适,及时与医护人员进行沟通。
- 注射造影剂后,切勿挤眼或揉眼,避免加速造影剂排泄,影响造影结果。

评 价
- 操作过程是否严格执行无菌技术操作原则。
- 操作是否规范、熟练。
- 造影剂是否有效注入泪道。

（六）注意事项

（1）操作过程应严格遵循无菌技术操作原则。

（2）操作准确、轻柔，避免损伤泪点及泪道，形成的假道易导致造影剂外渗至周围组织间隙。

（3）注射造影剂前必须排空泪囊，避免残留液体积存于泪囊内形成球形阴影，影响显影结果的判断。

（4）造影剂注入量以患者有轻微胀痛感为宜。注入过少、浓度过低或造影剂注射与摄影间隔时间过长均将导致显影不良或不显影。

（5）非阻塞性泪道病变患者注入造影剂易于流失，注射后应立即拍摄。

（6）遵医嘱正确择取造影剂，碘过敏者可以用钆化物替代。

（7）泪道有活动性伤口者慎重选择泪道造影，避免造影剂渗透至周围组织间隙。

（8）造影剂注入过程中，随时观察患者有无不良反应，如出现不适，应立即停止。

（9）一旦出现碘过敏反应，遵医嘱按过敏反应急救原则进行处理。

（七）健康指导

（1）施行表面麻醉后，告知患者切勿揉眼，避免损伤角膜上皮。

（2）进行泪道造影过程中，嘱患者如有不适，及时与医护人员进行沟通。

（3）注射造影剂后，为避免加速造影剂排泄、影响检查结果，须嘱患者切勿挤眼或揉眼。

（八）评价

（1）操作过程是否严格执行无菌技术操作原则。

（2）操作是否规范、熟练。

（3）造影剂是否有效注入泪道。

（九）知识链接

1909 年 Ewing 首次将 X 线造影运用于泪道检查，即向泪道中注入高密度对比剂，使泪道和周围组织产生密度差异，从而使泪道在 X 线胶片上显影，借此来判断泪道疾病的部位。若上下泪小管或泪总管均阻塞，可采用逆向插管造影法即在鼻腔内镜下，从下鼻道的鼻泪管开口处插入细胶管，注射造影剂后拍摄。为观察泪道排空情况，根据诊断的需要，可在注射造影剂后 15 分钟追加拍摄一次。泪道造影对泪囊的大小和形态显影较好，对泪囊鼻腔吻合手术前后的效果评估有价值；同时价格较低，易被患者接受。但是也有其缺点：有侵袭性，易引起泪道损伤或形成假道的风险；注射造影剂时要施加压力，对功能性泪道阻塞及轻度泪道狭窄的灵敏性较低，易漏诊；并且对阻塞段以下的部分不能显影。

常用造影剂有 35% 泛影葡胺注射液、45% 碘化油注射液、30% 碘苯酯注射液等。碘化油对比度好，但黏稠度高，需加压注射，且不与泪液混合，不易进入狭窄处，以致无法准确显示泪道狭窄部位，若碘化油分散，易误诊为多角泪囊。泛影葡胺黏度低，可与泪液混合，更有利于显示病变细节。

正常泪道 X 线造影时，泪小管通常为细长型显影，泪囊为一长 10～12mm、宽 1～2mm 管腔，向下便是鼻泪管，至鼻腔可见不规则的片状显影，泪道阻塞者则鼻腔不显影。常规的泪道造影术采取俯卧柯氏位，泪道阻塞者梗阻端显示欠佳，鉴于造影剂容易由内眦部外溢干扰诊断，有学者采取立位柯氏位（即患者站立于立位胸片架前）插管行泪道造影，使泪道下端显影更好，提高诊断准确率。在病理影像中，因造影剂无法到达鼻腔，根据显影部位的长短和位置,便可判定阻塞部位。如为泪总管阻塞,则泪囊不显影。萎缩的小泪囊常只显示为一条短线,扩张的泪囊阴影占据很大部分。泪囊肿瘤患者则可见造影剂环绕肿块。泪囊造影还可发现慢性泪囊炎是否与鼻窦有关。

　　自 20 世纪七八十年代以来,CT、B 型超声、磁共振成像、数字减影泪道造影及核素泪道造影等新的影像学检查方法已逐步应用于泪道检查,且发展迅速,检测方法朝着简便、准确的方向不断进步,核素泪道造影已可在无器械侵入的状态下观察其动态变化。但因各种条件所限,目前,传统 X 线泪道造影技术和泪道 CT 检查仍为我国临床常用泪道检查项目。

(沈　丹　褚文娟)

≡ 第八节　眼科术前备皮技术 ≡

　　眼科术前备皮是指患者在眼科手术前进行手术区域清洁、消毒的工作,旨在不损伤皮肤完整性的前提下,减少皮肤细菌数量,降低手术后切口感染率。本节将对眼科所涉及术前备皮技术进行详细阐述。

一、剪睫毛技术

剪睫毛技术常用于内眼手术患者,是眼科术前皮肤准备方法之一(图 1-8-1)。

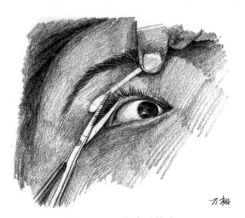

图 1-8-1　剪睫毛技术

(一)目的
充分暴露手术视野,便于手术区域术前消毒,降低感染风险。
(二)适应证
需要剪除睫毛的眼科手术。
(三)评估
(1)评估患者的病情、自理能力、合作程度。
(2)评估患者眼部及眼周皮肤情况,如睫毛排列是否整齐,皮肤有无破损、褶皱等。
(3)询问患者有无药物过敏史。

（四）准备

1. 护士准备　衣帽整洁、洗手、戴口罩。

2. 用物准备　眼科弯剪、集液装置、冲洗装置、无菌棉球、无菌棉签、抗生素类滴眼剂或眼膏剂、生理氯化钠溶液。

3. 环境准备　环境整洁、安静、舒适、光线适宜。

（五）操作

1. 步骤

（1）核对医嘱。

（2）身份识别：携用物至患者旁，采用两种以上方法识别患者身份、眼位，向患者解释操作目的，配合方法。

（3）治疗体位：协助患者取仰卧位。

（4）护士持眼科弯剪，尖端向上，将抗生素类眼膏剂均匀涂抹于眼科弯剪刀刃上，备用。剪上睑睫毛时，嘱患者向其脚尖方向固视，护士一手持无菌棉签轻提上眼睑皮肤，将上睑缘轻度外翻，另一手持眼科弯剪沿睫毛根部进行剪除，拭去患者皮肤及剪刀残留睫毛；剪下睑睫毛时，嘱患者向其头顶方向固视，护士一手持无菌棉签轻压下眼睑皮肤并稍向下推，将下睑缘轻度外翻，以同样方式剪除睫毛。

（5）剪除睫毛后，行结膜囊冲洗，清除残留睫毛。

（6）协助患者恢复舒适体位。

（7）洗手，处理医嘱，整理用物。

2. 流程图

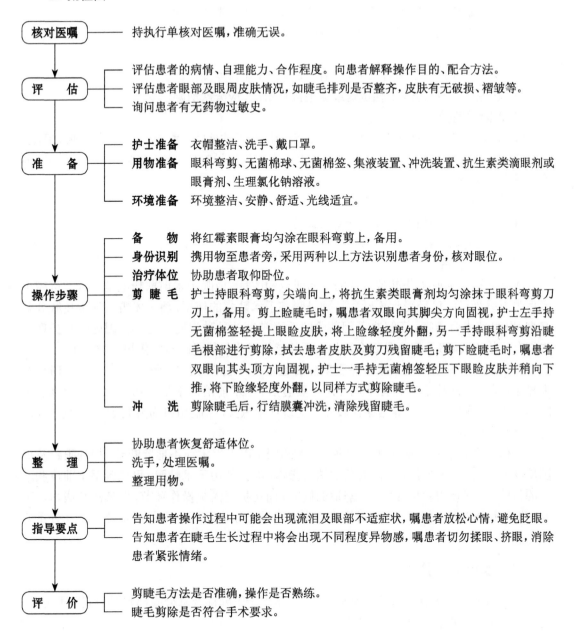

| 核对医嘱 | —— 持执行单核对医嘱,准确无误。 |

| 评 估 | —— 评估患者的病情、自理能力、合作程度。向患者解释操作目的、配合方法。
—— 评估患者眼部及眼周皮肤情况,如睫毛排列是否整齐,皮肤有无破损、褶皱等。
—— 询问患者有无药物过敏史。 |

| 准 备 | **护士准备** 衣帽整洁、洗手、戴口罩。
用物准备 眼科弯剪、无菌棉球、无菌棉签、集液装置、冲洗装置、抗生素类滴眼剂或眼膏剂、生理氯化钠溶液。
环境准备 环境整洁、安静、舒适、光线适宜。 |

| 操作步骤 | **备 物** 将红霉素眼膏均匀涂在眼科弯剪上,备用。
身份识别 携用物至患者旁,采用两种以上方法识别患者身份,核对眼位。
治疗体位 协助患者取仰卧位。
剪睫毛 护士持眼科弯剪,尖端向上,将抗生素类眼膏剂均匀涂抹于眼科弯剪刀刃上,备用。剪上睑睫毛时,嘱患者双眼向其脚尖方向固视,护士左手持无菌棉签轻提上眼睑皮肤,将上睑缘轻度外翻,另一手持眼科弯剪沿睫毛根部进行剪除,拭去患者皮肤及剪刀残留睫毛;剪下睑睫毛时,嘱患者双眼向其头顶方向固视,护士一手持无菌棉签轻压下眼睑皮肤并稍向下推,将下睑缘轻度外翻,以同样方式剪除睫毛。
冲 洗 剪除睫毛后,行结膜囊冲洗,清除残留睫毛。 |

| 整 理 | —— 协助患者恢复舒适体位。
—— 洗手,处理医嘱。
—— 整理用物。 |

| 指导要点 | —— 告知患者操作过程中可能会出现流泪及眼部不适症状,嘱患者放松心情,避免眨眼。
—— 告知患者在睫毛生长过程中将会出现不同程度异物感,嘱患者切勿揉眼、挤眼,消除患者紧张情绪。 |

| 评 价 | —— 剪睫毛方法是否准确,操作是否熟练。
—— 睫毛剪除是否符合手术要求。 |

（六）注意事项

（1）使用眼科弯剪时要注意弯剪尖端向上，避免损伤眼部组织。

（2）进行剪睫毛操作时嘱患者保持固视，避免伤及眼球。护士动作要轻柔，切勿损伤睑缘皮肤。

（3）操作中注意观察患者反应，如有不适症状，需暂停操作。

（4）睫毛需修剪整齐，如遇倒睫或睫毛排列紊乱，应分次剪除。

（七）健康指导

（1）告知患者操作过程中可能会出现流泪及眼部不适症状，嘱患者放松心情，避免眨眼。

（2）告知患者在睫毛生长过程中将会出现不同程度异物感，嘱患者切勿揉眼、挤眼，消除患者紧张情绪。

（八）评价

（1）剪睫毛方法是否准确，操作是否熟练。

（2）睫毛剪除是否符合手术要求。

（九）知识链接

随着外科手术前皮肤准备方法的不断研究和改良，内眼手术前剪睫毛是否确实可减少术后眼内感染风险已经受到质疑。特别是眼部手术贴膜的使用，将手术野与周围皮肤分隔开来，既可使术野清晰，还解决了因剪除睫毛而带来的种种问题。近年来国内眼科护理同仁们有一些相关研究，但这是否会增加术后的感染风险仍然是眼科医生担心的问题。

近年诸多研究对内眼手术前是否剪除睫毛备皮方法的可行性及价值进行探讨，研究结果显示，是否剪除睫毛对患者常规冲洗结膜囊后、手术前消毒术眼后和手术完毕即刻 3 个时间点的结膜囊细菌学培养结果比较差异无统计学意义，术眼切口均为Ⅰ级愈合，且 2 周内无一例发生感染。

与传统内眼手术前剪除睫毛的备皮方法相比，内眼手术前不剪除睫毛，加强眼睑及周围皮肤清洁、结膜囊冲洗，严格规范的消毒操作，配合使用手术贴膜，可达到手术前皮肤准备的目的，在促使患者更加安全、舒适的同时，简化护理人员操作环节，降低医疗成本。因此，进一步结合循证护理方法，对推进内眼手术前皮肤准备新标准的制定及推广具有重要指导意义。

二、剃除眉毛技术

剃除眉毛技术指剃除眉弓部及眼睑毛发，常用于眼眶部及部分眼部整形美容手术患者，是眼科术前皮肤准备方法之一（图 1-8-2）。

（一）目的

充分暴露手术视野，便于手术区域的皮肤消毒，降低感染风险。

（二）适应证

需要剃除眉毛的眼部手术。

（三）评估

（1）了解患者的病情、自理能力、合作程度。

（2）评估患者眉弓部皮肤完整性，是否有破损、瘢痕等。

（3）询问患者有无皮肤过敏史。

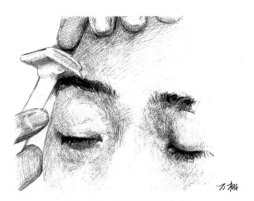

图 1-8-2　剃除眉毛技术

（四）准备

1. 护士准备　衣帽整洁、洗手、戴口罩。
2. 用物准备　治疗碗、医用皮肤脱毛剂(备皮刀、医用皂液)、清洁敷料、无菌棉签、温水。
3. 环境准备　环境整洁、安静、舒适、光线适宜。

（五）操作

1. 步骤

（1）核对医嘱。

（2）身份识别：携用物至患者旁，采用两种以上方法识别患者身份、眼位，向患者解释操作目的、配合方法。

（3）治疗体位：协助患者取仰卧位或坐位头后仰。

（4）为患者进行医用脱毛剂皮肤过敏试验。

（5）酌情选取适宜方式剃除眉毛

1）为保证皮肤完整性，首选医用脱毛剂剃除眉毛。将脱毛剂涂抹在待剃除眉毛上，确保其与眉毛根部充分接触，达到作用时间后，取清洁敷料拭去脱落的眉毛和残留脱毛剂后，用温水浸湿的清洁敷料再次擦拭眉弓及额部即可。

2）对脱毛剂过敏等不适宜选用医用脱毛剂剃除眉毛的患者，可使用备皮刀进行眉部剃除。用棉签蘸取医用皂液涂抹于眉弓周围皮肤，择取一次性备皮刀从左到右，从上到下予以剃除，取清洁敷料拭去剃除眉毛后，用温水浸湿的清洁敷料再次擦拭眉弓及额部即可。

（6）协助患者恢复舒适体位。

（7）洗手，处理医嘱，整理用物。

2. 流程图

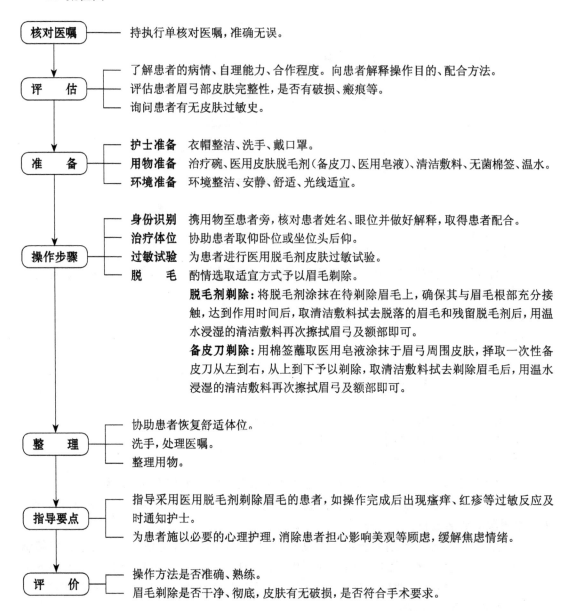

核对医嘱 —— 持执行单核对医嘱,准确无误。

评 估 —— 了解患者的病情、自理能力、合作程度。向患者解释操作目的、配合方法。
—— 评估患者眉弓部皮肤完整性,是否有破损、瘢痕等。
—— 询问患者有无皮肤过敏史。

准 备 —— **护士准备** 衣帽整洁、洗手、戴口罩。
—— **用物准备** 治疗碗、医用皮肤脱毛剂(备皮刀、医用皂液)、清洁敷料、无菌棉签、温水。
—— **环境准备** 环境整洁、安静、舒适、光线适宜。

操作步骤 —— **身份识别** 携用物至患者旁,核对患者姓名、眼位并做好解释,取得患者配合。
—— **治疗体位** 协助患者取仰卧位或坐位头后仰。
—— **过敏试验** 为患者进行医用脱毛剂皮肤过敏试验。
—— **脱 毛** 酌情选取适宜方式予以眉毛剃除。
　　　　　　脱毛剂剃除:将脱毛剂涂抹在待剃除眉毛上,确保其与眉毛根部充分接触,达到作用时间后,取清洁敷料拭去脱落的眉毛和残留脱毛剂后,用温水浸湿的清洁敷料再次擦拭眉弓及额部即可。
　　　　　　备皮刀剃除:用棉签蘸取医用皂液涂抹于眉弓周围皮肤,择取一次性备皮刀从左到右,从上到下予以剃除,取清洁敷料拭去剃除眉毛后,用温水浸湿的清洁敷料再次擦拭眉弓及额部即可。

整 理 —— 协助患者恢复舒适体位。
—— 洗手,处理医嘱。
—— 整理用物。

指导要点 —— 指导采用医用脱毛剂剃除眉毛的患者,如操作完成后出现瘙痒、红疹等过敏反应及时通知护士。
—— 为患者施以必要的心理护理,消除患者担心影响美观等顾虑,缓解焦虑情绪。

评 价 —— 操作方法是否准确、熟练。
—— 眉毛剃除是否干净、彻底,皮肤有无破损,是否符合手术要求。

(六) 注意事项

(1) 护士操作后注意观察眉弓部皮肤有无破损、出血。

(2) 护士操作时动作应平稳、轻柔。

(3) 切勿损伤皮肤,遇有瘢痕、结痂或突起处应避开,变换角度再予以剃除。

(4) 操作中注意观察患者反应,有任何不适,应暂停操作。

(5) 使用医用脱毛剂前,应认真阅读产品说明书并严格遵守。

(七)健康指导

(1)指导采用医用脱毛剂剃除眉毛的患者,如操作完成后出现瘙痒、红疹等过敏反应,及时通知护士。

(2)及时为患者施以必要的心理护理,消除患者担心影响美观等顾虑,缓解患者的焦虑情绪。

(八)评价

(1)操作方法是否准确、熟练。

(2)眉毛剃除是否干净、彻底,皮肤有无破损,是否符合手术要求。

(九)知识链接

一次性使用化学脱毛剂等不剃毛备皮法可以避免或减少皮肤损伤,保持皮肤完整性,降低切口感染的机会,减少患者的不适和痛苦,操作简便,值得推广;用物简单,省略了传统方法中备皮完毕后用物的清洗、消毒等繁琐程序;方便、快捷、省时,大大减少了护士的工作量;保护了患者的隐私,提高了患者的满意度,使护患关系更加和谐。

三、剪鼻毛技术

剪鼻毛技术指剃除鼻腔内毛发的操作,常用于经鼻内窥镜进行手术的患者,是眼科术前皮肤准备方法之一(图1-8-3)。

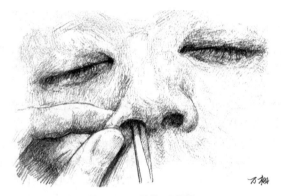

图1-8-3　剪鼻毛技术

(一)目的

充分暴露手术视野,利于鼻腔手术区域术前消毒,降低感染风险。

(二)适应证

适用于经鼻内窥镜进行的手术。

(三)评估

(1)评估患者的病情、自理能力、合作程度。

(2)评估鼻黏膜情况、是否有充血结痂等。

(四)准备

1. 护士准备　衣帽整洁、洗手、戴口罩。

2. 用物准备　眼科弯剪或电动鼻毛器、手持光源、治疗碗、无菌棉签、温水。

3. 环境准备　环境整洁、安静、舒适、光线适宜。

（五）操作

1. 步骤

（1）核对医嘱。

（2）身份识别：携用物至患者旁，采用两种以上方法识别患者身份，眼位，向患者解释操作目的、配合方法。

（3）治疗体位：协助患者取仰卧位或坐位。

（4）协助患者清理鼻腔后，护士一手拇指及示指向上轻抬鼻翼，其他手指固定于额面部，另一手持眼科弯剪，尖端向上由内向外延根部剪除鼻毛，用棉签擦拭干净；也可选择使用电动鼻毛器由内向外剃除鼻毛，用手持光源检查鼻孔内有无残留鼻毛。

（5）以同样方法剪除另一侧。

（6）协助患者恢复舒适体位。

（7）洗手，处理医嘱，整理用物。

2. 流程图

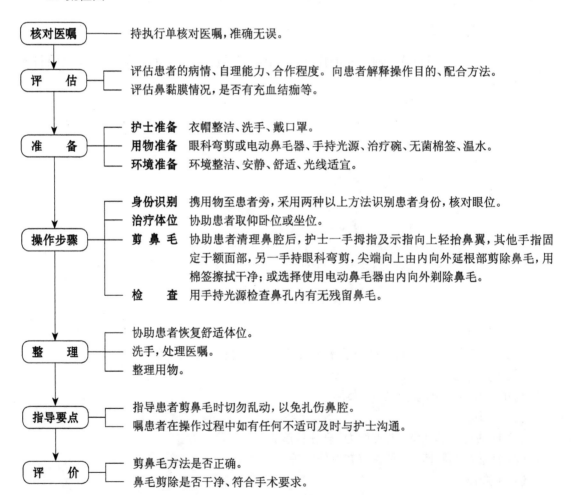

核对医嘱 —— 持执行单核对医嘱，准确无误。

评　估 —— 评估患者的病情、自理能力、合作程度。向患者解释操作目的、配合方法。
—— 评估鼻黏膜情况，是否有充血结痂等。

准　备 —— **护士准备** 衣帽整洁、洗手、戴口罩。
—— **用物准备** 眼科弯剪或电动鼻毛器、手持光源、治疗碗、无菌棉签、温水。
—— **环境准备** 环境整洁、安静、舒适、光线适宜。

操作步骤 —— **身份识别** 携用物至患者旁，采用两种以上方法识别患者身份，核对眼位。
—— **治疗体位** 协助患者取仰卧位或坐位。
—— **剪鼻毛** 协助患者清理鼻腔后，护士一手拇指及示指向上轻抬鼻翼，其他手指固定于额面部，另一手持眼科弯剪，尖端向上由内向外延根部剪除鼻毛，用棉签擦拭干净；或选择使用电动鼻毛器由内向外剃除鼻毛。
—— **检　查** 用手持光源检查鼻孔内有无残留鼻毛。

整　理 —— 协助患者恢复舒适体位。
—— 洗手，处理医嘱。
—— 整理用物。

指导要点 —— 指导患者剪鼻毛时切勿乱动，以免扎伤鼻腔。
—— 嘱患者在操作过程中如有任何不适可及时与护士沟通。

评　价 —— 剪鼻毛方法是否正确。
—— 鼻毛剪除是否干净、符合手术要求。

（六）注意事项
（1）操作过程动作轻柔，避免造成鼻黏膜损伤。
（2）使用眼科弯剪过程须确保其尖端向上。
（3）鼻内有肿物的患者严禁进行此项操作。

（七）健康指导
（1）指导患者剪鼻毛时切勿乱动，以免扎伤鼻腔。
（2）嘱患者在操作过程中如有任何不适可及时与护士沟通。

（八）评价
（1）剪鼻毛方法是否正确，操作是否熟练。
（2）鼻毛剪除是否彻底、符合手术要求。

（九）知识链接
　　鼻眼相关外科学是鼻科学和眼科学的边际学科，主要是研究通过鼻科手段处理眼科病变的一门学科。眼鼻相关微创外科是一门以内镜微创技术为主要手段，以视神经疾病、眼眶（眼）整形疾病、泪道疾病为主要诊疗范畴的一门新兴边缘学科。近些年来，眼鼻相关微创外科在眼科学发展迅速，为眼科学、特别是视神经疾病、甲状腺相关性眼病、眶壁及颅颌面骨折、眶内异物、泪道疾病等注入了全新的诊疗理念与内涵。随着医学科技的不断创新发展，鼻内镜外科技术在临床的应用领域不断扩展。鼻内镜近年来不仅用于鼻外科手术，还用于眼科、耳鼻喉科、神经外科等疾病的检查和手术。

四、其他

（一）耳后备皮技术
　　去除耳后皮肤上的毛发及污垢，清洁皮肤（图1-8-4）。

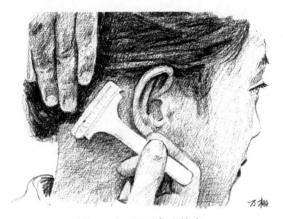

图1-8-4　耳后备皮技术

1. 目的
暴露手术视野，清洁皮肤供移植皮片所需。
2. 适用范围
需要移植耳后皮片的眼科手术、部分眼眶手术术前备皮。

3．评估

（1）评估患者的病情、自理能力、合作程度。

（2）评估患者有无皮肤过敏史。

（3）评估患者皮肤完整情况，是否有破损、瘢痕等。

4．准备

（1）护士准备：衣帽整洁、洗手、戴口罩。

（2）用物准备：眼科弯剪、备皮刀、治疗碗、无菌棉签、清洁敷料、医用皮肤脱毛剂、医用皂液、温水。

（3）环境准备：环境整洁、安静、舒适、光线适宜。

5．操作

（1）步骤：

1）核对医嘱。

2）身份识别：携用物至患者旁，采用两种以上方法识别患者身份。向患者解释操作目的、配合方法。

3）治疗体位：协助患者取坐位或侧卧位。

4）为患者施行医用脱毛剂皮肤过敏试验。

5）将患者耳后备皮区头发剪短至1cm左右。

6）酌情选择耳后备皮方式：

①将医用皮肤脱毛剂涂抹在耳后备皮处，确保其与毛发根部充分接触，达到时间后取清洁敷料拭去脱落的毛发和残留的脱毛剂，再用温水浸湿的清洁敷料擦拭耳后皮肤。

②对医用皮肤脱毛剂有过敏史的患者，可选用备皮刀剃除毛发。先用棉签蘸取医用皂液涂抹于耳后皮肤，再用备皮刀从左到右、自上而下依次将毛发刮除，用清洁敷料拭去刮掉的毛发，然后用温水浸湿的清洁敷料擦拭耳后皮肤。

7）协助患者恢复舒适体位。

8）洗手，处理医嘱，整理用物。

（2）流程图

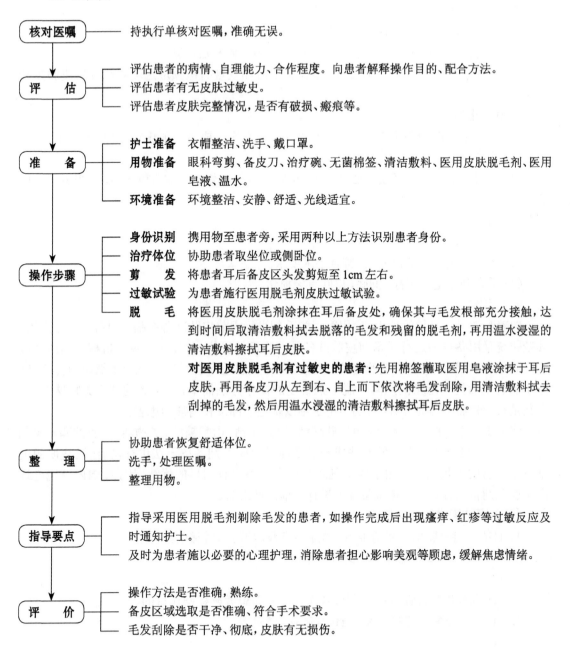

核对医嘱 —— 持执行单核对医嘱，准确无误。

评　估
- 评估患者的病情、自理能力、合作程度。向患者解释操作目的、配合方法。
- 评估患者有无皮肤过敏史。
- 评估患者皮肤完整情况，是否有破损、瘢痕等。

准　备
- **护士准备**　衣帽整洁、洗手、戴口罩。
- **用物准备**　眼科弯剪、备皮刀、治疗碗、无菌棉签、清洁敷料、医用皮肤脱毛剂、医用皂液、温水。
- **环境准备**　环境整洁、安静、舒适、光线适宜。

操作步骤
- **身份识别**　携用物至患者旁，采用两种以上方法识别患者身份。
- **治疗体位**　协助患者取坐位或侧卧位。
- **剪　发**　将患者耳后备皮区头发剪短至1cm左右。
- **过敏试验**　为患者施行医用脱毛剂皮肤过敏试验。
- **脱　毛**　将医用皮肤脱毛剂涂抹在耳后备皮处，确保其与毛发根部充分接触，达到时间后取清洁敷料拭去脱落的毛发和残留的脱毛剂，再用温水浸湿的清洁敷料擦拭耳后皮肤。
  对医用皮肤脱毛剂有过敏史的患者：先用棉签蘸取医用皂液涂抹于耳后皮肤，再用备皮刀从左到右、自上而下依次将毛发刮除，用清洁敷料拭去刮掉的毛发，然后用温水浸湿的清洁敷料擦拭耳后皮肤。

整　理
- 协助患者恢复舒适体位。
- 洗手，处理医嘱。
- 整理用物。

指导要点
- 指导采用医用脱毛剂剃除毛发的患者，如操作完成后出现瘙痒、红疹等过敏反应及时通知护士。
- 及时为患者施以必要的心理护理，消除患者担心影响美观等顾虑，缓解焦虑情绪。

评　价
- 操作方法是否准确、熟练。
- 备皮区域选取是否准确、符合手术要求。
- 毛发刮除是否干净、彻底，皮肤有无损伤。

6. 注意事项

（1）备皮时操作动作平稳、轻柔，切勿损伤皮肤。

（2）操作后注意观察耳后皮肤有无破损、出血。

（3）遇有瘢痕、结痂或皮肤突起时应避开，选另一侧耳后皮肤。

（4）若备皮区域为移植耳后皮片用途，备皮时如发现有破损应选取对侧耳后皮肤重新备皮。

7. 健康指导

（1）指导采用医用脱毛剂剃除毛发的患者，如操作完成后出现瘙痒、红疹等过敏反应，应及时通知护士。

（2）及时为患者施以必要的心理护理，消除患者担心影响美观等顾虑，缓解患者的焦虑情绪。

8. 评价

（1）操作方法是否准确、熟练。

（2）备皮区域选取是否准确、符合手术要求。

（3）毛发刮除是否干净、彻底，皮肤有无损伤。

9. 知识链接

随着医学日新月异的进步，应用医用脱毛剂进行术前皮肤准备在临床中得以广泛应用，其较传统采用备皮刀进行手术前皮肤准备具有明显的优势，如完全避免了机械原因所造成的皮肤损伤，减轻了患者剃毛的痛苦，且脱毛剂备皮脱毛、消毒彻底，减少了细菌的转移，降低了患者术后切口感染的风险。脱毛剂备皮的操作方法简单，对患者的体位无特殊要求，尤其是对于骨骼突出的患者，普遍适用于难以剃毛的部位和消瘦的患者。

但鉴于其主要成分有硫基乙酸、硅酸钠、氢氧化钙、山梨糖醇、矿物油、芳香油和氧化剂等，部分患者可能会对其中的某些成分过敏而导致脱毛剂备皮无法进行，为医院皮肤脱毛剂备皮显著的不足之处。由于脱毛剂备皮比剃毛备皮有明显的优势，因此，国内外现已逐渐用脱毛剂备皮方式代替传统备皮刀进行术前皮肤准备。

（二）唇黏膜术前准备技术

1. 目的　唇黏膜植片术前准备，消除污染源，预防术后感染。

2. 适应证　需要唇黏膜植片的眼科手术。

3. 评估

（1）评估患者的病情、自理能力、合作程度。向患者解释操作目的、配合方法。

（2）评估口腔黏膜完整情况，是否有破损、溃疡等。

4. 准备

（1）护士准备：衣帽整洁、洗手、戴口罩。

（2）用物准备：生理氯化钠溶液或含漱液、清洁敷料。

（3）环境准备：环境整洁、安静、舒适、光线适宜。

5. 操作

（1）步骤

1）核对医嘱。

2）身份识别：携用物至患者旁，采用两种以上方法识别患者身份。

3）治疗体位：协助患者恢复舒适坐位。

4）协助患者用定量生理氯化钠溶液或含漱液漱口，达到清洁口腔的目的，漱口完毕用清洁敷料擦拭口周。

5）洗手，处理医嘱，整理用物。

（2）流程图

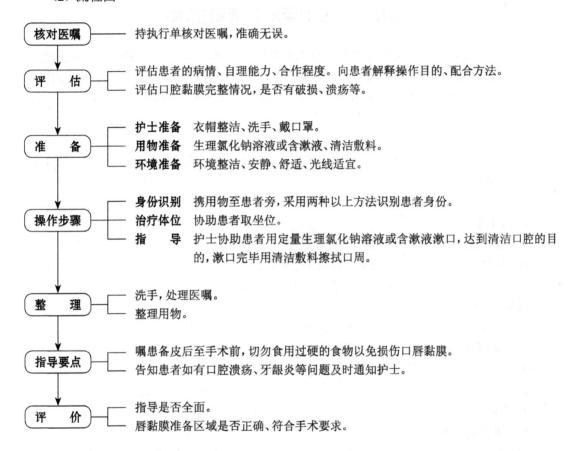

6．注意事项

（1）生理盐水或漱口液应用适量，避免患者发生呛咳。

（2）护士需协助患者按时漱口，落实此项治疗。

7．健康指导

（1）嘱患者备皮后至手术前，切勿食用过硬的食物以免损伤口唇黏膜。

（2）告知患者如有口腔溃疡、牙龈炎等问题，应及时通知护士。

8．评价

唇黏膜准备区域是否正确、符合手术要求。

9．知识链接

唇黏膜移植浅结膜囊成形是眼科常用方法，因黏膜薄表面柔软湿润而不角化，血管丰富，上皮生长快，而且有自洁功能，移植后容易成活，很少发生感染，而且取黏膜后的供区处理比较容易,创面也不会有瘢痕形成,取材方便手术简单;缺点是一次取材有限,取材将产生第二个创面增加患者痛苦。护理人员指导患者做好唇黏膜术前准备,是手术成功取材不可缺少的第一步。

(薄晨姝 时晓春)

第九节 眼部手术野消毒技术

眼部手术野消毒技术是应用皮肤消毒剂对眼睑及周围皮肤进行消毒的操作,是清除眼睑及周围皮肤上的暂居菌,抑制常居菌移动,最大限度减少手术部位感染的技术。此操作技术是手术开始前一项重要的无菌操作技术,其效果直接关系术后切口愈合情况及不良反应的发生。

(一)目的

清除暂居菌,最大限度地杀灭或减少常居菌,建立手术无菌屏障,避免术后切口感染。

(二)适应证

适用于眼科手术前常规准备。

(三)评估

(1)评估患者的病情、自理能力、合作程度等。

(2)评估患者手术野皮肤的完整性、清洁程度。

(3)评估患者有无皮肤消毒剂过敏史,如碘制剂过敏史。

(四)准备

1. 护士准备　衣帽整洁,洗手、戴口罩。

2. 用物准备　无菌棉签、皮肤消毒剂。

3. 环境准备　环境清洁、安静、光线适宜。

(五)操作

1. 步骤

(1)手术前安全核查。

(2)身份识别:核对患者姓名、性别、病案号、操作项目、手术名称及眼位、过敏史,并核对腕带相关信息。向患者解释操作目的、配合方法。

(3)手术体位:协助患者取仰卧位。

(4)嘱患者闭合双眼,护士使用无菌棉签蘸取皮肤消毒剂,由内眦向外眦涂抹术眼上眼睑皮肤;同法消毒下眼睑皮肤。无菌棉签轻压患者术眼上眼睑,充分暴露上眼睑睫毛及根部,使用蘸有皮肤消毒剂的无菌棉签由内眦向外眦涂抹;同法消毒下眼睑睫毛及根部。更换无菌棉签,消毒眼睑及周围皮肤。消毒范围:以术眼为中心,旋转消毒眼周皮肤扩大到面部皮肤,上达发际,内侧至对侧眼中线,下方达上唇平面,外侧至耳根部。

(5)消毒结束后协助患者继续保持仰卧位;嘱意识清醒的眼科手术患者双眼闭合,勿触碰手术野皮肤。

(6)洗手,整理用物。

2. 流程图

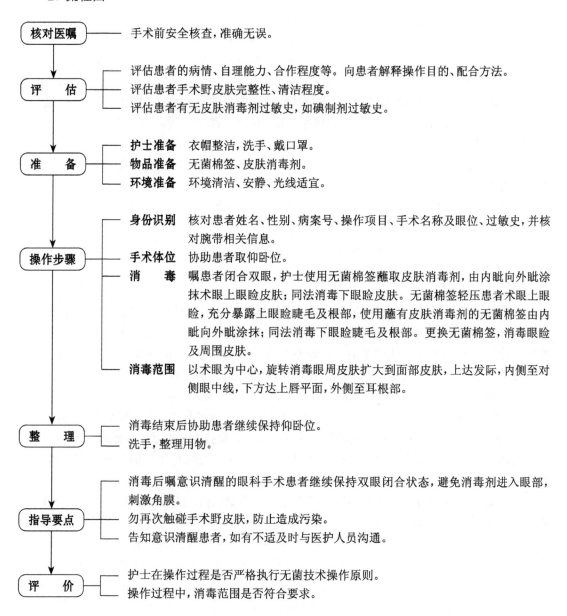

核对医嘱 —— 手术前安全核查，准确无误。

评　估 ——
评估患者的病情、自理能力、合作程度等。向患者解释操作目的、配合方法。
评估患者手术野皮肤完整性、清洁程度。
评估患者有无皮肤消毒剂过敏史，如碘制剂过敏史。

准　备 ——
护士准备 衣帽整洁，洗手、戴口罩。
物品准备 无菌棉签、皮肤消毒剂。
环境准备 环境清洁、安静、光线适宜。

操作步骤 ——
身份识别 核对患者姓名、性别、病案号、操作项目、手术名称及眼位、过敏史，并核对腕带相关信息。
手术体位 协助患者取仰卧位。
消　毒 嘱患者闭合双眼，护士使用无菌棉签蘸取皮肤消毒剂，由内眦向外眦涂抹术眼上眼睑皮肤；同法消毒下眼睑皮肤。无菌棉签轻压患者术眼上眼睑，充分暴露上眼睑睫毛及根部，使用蘸有皮肤消毒剂的无菌棉签由内眦向外眦涂抹；同法消毒下眼睑睫毛及根部。更换无菌棉签，消毒眼睑及周围皮肤。
消毒范围 以术眼为中心，旋转消毒眼周皮肤扩大到面部皮肤，上达发际，内侧至对侧眼中线，下方达上唇平面，外侧至耳根部。

整　理 ——
消毒结束后协助患者继续保持仰卧位。
洗手，整理用物。

指导要点 ——
消毒后嘱意识清醒的眼科手术患者继续保持双眼闭合状态，避免消毒剂进入眼部，刺激角膜。
勿再次触碰手术野皮肤，防止造成污染。
告知意识清醒患者，如有不适及时与医护人员沟通。

评　价 ——
护士在操作过程是否严格执行无菌技术操作原则。
操作过程中，消毒范围是否符合要求。

（六）注意事项

（1）操作过程应严格遵循无菌技术操作原则。

（2）消毒过程中，蘸取适量的皮肤消毒剂，避免消毒剂渗入眼内、刺激角膜。

（3）以术眼为中心，由内向外进行消毒，接触边缘的无菌棉签不得返回中央涂抹。

（4）待皮肤消毒剂完全干燥后方可进行手术野铺单。

（5）对碘制剂过敏的患者，应选用含有其他消毒成分的皮肤消毒剂进行手术野消毒。

（6）皮肤消毒剂开瓶后应标注开启时间，保证在有效期内使用。

（七）健康指导

1. 消毒结束后嘱意识清醒的眼科手术患者继续保持双眼闭合状态，避免消毒剂进入眼部刺激角膜；勿再次触碰手术野皮肤，防止造成污染。

2. 告知意识清醒患者，如有不适及时与医护人员沟通。

（八）评价

1. 护士在操作过程中是否严格执行无菌技术操作原则。

2. 操作过程中，消毒范围是否符合标准。

（九）知识链接

手术部位感染（SSI）是外科患者常见的医院感染之一。术前皮肤准备是预防手术部位感染的一项重要措施，1999年美国疾病预防和控制中心颁布了《外科手术部位感染控制指南》，给出了外科手术前皮肤准备的一般原则和方法，但未就特定的手术部位（如眼部）的术前准备方式等给予具体指导。2016年，由中国医师协会眼科医师分会、中华预防医学会医院感染专业委员会、中华预防医学会消毒分会、中华护理学会手术室专业委员会、卫生部消毒卫生标准专业委员会、中国医院协会医院感染控制专业委员会、眼科临床指南与医疗安全质量促进研究会联合颁布的《我国眼科手术管理、感染控制、消毒灭菌指南》对眼科手术术前皮肤准备的原则及方法给予了重点关注，指出手术野消毒是操作简单且能有效减少术后感染的重要护理措施。

细菌耐药已经成为全球公共健康领域面临的一项重大挑战，引起了国内外的广泛关注，国家卫生计生委等14部门联合制定了《遏制细菌耐药国家行动计划（2016—2020年）》以进行积极应对。多重耐药菌（MDRO）耐药性的逐渐增强，对手术野皮肤消毒效果带来了严峻考验。有研究表明，过量使用消毒剂，亦可导致葡萄球菌特别是耐甲氧西林金黄色葡萄球菌（MRSA）产生对消毒剂的耐药，部分多重耐药菌检出抗消毒剂基因，不同耐药菌对不同消毒剂的抗性亦存在明显差异，科学使用消毒剂非常重要。在此基础上，有研究针对碘伏消毒液、复合碘消毒液、75%酒精消毒液、氯己定（洗必泰）皮肤手消毒液及无醇氯己定皮肤手消毒液五种临床应用较为广泛的皮肤消毒剂对MDRO杀灭效果或抗性展开研究，结果表明，严格按照产品规定浓度使用消毒剂，可达到良好的杀灭效果。

鉴于皮肤消毒剂对角膜形成化学性损伤属于手术患者暴露性角膜损伤的第二种类型，在眼科手术野消毒过程中，需严格警惕其引起的角膜上皮点状缺损等化学性角膜损伤，确保手术安全。

（辛　雅　魏　薇）

≡ 第十节　眼垫遮盖技术 ≡

　　眼垫遮盖可预防细菌侵入，保护患眼；减少外界光线进入眼内，减轻对患眼刺激，使得患者得到充分休息。对于眼睑闭合不全、角膜暴露的患者，为避免角膜干燥、预防感染、保护眼球，可进行眼垫遮盖（图 1-10-1）。

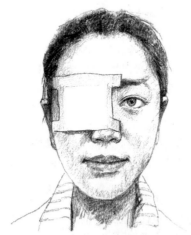

图 1-10-1　眼垫遮盖技术

（一）目的
1. 保持眼部清洁，预防感染，促进眼部伤口愈合。
2. 预防或治疗弱视。

（二）适应证
1. 眼部手术或治疗后、外伤、角膜溃疡、眼睑闭合不全等需要眼部遮盖者。
2. 预防或治疗弱视者。

（三）评估
1. 评估患者病情、自理能力、合作程度等。
2. 评估患者眼部情况，有无分泌物，眼内有无创口，是否佩戴眼镜。
3. 评估患者眼部用药史及药物过敏史。

（四）准备
1. 护士准备　衣帽整洁、洗手、戴口罩。
2. 用物准备　无菌敷料、无菌棉签、医用胶布、滴眼剂或眼膏剂。
3. 环境准备　环境整洁、安静、舒适、光线适宜。

（五）操作
1. 步骤
（1）核对医嘱。
（2）身份识别：携用物至患者旁，采用两种以上方法识别患者身份，核对眼位，向患者解释操作目的、配合方法。

（3）治疗体位：协助患者取仰卧位或坐位。

（4）遵医嘱为患者滴滴眼剂或涂眼膏剂，嘱患者闭眼，以无菌敷料遮盖并用医用胶布固定。

（5）协助患者恢复舒适体位。

（6）洗手，处理医嘱，整理用物。

2. 流程图

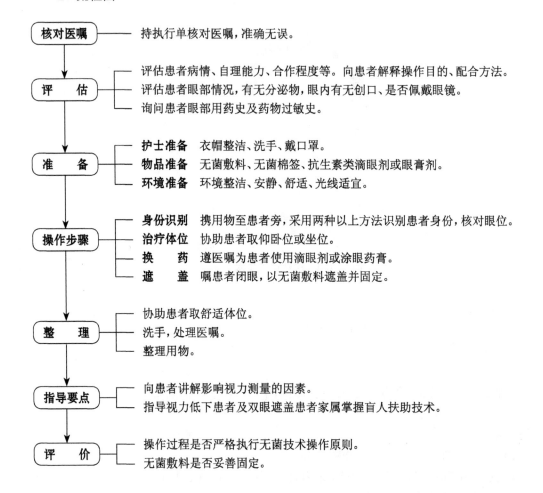

（六）注意事项

1. 操作过程应严格遵循无菌技术操作原则。

2. 动作应轻柔，勿压迫眼球。

3. 无菌敷料需妥善固定，医用胶布与眶周皮肤粘贴紧密并避开眉毛。

4. 小儿单眼遮盖时间须严格遵医嘱执行，不宜过长。

（七）健康指导

1. 嘱患者如有不适症状，需及时通知护士，勿自行揭除敷料。

2. 教授患者进行翻身、咳嗽或其他活动时保护眼部伤口的方法。

（八）评价

1. 操作过程是否严格执行无菌技术操作原则。

2. 眼垫遮盖方法是否正确。

（九）知识链接

遮盖法治疗弱视被认为是最简单有效的方法之一。遮盖法有很悠久的历史。随着病理生理学领域的发展，疾病的处理也得到相应改善，学者们认识到弱视是一种功能性异常，是对斜视的知觉性适应，目前遮盖法是治疗弱视的主要和最有效的方法。

此方法按遮盖目的分为：

1. 治疗性遮盖疗法：包括传统的常规遮盖法遮盖优势眼，强迫弱视眼注视。

2. 预防性遮盖疗法：包括逐渐遮盖法、交替遮盖法和阿托品法。

3. 预备性遮盖疗法：在接受正式遮盖之前，先用预备性遮盖。

4. 反转遮盖法：旁中心注视弱视，先尝试遮盖弱视眼，使之转变为中心注视，再改用传统遮盖法。

此方法按遮盖方式分为：

1. 单眼遮盖法：常用传统方法，适用于屈光参差性弱视和斜视性弱视患者。这类患者往往一眼视力较好，而另一眼因抑制较深，视力较差。

2. 交替速盖法：适用于屈光不正性弱视和单眼斜视性弱视，也适用于双眼弱视视力不等的患者。

3. 间歇遮盖法：中心注视者，为适应不同的需要，遮盖可间歇进行。

（赵康娜　高亚东）

第十一节　眼部绷带包扎技术

绷带包扎是固定和保护手术或受伤部位的有效方法。绷带种类繁多，临床以纱布绷带、弹性绷带、四头带、三角巾、多头带、丁字带多见。包扎方式不尽相同，需要根据手术或受伤部位来选择。本节主要介绍眼科常用的纱布绷带包扎技术和四头带包扎技术。

一、纱布绷带包扎技术

纱布绷带包扎技术是利用无菌敷料和纱布绷带对患眼进行包扎的方法，以促进康复，达到治疗效果（图1-11-1）。

（一）目的

1. 压迫止血。

2. 对于术后浅前房者，促进前房形成。

3. 预防角膜穿孔和暴露性角膜炎。

4. 减少术眼活动，减轻局部反应。

5. 杜绝外界光线进入眼内，使患眼得到充分休息。

（二）适应证

适用于眼球摘除术后、青光眼滤过术后、虹膜脱出、角膜溃疡软化、角膜移植术后、暴露性角膜炎等。

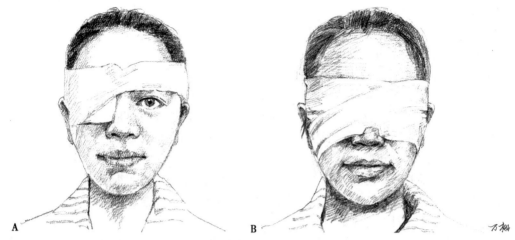

图 1-11-1　纱布绷带包扎技术
A. 单眼包扎　B. 双眼包扎

（三）评估

1. 评估患者病情、自理能力、合作程度等。向患者解释操作目的、配合方法。
2. 评估患者眼部情况，包括眼周皮肤有无伤口等。
3. 评估患者眼部用药史及药物过敏史。

（四）准备

1. 护士准备　衣帽整洁、洗手、戴口罩。
2. 用物准备　无菌敷料、无菌棉签、纱布绷带、抗生素类滴眼剂或眼膏剂等。
3. 环境准备　环境整洁、安静、舒适、光线适宜。

（五）操作

1. 步骤
（1）核对医嘱。
（2）身份识别：携用物至患者旁，采用两种以上方法识别患者身份，核对眼位。
（3）治疗体位：协助患者取坐位或仰卧位。
（4）遵医嘱用药，嘱患者闭眼，以无菌敷料遮盖并妥善固定。
（5）采用正确方式包扎患眼：
1）单眼包扎：纱布绷带由眉心开始，一端预留约 20cm 后沿健侧耳上在前额缠绕 1～2 圈，拉紧，至健侧耳上，斜经后枕部，由患侧耳下经患眼斜至健侧耳上，如此缠绕数圈，再经前额水平缠绕，最后与眉心部预留端结扎。
2）双眼包扎：纱布绷带从耳上部（左右均可）开始，在前额缠绕两圈后，经一侧患眼向下斜至对侧耳下，水平绕至颈部，由对侧耳下向上斜过另一侧患眼至前额水平缠绕，再向下斜至对侧耳下，如此重复斜绕数次，最后在前额水平缠绕并固定。
（6）协助患者恢复舒适体位。
（7）洗手，处理医嘱，整理用物。

2. 流程图

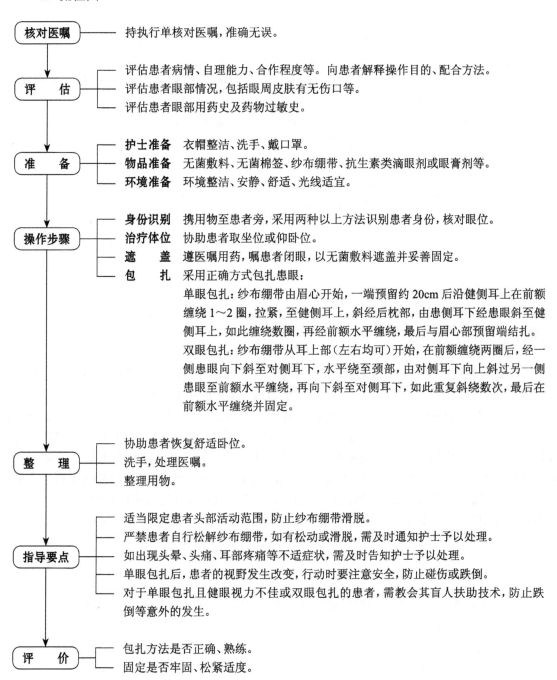

核对医嘱 —— 持执行单核对医嘱，准确无误。

评　估 ┬ 评估患者病情、自理能力、合作程度等。向患者解释操作目的、配合方法。
　　　　　├ 评估患者眼部情况，包括眼周皮肤有无伤口等。
　　　　　└ 评估患者眼部用药史及药物过敏史。

准　备 ┬ **护士准备** 衣帽整洁、洗手、戴口罩。
　　　　　├ **物品准备** 无菌敷料、无菌棉签、纱布绷带、抗生素类滴眼剂或眼膏剂等。
　　　　　└ **环境准备** 环境整洁、安静、舒适、光线适宜。

操作步骤 ┬ **身份识别** 携用物至患者旁，采用两种以上方法识别患者身份，核对眼位。
　　　　　├ **治疗体位** 协助患者取坐位或仰卧位。
　　　　　├ **遮　盖** 遵医嘱用药，嘱患者闭眼，以无菌敷料遮盖并妥善固定。
　　　　　└ **包　扎** 采用正确方式包扎患眼：
　　　　　　　　　单眼包扎：纱布绷带由眉心开始，一端预留约20cm后沿健侧耳上在前额缠绕1～2圈，拉紧，至健侧耳上，斜经后枕部，由患侧耳下经患眼斜至健侧耳上，如此缠绕数圈，再经前额水平缠绕，最后与眉心部预留端结扎。
　　　　　　　　　双眼包扎：纱布绷带从耳上部（左右均可）开始，在前额缠绕两圈后，经一侧患眼向下斜至对侧耳下，水平绕至颈部，由对侧耳下向上斜过另一侧患眼至前额水平缠绕，再向下斜至对侧耳下，如此重复斜绕数次，最后在前额水平缠绕并固定。

整　理 ┬ 协助患者恢复舒适卧位。
　　　　　├ 洗手，处理医嘱。
　　　　　└ 整理用物。

指导要点 ┬ 适当限定患者头部活动范围，防止纱布绷带滑脱。
　　　　　├ 严禁患者自行松解纱布绷带，如有松动或滑脱，需及时通知护士予以处理。
　　　　　├ 如出现头晕、头痛、耳部疼痛等不适症状，需及时告知护士予以处理。
　　　　　├ 单眼包扎后，患者的视野发生改变，行动时要注意安全，防止碰伤或跌倒。
　　　　　└ 对于单眼包扎且健眼视力不佳或双眼包扎的患者，需教会其盲人扶助技术，防止跌倒等意外的发生。

评　价 ┬ 包扎方法是否正确、熟练。
　　　　　└ 固定是否牢固、松紧适度。

（六）注意事项

1. 若患者为长发，包扎前须确保后枕部平坦，无发髻。

2. 应确保患眼包扎完全，避免压迫耳郭。

3. 单眼包扎斜至前额时，切勿遮挡健眼，以避免造成患者行动不便。

4. 包扎松紧要适度，过紧易引起局部血液循环障碍，而致患者出现头痛、头晕等不适；过松则无法达到加压的目的。

5. 纱布绷带绕至后枕部时须固定在枕骨结节上方，以免滑脱。

（七）健康指导

1. 适当限定患者头部活动范围，防止纱布绷带滑脱。

2. 严禁患者自行松解纱布绷带，如有松动或滑脱，需及时通知护士予以处理。

3. 如出现头晕、头痛、耳部疼痛等不适症状，需及时告知护士予以处理。

4. 单眼包扎后，患者的视野发生改变，行动时要注意安全，防止碰伤或跌倒。

5. 对于单眼包扎且健眼视力不佳或双眼包扎的患者，需教会其盲人扶助技术，防止跌倒等意外的发生。

（八）评价

1. 包扎方法是否正确、熟练。

2. 固定是否牢固、松紧适度。

（九）知识链接

绷带包扎技术作为一项常用护理技术操作，对提高患者舒适度、缩短治愈时间、提高生活质量均有着重要影响，因此，对绷带及其相关产品的熟练应用亦尤为重要。

纱布绷带包扎技术在我国临床外科应用已久，随着外科技术的迅速发展，纱布绷带亦随着临床需求而不断得到优化、更新。例如，于20世纪80年代初开始流行使用的弹性绷带，其具有传统绷带不具备的持续弹性及不易滑脱性能，使其在医疗护理上具有不可或缺的地位。弹性绷带多用在运动防护和医疗领域。临床应用弹性绷带的目的是防止和治疗某些部位的渗血、对抗肌肉张力、维持骨性结构稳定、康复治疗、补充软组织张力不足、增强或对抗软组织张力等，起到止血、衬垫、按摩、理疗、保持平衡、固定等作用。对于眼科患者更是较好地保持了其颜面部平整、美观，提高了其心理的舒适度。

二、四头带包扎技术

四头带包扎技术是用无菌敷料和四头带对患眼进行包扎的方法，以促进伤口愈合，达到治疗效果（图1-11-2）。

（一）目的

1. 固定敷料，减少伤口感染，促进愈合。

2. 压迫止血，患眼得到充分休息，减轻眼部症状。

（二）适应证

适用于各种眼部手术或治疗后的敷料固定、虹膜脱出、患眼充分休息、初期视网膜脱离术前。

（三）评估

1. 评估患者病情、自理能力、合作程度等。向患者解释操作目的、配合方法。

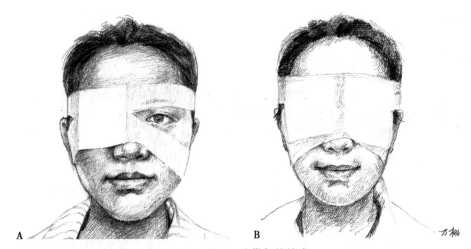

图 1-11-2　四头带包扎技术
A. 单眼包扎　B. 双眼包扎

2. 评估患者眼部情况，包括眼周皮肤有无伤口等。

3. 评估患者眼部用药史及药物过敏史。

（四）准备

1. 护士准备　衣帽整洁、洗手、戴口罩。

2. 用物准备　无菌敷料、无菌棉签、四头带、抗生素类滴眼剂或眼膏剂。

3. 环境准备　环境整洁、安静、舒适、光线适宜。

（五）操作

1. 步骤

（1）核对医嘱。

（2）身份识别：携用物至患者旁，采用两种以上方法识别患者身份，核对眼位。

（3）治疗体位：协助患者取坐位或仰卧位。

（4）遵医嘱用药，嘱患者闭眼，以无菌敷料遮盖并妥善固定。

（5）采用正确方式包扎患眼

1）单眼包扎：将四头带中央部分对准患眼无菌敷料，分别将上方两端通过耳上结扎于后枕部，下方两端通过耳下结扎于后颈部，均需避开正中位置。

2）双眼包扎：用单眼包扎方式分别包扎双眼。

（6）协助患者恢复舒适体位。

（7）洗手，处理医嘱，整理用物。

2. 流程图

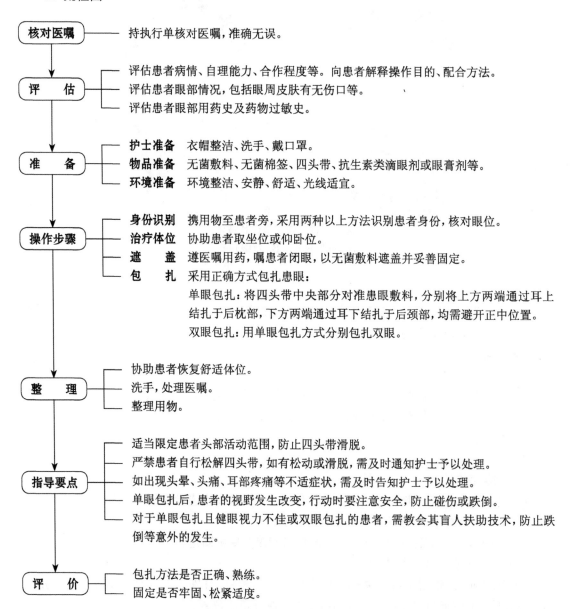

核对医嘱 —— 持执行单核对医嘱，准确无误。

评　估 —— 评估患者病情、自理能力、合作程度等。向患者解释操作目的、配合方法。
评估患者眼部情况，包括眼周皮肤有无伤口等。
评估患者眼部用药史及药物过敏史。

准　备 —— **护士准备**　衣帽整洁、洗手、戴口罩。
物品准备　无菌敷料、无菌棉签、四头带、抗生素类滴眼剂或眼膏剂等。
环境准备　环境整洁、安静、舒适、光线适宜。

操作步骤 —— **身份识别**　携用物至患者旁，采用两种以上方法识别患者身份，核对眼位。
治疗体位　协助患者取坐位或仰卧位。
遮　盖　遵医嘱用药，嘱患者闭眼，以无菌敷料遮盖并妥善固定。
包　扎　采用正确方式包扎患眼：
单眼包扎：将四头带中央部分对准患眼敷料，分别将上方两端通过耳上结扎于后枕部，下方两端通过耳下结扎于后颈部，均需避开正中位置。
双眼包扎：用单眼包扎方式分别包扎双眼。

整　理 —— 协助患者恢复舒适体位。
洗手，处理医嘱。
整理用物。

指导要点 —— 适当限定患者头部活动范围，防止四头带滑脱。
严禁患者自行松解四头带，如有松动或滑脱，需及时通知护士予以处理。
如出现头晕、头痛、耳部疼痛等不适症状，需及时告知护士予以处理。
单眼包扎后，患者的视野发生改变，行动时要注意安全，防止碰伤或跌倒。
对于单眼包扎且健眼视力不佳或双眼包扎的患者，需教会其盲人扶助技术，防止跌倒等意外的发生。

评　价 —— 包扎方法是否正确、熟练。
固定是否牢固、松紧适度。

（六）注意事项

1. 若患者为长发，包扎前须确保后枕部平坦，无发髻。

2. 包扎时，应将四头带中央部对准患眼，尾端要分别通过耳部进行结扎。

3. 单眼包扎时，不可遮挡健眼，以免造成患者行动不便。

4. 包扎松紧适度，避免因包扎过紧造成局部血液循环障碍，引起患者头痛、头晕等不适；亦不可过松致四头带滑脱，无法达到固定作用。

5. 四头带的上方两端一定要固定在枕骨结节以上，以免滑脱，且在结扎时要避开正中位置，避免影响患者休息及长时间压迫而带来的不适。

（七）健康指导

1. 适当限定患者头部活动范围，防止四头带滑脱。

2. 严禁患者自行松解四头带，如有松动或滑脱，需及时通知护士予以处理。

3. 如出现头晕、头痛、耳部疼痛等不适症状，需及时告知护士予以处理。

4. 单眼包扎后，患者的视野发生改变，行动时要注意安全，防止碰伤或跌倒。

5. 对于单眼包扎且健眼视力不佳或双眼包扎的患者，需教会其盲人扶助技术，防止跌倒等意外的发生。

（八）评价

1. 包扎方法是否正确、熟练。

2. 固定是否牢固、松紧适度。

（九）知识链接

四头带在眼科的应用十分广泛，是外眼手术后保障眼部康复的有效手段之一。临床护理人员需严格掌握各眼科疾病术后四头带加压包扎时长，如睑板腺囊肿（霰粒肿）术后成人需持续加压包扎 3～6 小时，如为患儿，为慎重起见可适当延长加压时间，建议延长至晚间入睡前予以拆除。对眼周深层清创缝合术或角膜深层异物剔除术后，为防止皮下形成血肿或预防因各种原因而致眼内压增高所造成的角膜穿孔，需应用四头带持续加压包扎至次日复诊时再予以解除，并根据患者病情遵医嘱决定是否继续予以应用。

（马　颖）

▇ 第十二节　眼部加压包扎技术 ▇

眼部加压包扎是根据患者病情需要将眼部敷料用绷带等予以加压固定，减少眼球活动，减轻对患者眼部的刺激，以达到治疗效果的方法。眼部加压包扎技术又分为单眼加压包扎技术与双眼加压包扎技术。

（一）目的

1. 保持伤口局部清洁，促进愈合。

2. 减少出血、促进血肿吸收及防止继发出血。

3. 减少术眼活动，减轻局部反应。

4. 促进手术后浅前房患者前房形成。

5. 促进新鲜视网膜脱离部分复位。

6. 预防角膜溃疡穿孔。

（二）适应证

适用于眼部出血患者、眼部手术后需要加压包扎患者、青光眼滤过术后（无前房或者浅前房患者）、虹膜脱出患者、新鲜视网膜脱离患者，以及角膜溃疡软化、角膜知觉麻痹及暴露性角膜炎患者。

（三）评估

1. 评估患者病情、自理能力、合作程度等。

2. 评估患者眼部情况及双眼视力。

3. 评估患者眼部用药史及药物过敏史。

（四）准备

1. 护士准备　衣帽整洁、洗手、戴口罩。

2. 用物准备　眼科剪、无菌棉签、无菌敷料、纱布绷带（四头带）、医用胶布、抗生素类滴眼剂或眼膏剂。

3. 环境准备　环境整洁、安静、舒适、光线适宜。

（五）操作

1. 步骤

（1）核对医嘱。

（2）身份识别：携用物至患者旁，采用两种以上方法识别患者身份，核对眼位，向患者解释操作目的、配合方法。

（3）治疗体位：协助患者取坐位或仰卧位。

（4）眼部如有分泌物，先用无菌棉签擦拭干净。遵医嘱换药，滴抗生素类滴眼剂或眼膏剂。

（5）将无菌敷料对折盖于眼睑上，整边在眉弓下，散边向下，根据需要增加无菌敷料的数量，使其略高于眶缘，对折的无菌敷料外再包封一块无菌敷料并用医用胶布固定。

（6）可采用纱布绷带或四头带进行单眼或双眼包扎，参见第一章第十一节"眼部绷带包扎技术"。

（7）协助患者恢复舒适体位。

（8）洗手，处理医嘱，整理用物。

2. 流程图

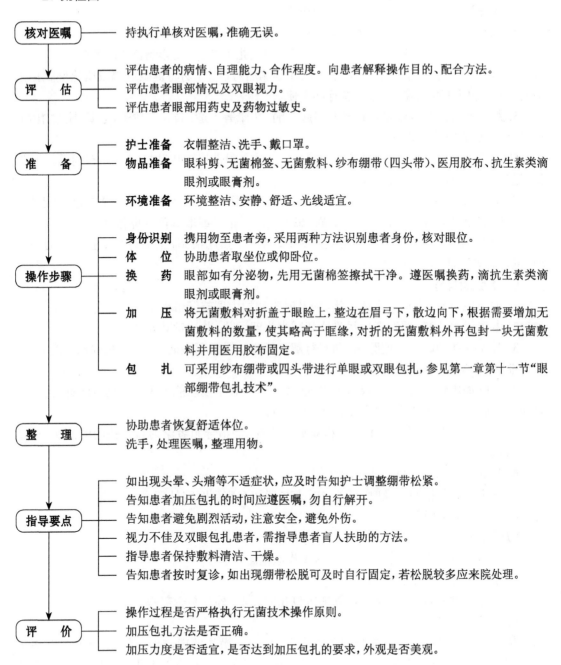

核对医嘱	持执行单核对医嘱，准确无误。
评　估	评估患者的病情、自理能力、合作程度。向患者解释操作目的、配合方法。 评估患者眼部情况及双眼视力。 评估患者眼部用药史及药物过敏史。
准　备	**护士准备** 衣帽整洁、洗手、戴口罩。 **物品准备** 眼科剪、无菌棉签、无菌敷料、纱布绷带（四头带）、医用胶布、抗生素类滴眼剂或眼膏剂。 **环境准备** 环境整洁、安静、舒适、光线适宜。
操作步骤	**身份识别** 携用物至患者旁，采用两种方法识别患者身份，核对眼位。 **体　位** 协助患者取坐位或仰卧位。 **换　药** 眼部如有分泌物，先用无菌棉签擦拭干净。遵医嘱换药，滴抗生素类滴眼剂或眼膏剂。 **加　压** 将无菌敷料对折盖于眼睑上，整边在眉弓下，散边向下，根据需要增加无菌敷料的数量，使其略高于眶缘，对折的无菌敷料外再包封一块无菌敷料并用医用胶布固定。 **包　扎** 可采用纱布绷带或四头带进行单眼或双眼包扎，参见第一章第十一节"眼部绷带包扎技术"。
整　理	协助患者恢复舒适体位。 洗手，处理医嘱，整理用物。
指导要点	如出现头晕、头痛等不适症状，应及时告知护士调整绷带松紧。 告知患者加压包扎的时间应遵医嘱，勿自行解开。 告知患者避免剧烈活动，注意安全，避免外伤。 视力不佳及双眼包扎患者，需指导患者盲人扶助的方法。 指导患者保持敷料清洁、干燥。 告知患者按时复诊，如出现绷带松脱可及时自行固定，若松脱较多应来院处理。
评　价	操作过程是否严格执行无菌技术操作原则。 加压包扎方法是否正确。 加压力度是否适宜，是否达到加压包扎的要求，外观是否美观。

（六）注意事项

1. 操作过程应严格遵循无菌技术操作原则。

2. 包封患眼时根据需要增加无菌敷料的数量，使其略高于眶缘。

3. 单眼包扎时，应将患眼完全包封。避免因包扎不到位，而影响包扎的效果。

4. 绷带斜至健侧前额时，绷带下缘应在健侧眉弓以上，勿将健眼遮挡或压迫健眼提上睑肌，造成健眼睁眼困难，引起患者行动不便。

5. 绷带不可过紧或过松。过紧易引起头痛、头晕等不适；过松易脱落，也达不到加压的目的，应以患者能忍受为限。

6. 操作过程中须实时询问患者的感受，并观察绷带周围皮肤情况。如有问题及时调整，避免造成患者其他组织损伤。

7. 绷带固定点应在前额部，避免患者仰卧或侧卧时引起头部不适或摩擦造成绷带滑脱。（若为四头带，绷带固定点在患眼侧，患者需尽量平卧或取健侧卧位休息。）

8. 绷带加压包扎后，患者自理能力受限，易产生焦虑情绪，需做好生活护理及心理护理，减轻患者不适感受，促进其康复。

（七）健康指导

1. 如出现头晕、头痛等不适症状，应及时告知护士调整绷带松紧。

2. 若患者为儿童，照顾者应尽量让其减少头部运动，并注意其安全。

3. 加压包扎的时间应遵医嘱，勿自行解开绷带。遵医嘱按时更换，以免局部温度升高、促进细菌繁殖，且不利于分泌物排出。

4. 单眼加压包扎后，患者仅有单眼视野，同时双眼单视功能消失。行动时注意安全，防碰伤、跌倒，不宜做需要立体视觉的工作和活动。

5. 单眼包扎且健眼视力不佳者和双眼包扎者，需指导患者学习盲人扶助的方法，注意安全，以防外伤。

6. 指导患者保持敷料清洁、干燥。

7. 如出现绷带松脱可及时自行固定，若松脱较多应到医院处理。

8. 告知患者按时复诊。

（八）评价

1. 操作过程是否严格执行无菌技术操作原则。

2. 加压包扎方法是否正确。

3. 加压力度是否适宜，是否达到加压包扎的要求，外观是否美观。

（九）知识链接

传统眼科手术后加压包扎材料为纱布绷带，包扎操作繁琐，加压效果有赖于操作者的技术，加压包扎松紧度不易把握。此外，该加压包扎固定方式有以下几个不足之处：纱布绷带易移位松脱，起不到加压作用，影响包扎效果及切口愈合；纱布绷带压力不好控制，且无法调节；每次换药后需重新包扎，使用麻烦，增加医疗成本；纱布绷带常在额部、耳部等处形成条索状，容易导致皮肤被勒伤，形成瘀斑、水泡甚至溃烂。

为解决这些问题，现已设计出多种新型眼部加压绷带。总结其技术理念主要包括加压带和固定带，加压带可调节压力，固定带可调节长短，取戴方便，可自行包扎并重复利用。新型眼部加压绷带结构简单，操作方便，穿脱自如，便于伤口的观察与换药，大幅减少了医护人员的工作量；使用中无需粘贴胶布，对皮肤刺激性小，避免了过敏以及局部皮肤破损现象，使加压包扎更简便、美观、经济。

（赵　蕊　韩　赛）

≡ 第十三节　眼部换药技术 ≡

眼部换药技术主要是针对眼部治疗后、眼部创伤及手术后的换药。正确的眼部换药可有效防止感染的发生，促进眼部伤口愈合。

（一）目的

1. 更换敷料，防止眼部伤口感染。
2. 观察眼部伤口愈合情况。

（二）适应证

眼部治疗、外伤及手术后需要换药者。

（三）评估

1. 评估患者病情、自理能力、合作程度等。
2. 评估患者眼部情况，有无分泌物及伤口愈合情况。
3. 评估患者眼部用药史及药物过敏史。

（四）准备

1. 护士准备　衣帽整洁、洗手、戴口罩。
2. 用物准备　无菌棉签、无菌敷料、医用胶布、皮肤消毒剂、生理氯化钠溶液、抗生素类滴眼剂或眼膏剂。
3. 环境准备　环境整洁、安静、舒适、光线适宜。

（五）操作

1. 步骤

（1）核对医嘱。

（2）身份识别：携用物至患者旁，采用两种以上方法识别患者身份，核对眼位，向患者解释操作目的、配合方法。

（3）治疗体位：协助患者取坐位或仰卧位。

（4）取下伤口敷料，如敷料与伤口粘连，应轻轻揭去；粘连严重时，应先用生理氯化钠溶液浸湿敷料。

（5）换药

1）眼部皮肤手术者换药，先以生理氯化钠溶液清理伤口，清洁眼部分泌物。再以皮肤消毒剂消毒伤口，同时观察伤口愈合情况（必要时请手术医生查看伤口），遵医嘱涂抗生素类眼膏剂于伤口。

2）眼内手术者换药，以抗生素类滴眼剂冲洗结膜囊，清除眼部分泌物，遵医嘱滴抗生素类滴眼剂或眼膏剂于结膜囊内。

（6）遵医嘱采用正确方法包扎患眼。

（7）协助患者恢复舒适体位。

（8）洗手，处理医嘱，整理用物。

2. 流程图

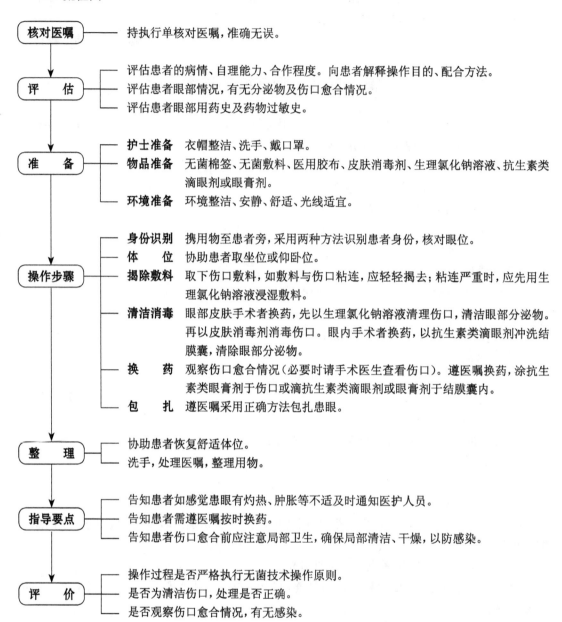

核对医嘱 ── 持执行单核对医嘱，准确无误。

评 估 ┬ 评估患者的病情、自理能力、合作程度。向患者解释操作目的、配合方法。
├ 评估患者眼部情况，有无分泌物及伤口愈合情况。
└ 评估患者眼部用药史及药物过敏史。

准 备 ┬ **护士准备** 衣帽整洁、洗手、戴口罩。
├ **物品准备** 无菌棉签、无菌敷料、医用胶布、皮肤消毒剂、生理氯化钠溶液、抗生素类滴眼剂或眼膏剂。
└ **环境准备** 环境整洁、安静、舒适、光线适宜。

操作步骤 ┬ **身份识别** 携用物至患者旁，采用两种方法识别患者身份，核对眼位。
├ **体 位** 协助患者取坐位或仰卧位。
├ **揭除敷料** 取下伤口敷料，如敷料与伤口粘连，应轻轻揭去；粘连严重时，应先用生理氯化钠溶液浸湿敷料。
├ **清洁消毒** 眼部皮肤手术者换药，先以生理氯化钠溶液清理伤口，清洁眼部分泌物。再以皮肤消毒剂消毒伤口。眼内手术者换药，以抗生素类滴眼剂冲洗结膜囊，清除眼部分泌物。
├ **换 药** 观察伤口愈合情况（必要时请手术医生查看伤口）。遵医嘱换药，涂抗生素类眼膏剂于伤口或滴抗生素类滴眼剂或眼膏剂于结膜囊内。
└ **包 扎** 遵医嘱采用正确方法包扎患眼。

整 理 ┬ 协助患者恢复舒适体位。
└ 洗手，处理医嘱，整理用物。

指导要点 ┬ 告知患者如感觉患眼有灼热、肿胀等不适及时通知医护人员。
├ 告知患者需遵医嘱按时换药。
└ 告知患者伤口愈合前应注意局部卫生，确保局部清洁、干燥，以防感染。

评 价 ┬ 操作过程是否严格执行无菌技术操作原则。
├ 是否为清洁伤口，处理是否正确。
└ 是否观察伤口愈合情况，有无感染。

（六）注意事项

1. 操作过程应严格遵循无菌技术操作原则。

2. 换药时动作轻柔，应先清理伤口，拭去分泌物后再进行伤口消毒。

3. 换药时应注意观察患者反应，如发生不适症状，应及时暂停操作。

4. 对于渗出物较多的伤口，可用凡士林油纱覆盖或涂抗生素类眼膏剂，保持伤口的干燥。

5. 对于眼内手术有缝线者，清理伤口时应动作轻柔，以免使较细的缝线脱落断裂；涂抗生素类眼膏剂于缝线处，以减轻患者异物感。

6. 用含乙醇的消毒剂消毒皮肤时，注意勿使消毒剂进入眼内，以免损伤角膜。

（七）健康指导

1. 告知患者如感觉患眼有灼热、肿胀等不适，应及时就医或告知医护人员。

2. 告知患者需遵医嘱按时换药。

3. 告知患者伤口愈合前应注意局部卫生，确保局部清洁、干燥，以防感染。

（八）评价

1. 操作过程是否严格执行无菌技术操作原则。

2. 是否为清洁伤口，处理是否正确。

3. 是否观察伤口愈合情况，有无感染。

（九）知识链接

既往小儿斜视矫正术后常规采用敷料遮盖术眼的护理方法，根据手术性质，包盖术眼2～3日，以防止婴幼儿擦眼引发感染。而全身麻醉后苏醒期患儿常因无光感而引发恐惧，进而发生手抓敷料、哭闹、躁动、静脉输液脱漏、坠床、伤口出血及污染等意外情况。

有文献报道，临床通过对比研究，严格执行消毒隔离制度，术中手术人员严格无菌操作，术后注重术眼护理，术前经与家属充分沟通，小儿斜视矫正术后术眼可采取无遮盖护理方法。既可帮助患儿平稳渡过苏醒期，亦可简化医护人员换药流程。医护人员需要及时清除眼周分泌物，严格遵循无菌技术操作原则，以防出现感染，甚至造成医疗纠纷。对于偏远山区及医疗卫生条件较差地区应根据条件慎重选择。

（赵　蕊　韩　赛）

第十四节　眼部缝线拆除技术

眼部缝线拆除技术主要包括眼部皮肤缝线拆除技术和角膜、结膜缝线拆除技术。眼部皮肤手术后拆线时间一般为术后5～7天，结膜拆线时间一般为术后3～5天，有张力及移植术等特殊原因为术后10～14天拆线（严格遵照医嘱）。感染及不愈合伤口则按要求延期或分期拆除缝线。

一、皮肤缝线拆除技术

（一）目的

拆除皮肤缝线，促进伤口愈合。

（二）适应证

适用于眼部皮肤手术后及外伤清创缝合后需拆线者。

（三）评估

1. 评估患者病情、自理能力、合作程度等。

2. 评估患者眼部皮肤伤口的愈合情况，是否存在感染迹象，明确拆线日期。

（四）准备

1. 护士准备　衣帽整洁、洗手、戴口罩。

2. 用物准备　眼用镊、眼科剪、无菌棉签、无菌敷料、医用胶布、生理氯化钠溶液、皮肤消毒剂、根据缝线情况可准备缝线结扎镊及角膜剪。

3. 环境准备　环境整洁、安静、舒适、光线适宜。

（五）操作

1. 步骤

（1）核对医嘱。

（2）身份识别：携用物至患者旁，采用两种以上方法识别患者身份，核对眼位，向患者解释操作目的、配合方法。

（3）治疗体位：协助患者取坐位或仰卧位。

（4）用生理氯化钠溶液浸湿缝线并清洁分泌物，并用皮肤消毒剂消毒伤口及周围皮肤。

（5）一手持眼用镊夹住线结并稍用力提起，另一手持眼科剪在线结下紧贴皮肤处剪断缝线，向缝线断端一侧轻轻抽出缝线，以免伤口裂开。

（6）缝线拆除后，应再次检查伤口情况，必要时请医生会诊。

（7）应用皮肤消毒剂再次消毒伤口，遵医嘱采用正确方法包扎患眼。

（8）协助患者恢复舒适体位。

（9）洗手，处理医嘱，整理用物。

2. 流程图

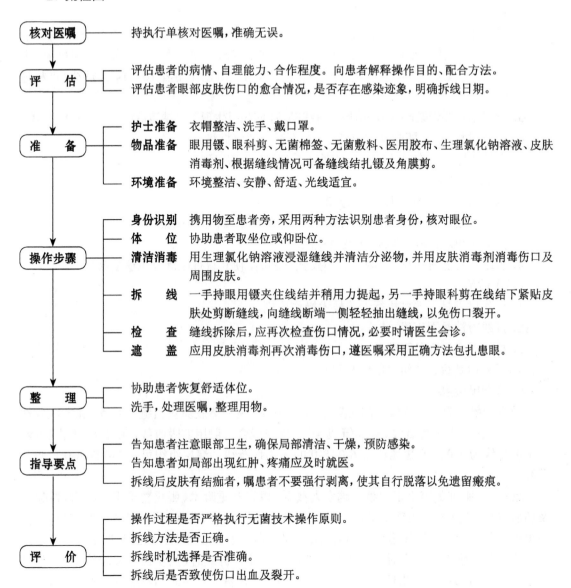

核对医嘱 —— 持执行单核对医嘱，准确无误。

评　估 —— 评估患者的病情、自理能力、合作程度。向患者解释操作目的、配合方法。
评估患者眼部皮肤伤口的愈合情况，是否存在感染迹象，明确拆线日期。

准　备
　护士准备 衣帽整洁、洗手、戴口罩。
　物品准备 眼用镊、眼科剪、无菌棉签、无菌敷料、医用胶布、生理氯化钠溶液、皮肤消毒剂、根据缝线情况可备缝线结扎镊及角膜剪。
　环境准备 环境整洁、安静、舒适、光线适宜。

操作步骤
　身份识别 携用物至患者旁，采用两种方法识别患者身份，核对眼位。
　体　位 协助患者取坐位或仰卧位。
　清洁消毒 用生理氯化钠溶液浸湿缝线并清洁分泌物，并用皮肤消毒剂消毒伤口及周围皮肤。
　拆　线 一手持眼用镊夹住线结并稍用力提起，另一手持眼科剪在线结下紧贴皮肤处剪断缝线，向缝线断端一侧轻轻抽出缝线，以免伤口裂开。
　检　查 缝线拆除后，应再次检查伤口情况，必要时请医生会诊。
　遮　盖 应用皮肤消毒剂再次消毒伤口，遵医嘱采用正确方法包扎患眼。

整　理 —— 协助患者恢复舒适体位。
洗手，处理医嘱，整理用物。

指导要点 —— 告知患者注意眼部卫生，确保局部清洁、干燥，预防感染。
告知患者如局部出现红肿、疼痛应及时就医。
拆线后皮肤有结痂者，嘱患者不要强行剥离，使其自行脱落以免遗留瘢痕。

评　价 —— 操作过程是否严格执行无菌技术操作原则。
拆线方法是否正确。
拆线时机选择是否准确。
拆线后是否致使伤口出血及裂开。

(六) 注意事项

1. 操作过程应严格遵循无菌技术操作原则。

2. 掌握眼部皮肤拆线时间：如各种肿物切除及皮肤裂伤的缝线一般术后5～7天拆线；特殊手术(如眼部美容整形手术)拆线时间则根据手术医生要求而定；如伤口发生感染，发现后应立即拆除缝线，遵医嘱给予相应治疗；有张力或矫正作用者10～14天拆线(严格遵照医嘱)。

3. 拆线动作要轻柔，如伤口结痂将缝线粘住，应先以生理氯化钠溶液浸湿后再拆除缝线。

4. 拆线过程中，应随时观察患者，如有不适应暂停拆线。

5. 缝线拆除时应向缝线断端一侧抽出缝线，以防伤口裂开。

(七) 健康指导

1. 嘱患者注意局部卫生，防止感染。

2. 皮肤缝线拆除后24小时之内确保局部清洁、干燥，以免感染。

3. 如局部出现红肿、疼痛，应及时就医。

4. 拆线后皮肤有结痂者，嘱患者不要强行剥离，使其自行脱落以免遗留瘢痕。

(八) 评价

1. 操作过程是否严格执行无菌技术操作原则。

2. 拆线方法是否正确。

3. 拆线时机选择是否准确。

4. 拆线后是否致使伤口出血及裂开。

(九) 知识链接

缝线一般分为可吸收线(羊肠线、化学合成线、纯天然胶原蛋白缝合线等)和非吸收线(丝线、尼龙线、聚丙烯缝线、聚酯缝线等)。皮肤缝合一般用非吸收线，须在10天内拆线。常用的缝线为5-0、3-0黑丝线及6-0、8-0的无损伤缝线。深层组织可用5-0或6-0可吸收缝线。

近年来，眼部美容手术被越来越多人接受，以切开重睑术、眼袋整形术、上下睑除皱术及切眉、提眉术居多。眼部手术切口的痕迹和瘢痕最易被人发现，眼睛是心灵的窗户，为了减少眼部美容切口痕迹和瘢痕，应该注意眼部美容手术拆线时机。以上四种眼部美容手术仍需遵照伤口愈合无张力时再拆除缝线的原则。即在拆线时，用小镊子提起线结，当线结不紧时，说明张力不大，此时可以拆线。眼部美容手术拆线最短时间不应少于4～5天。

二、结膜缝线拆除技术

(一) 目的

拆除结膜缝线，促进结膜愈合，解除因缝线存在引起的异物感。

(二) 适应证

适用于结膜有缝线的患者及缝圈后需要拆除定位圈者。

(三) 评估

1. 评估患者病情、自理能力、合作程度等。

2. 评估患者结膜的愈合情况，是否有充血、水肿，有无感染迹象。

3. 评估患者眼部用药史及药物过敏史。

（四）准备

1. 护士准备 衣帽整洁、洗手、戴口罩。

2. 用物准备 开睑器、缝线结扎镊、角膜剪、无菌棉签、无菌敷料、医用胶布、皮肤消毒剂、表面麻醉剂、抗生素类滴眼剂或眼膏剂。

3. 环境准备 环境整洁、安静、舒适、光线适宜。

（五）操作

1. 步骤

（1）核对医嘱。

（2）身份识别：携用物至患者旁，采用两种以上方法识别患者身份，核对眼位，向患者解释操作目的、配合方法。

（3）治疗体位：协助患者取仰卧位。

（4）给予表面麻醉。

（5）以开睑器轻轻撑开上下睑，嘱患者向拆线位置的相反方向注视。

（6）一手以缝线结扎镊夹住线头一端提起，另一手持角膜剪将缝线根部剪断，夹出缝线。连续缝线者，先剪断缝线一端线结，然后由另一端轻轻抽拉缝线。

（7）检查有无遗漏的缝线，观察伤口有无出血，必要时请医生会诊。

（8）缝线拆除后，取下开睑器，遵医嘱滴抗生素类滴眼剂或眼膏剂，采用正确方法包扎患眼。

（9）协助患者恢复舒适体位。

（10）洗手，处理医嘱，整理用物。

2. 流程图

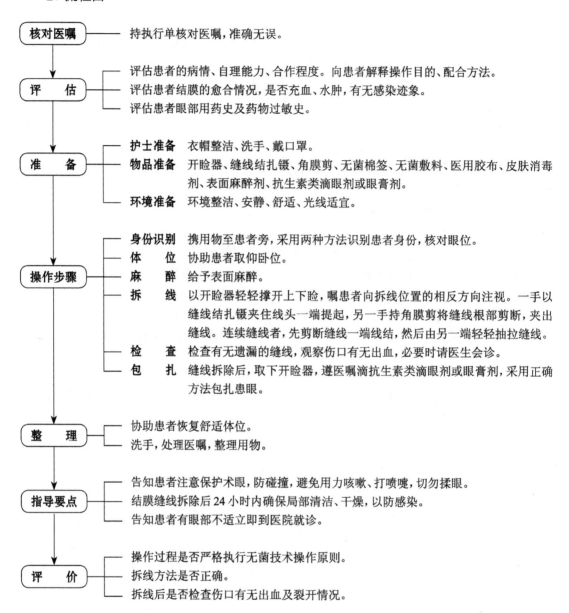

核对医嘱 —— 持执行单核对医嘱,准确无误。

评　估 ——
- 评估患者的病情、自理能力、合作程度。向患者解释操作目的、配合方法。
- 评估患者结膜的愈合情况,是否充血、水肿,有无感染迹象。
- 评估患者眼部用药史及药物过敏史。

准　备 ——
- **护士准备** 衣帽整洁、洗手、戴口罩。
- **物品准备** 开睑器、缝线结扎镊、角膜剪、无菌棉签、无菌敷料、医用胶布、皮肤消毒剂、表面麻醉剂、抗生素类滴眼剂或眼膏剂。
- **环境准备** 环境整洁、安静、舒适、光线适宜。

操作步骤 ——
- **身份识别** 携用物至患者旁,采用两种方法识别患者身份,核对眼位。
- **体　位** 协助患者取仰卧位。
- **麻　醉** 给予表面麻醉。
- **拆　线** 以开睑器轻轻撑开上下睑,嘱患者向拆线位置的相反方向注视。一手以缝线结扎镊夹住线头一端提起,另一手持角膜剪将缝线根部剪断,夹出缝线。连续缝线者,先剪断缝线一端线结,然后由另一端轻轻抽拉缝线。
- **检　查** 检查有无遗漏的缝线,观察伤口有无出血,必要时请医生会诊。
- **包　扎** 缝线拆除后,取下开睑器,遵医嘱滴抗生素类滴眼剂或眼膏剂,采用正确方法包扎患眼。

整　理 ——
- 协助患者恢复舒适体位。
- 洗手,处理医嘱,整理用物。

指导要点 ——
- 告知患者注意保护术眼,防碰撞,避免用力咳嗽、打喷嚏,切勿揉眼。
- 结膜缝线拆除后24小时内确保局部清洁、干燥,以防感染。
- 告知患者有眼部不适立即到医院就诊。

评　价 ——
- 操作过程是否严格执行无菌技术操作原则。
- 拆线方法是否正确。
- 拆线后是否检查伤口有无出血及裂开情况。

（六）注意事项

1．操作过程应严格遵循无菌技术操作原则。

2．掌握结膜手术后拆线时间：结膜拆线时间一般为术后 3～5 天拆线，有张力及移植术等特殊原因为术后 10～14 天拆线（严格遵照医嘱）。感染及不愈合伤口则按要求延期或分期拆除缝线。

3．拆线前，应查看伤口，如有异常应及时与手术医生联系。

4．拆线过程中，应随时观察患者全身情况，如发现脸色苍白、大汗淋漓等不适应暂停拆线，并做好相应处理。

5．拆线时动作宜轻柔，以免误伤角膜和其他部位。

6．眼内结膜缝线拆除时，可能会伤及结膜血管，造成出血时可用无菌棉签压迫止血。

7．拆线后注意检查缝线是否拆除干净，观察拆线部位有无伤口裂开。

（七）健康指导

1．指导患者保护术眼，防碰撞，避免用力咳嗽、打喷嚏，切勿揉眼。

2．告知患者拆线后稍闭眼休息，切勿揉眼，防止表面麻醉剂造成角膜上皮剥脱。

3．结膜缝线拆除后 24 小时内确保局部清洁、干燥，以防感染。

4．嘱患者有眼部不适立即到医院就诊。

（八）评价

1．操作过程是否严格执行无菌技术操作原则。

2．拆线方法是否正确。

3．拆线后是否检查伤口有无出血及裂开情况。

（九）知识链接

结膜是眼表的主要构成部分，绝大部分眼科手术都需经结膜进入眼内。结膜分为上皮层和固有层，固有层还可进一步分为腺样层和纤维层。结膜与其他黏膜组织一样富有弹力，含有丰富的神经、血管及相关的淋巴组织，上皮损伤通常 1～2 天即可修复，固有层少量损伤可通过纤维细胞增生，分泌胶原物质使结膜形成瘢痕修复，时间一般为 2 周。

结膜缝线通常需要拆除，如果缝线拆除不彻底可能导致结膜出血、疼痛，甚至感染、形成溃疡或异物肉芽肿等。不过，结膜缝线也有可能自行脱落，根据《临床合理用药》杂志原因如下：

1．结膜具有的生理特性　结膜小切口可用烧灼方法闭合，即使是有缝线、因自凝作用而修复，时间长了缝线也会自行脱落。

2．手术方式　手术切口对接良好，加快修复引起缝线自行脱落；缝线只缝于球结膜上，因眼球活动加快缝线脱落。一般内眼手术均将缝线缝于结膜与巩膜上，若各种原因引起巩膜发生病变，则可引起缝线脱落。

3．患者自身因素及术后护理　患者自身免疫力下降，切口修复不良，缝线则可自行崩解，引起切口愈合不良。患者不听从医护人员术后指导，术后用眼过多，参加体力劳动，弯腰、低头过多，眼部不适、睡眠时不慎揉眼，患儿自制能力差等，均可导致缝线崩解脱落。

（赵　蕊　韩　赛）

▤ 第十五节　盲人扶助技术 ▤

据相关研究显示,盲人需要各种感觉器官协同参与空间感知。盲人扶助技术,既可协助盲人安全到达目的地,又能兼顾盲人感受,使其坦然接受帮助,是眼科临床护理技术中一项重要内容(图1-15-1)。

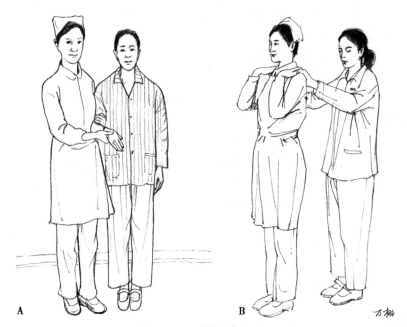

图1-15-1　盲人扶助技术
A. 行走　　B. 通过狭窄通道

(一)目的
协助盲人安全到达目的地。

(二)适应证
适用于盲人或双眼包扎患者。

(三)评估
1. 评估患者病情、自理能力、合作程度、肢体活动能力等。

2. 评估患者眼部情况、有无纱布包扎,双眼暴露者评估视力。

(四)准备
1. 护士准备　衣帽整洁、洗手。

2. 用物准备　轮椅、拐杖或其他助行器,处于备用状态。

3. 环境准备　整洁、安静、舒适、光线适宜、通道无障碍。

(五)操作
1. 步骤

(1)方法:

1)站姿:嘱患者手臂放松,弯曲90°,护士手臂紧握住患者手臂内侧,护士站在患者旁边靠前大约半步。

2）行走：手臂握法同站姿，速度保持一致，切忌拉扯，随时提示患者前方路面状况，适当引领患者绕开障碍物。

3）通过门口：护士先将手放在门把上，让患者用另一只手顺着护士手臂向下去摸门把手，提示其应该拉门还是推门，开门走进去，护士在前患者在后。

4）通过狭窄通道：先告知患者将要通过狭窄通道的地方，护士在前患者在后，患者将双手搭在护士双肩，护士双手扶住患者手背，引导患者通过狭窄通道，等通道开阔起来，及时告诉患者换成原位走。

5）上下楼梯：在楼梯前停步，告知患者楼梯走向，让其扶住扶手，护士靠前一步走，保持步调一致，在最后一阶处告知患者，站到平地时，嘱患者松开扶手。

6）上下电梯（自动扶梯）：在电梯前停步，告知患者电梯走向，前进时，患者（右利手）在护士右侧，提醒患者用右手扶住电梯扶手，同时走上电梯，将要到达时确认患者扶着护士的手臂，提醒患者已经到达，向前迈步同时松开扶手。

7）坐下：告知患者椅子的位置，椅子有没有靠背或扶手，将患者的手放在椅背上，无椅背的放在座位上，让患者摸索椅子坐下。

8）乘坐轮椅：将轮椅推至患者身后，制动，抬起脚踏，将患者的一只手放在扶手上，用另一只手摸索椅面坐下，嘱患者抬脚，护士放下脚踏，协助其坐好并扶住扶手，解除轮椅制动，推轮椅进退或转弯时务必告诉患者。

（2）洗手，整理用物。

2. 流程图

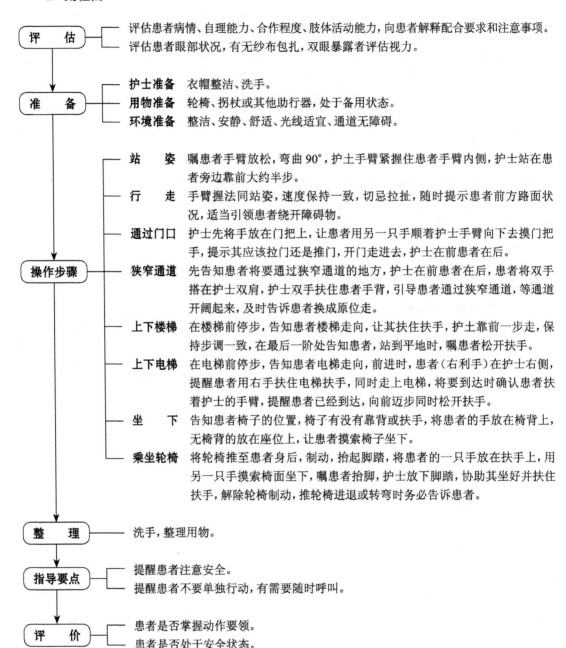

评　估 —— 评估患者病情、自理能力、合作程度、肢体活动能力，向患者解释配合要求和注意事项。
评估患者眼部状况，有无纱布包扎，双眼暴露者评估视力。

准　备
- **护士准备**　衣帽整洁、洗手。
- **用物准备**　轮椅、拐杖或其他助行器，处于备用状态。
- **环境准备**　整洁、安静、舒适、光线适宜、通道无障碍。

操作步骤
- **站　姿**　嘱患者手臂放松，弯曲 90°，护士手臂紧握住患者手臂内侧，护士站在患者旁边靠前大约半步。
- **行　走**　手臂握法同站姿，速度保持一致，切忌拉扯，随时提示患者前方路面状况，适当引领患者绕开障碍物。
- **通过门口**　护士先将手放在门把上，让患者用另一只手顺着护士手臂向下去摸门把手，提示其应该拉门还是推门，开门走进去，护士在前患者在后。
- **狭窄通道**　先告知患者将要通过狭窄通道的地方，护士在前患者在后，患者将双手搭在护士双肩，护士双手扶住患者手背，引导患者通过狭窄通道，等通道开阔起来，及时告诉患者换成原位走。
- **上下楼梯**　在楼梯前停步，告知患者楼梯走向，让其扶住扶手，护士靠前一步走，保持步调一致，在最后一阶处告知患者，站到平地时，嘱患者松开扶手。
- **上下电梯**　在电梯前停步，告知患者电梯走向，前进时，患者（右利手）在护士右侧，提醒患者用右手扶住电梯扶手，同时走上电梯，将要到达时确认患者扶着护士的手臂，提醒患者已经到达，向前迈步同时松开扶手。
- **坐　下**　告知患者椅子的位置，椅子有没有靠背或扶手，将患者的手放在椅背上，无椅背的放在座位上，让患者摸索椅子坐下。
- **乘坐轮椅**　将轮椅推至患者身后，制动，抬起脚踏，将患者的一只手放在扶手上，用另一只手摸索椅面坐下，嘱患者抬脚，护士放下脚踏，协助其坐好并扶住扶手，解除轮椅制动，推轮椅进退或转弯时务必告诉患者。

整　理 —— 洗手，整理用物。

指导要点
- 提醒患者注意安全。
- 提醒患者不要单独行动，有需要随时呼叫。

评　价
- 患者是否掌握动作要领。
- 患者是否处于安全状态。

（六）注意事项

1. 与盲人患者沟通时，务必采用语言形式以患者为参照物说明方向；若是非听力障碍患者，需保持适宜音量，与其直接沟通，避免转述。

2. 和患者拉手时首先手背碰手背，让患者握住护士手臂的肘上位置，四指在内，拇指在外。

3. 严禁将患者单独留于空地，应将其带至房间一侧，落座或站在明显标志物旁边以便患者能确定方位。

4. 离开患者时务必要告知，以免患者自言自语。

5. 不要紧握、推拉患者的手臂或手杖，不要把患者推到护士前面走。

6. 扶助老年患者或有平衡问题者最好手挽手，扶助儿童或身材矮小者应握住手腕。

（七）健康指导

1. 提醒患者注意安全。

2. 提醒患者不要单独行动，有需要随时呼叫。

（八）评价

1. 患者是否掌握动作要领。

2. 患者是否处于安全状态。

（九）知识链接

一般认为，矫正视力低于 0.05，即不能数清处于 3m 以外的手指者被视作盲人。根据视力损伤的程度，盲人又可分为全盲（无光感）、生活盲（有光感到 0.02）、生产盲（0.02～0.05）。视力高于 0.05，但低于 0.3 的视力障碍则称为低视力。受视觉缺陷的影响，视力残疾者的听觉、触觉、嗅觉等有意注意有所加强，其中视力残疾者对听觉注意更为突出，注意的稳定性相对较高。

"十二五"期间，我国政府大力推进防盲治盲工作，主要致盲性眼病得到有效遏制，盲的患病率下降 25%。但是随着我国社会经济快速发展以及生活方式的改变，年龄相关性眼病逐渐增加，眼病谱也发生了改变，因此，防盲工作已从防盲、患病人群的治疗向眼健康管理、眼病的预防进行转变，"全国防盲治盲规划"转变为"十三五全国眼健康规划"。"十三五"期间，眼健康规划的实施将成为"健康中国"的重要组成部分，以国家方针为指引，积极为防治导致盲和视觉损伤眼病贡献微薄力量，以进一步提升公众的眼健康水平。

（庞　颖　田姝梅　刘旭垚）

第 二 章

眼科治疗护理技术

≡ 第一节　无菌点药技术 ≡

一、滴眼药技术

由于眼部存在血-眼屏障,故多数眼病药物治疗均采取局部给药,使药物直接作用于眼球表面,可确保结膜囊内药物达到治疗浓度,并通过角膜组织渗透入前房发挥效用。滴眼药技术是眼科局部给药的最常用方法,熟练掌握此项技术对患者眼部疾病转归具有重要意义(图2-1-1)。

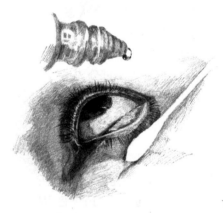

（一）目的

（1）眼部疾患的治疗与预防。

（2）眼科检查前用药。

（3）手术或治疗前的表面麻醉。

（二）适应证

适用于眼部疾患、相关眼科检查及眼科手术前准备。

图 2-1-1　滴眼药技术

（三）评估

（1）评估患者病情、自理能力、合作程度等。

（2）评估患者眼部情况,眼睑、结膜、角膜有无异常。

（3）评估患者眼部用药史及药物过敏史。

（四）准备

1. 护士准备　衣帽整洁、洗手、戴口罩。

2. 用物准备　无菌棉签或棉球、滴眼剂。

3. 环境准备　整洁、安静、舒适、光线适宜。

（五）操作

1. 步骤

（1）核对医嘱。

（2）身份识别:携用物至患者旁,采用两种以上方法识别患者身份,核对眼位,向患者解释操作目的、配合方法。

（3）治疗体位:协助患者取仰卧位或坐位。

（4）清除眼垢：如有分泌物，可用无菌棉签或棉球轻轻擦除。

（5）眼内给药：站于患者头侧或对面，用无菌棉签或棉球轻轻向下拉开下睑，另一只手持滴眼剂，先挤出 1～2 滴滴眼剂冲洗瓶口，嘱患者向上注视，于距离眼睛上方 2～3cm 处将滴眼剂滴入结膜下穹隆部 1～2 滴，并轻提上睑使药液充分弥散，嘱患者轻轻闭眼，以无菌棉签或棉球拭干流出的药液。

（6）洗手，处理医嘱，整理用物。

2. 流程图

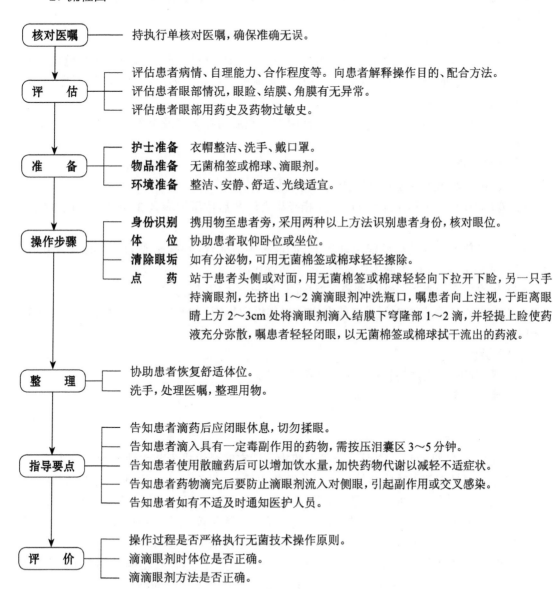

核对医嘱 —— 持执行单核对医嘱，确保准确无误。

评　估 ——
评估患者病情、自理能力、合作程度等。向患者解释操作目的、配合方法。
评估患者眼部情况，眼睑、结膜、角膜有无异常。
评估患者眼部用药史及药物过敏史。

准　备 ——
护士准备 衣帽整洁、洗手、戴口罩。
物品准备 无菌棉签或棉球、滴眼剂。
环境准备 整洁、安静、舒适、光线适宜。

操作步骤 ——
身份识别 携用物至患者旁，采用两种以上方法识别患者身份，核对眼位。
体　位 协助患者取仰卧位或坐位。
清除眼垢 如有分泌物，可用无菌棉签或棉球轻轻擦除。
点　药 站于患者头侧或对面，用无菌棉签或棉球轻轻向下拉开下睑，另一只手持滴眼剂，先挤出 1～2 滴滴眼剂冲洗瓶口，嘱患者向上注视，于距离眼睛上方 2～3cm 处将滴眼剂滴入结膜下穹隆部 1～2 滴，并轻提上睑使药液充分弥散，嘱患者轻轻闭眼，以无菌棉签或棉球拭干流出的药液。

整　理 ——
协助患者恢复舒适体位。
洗手，处理医嘱，整理用物。

指导要点 ——
告知患者滴药后应闭眼休息，切勿揉眼。
告知患者滴入具有一定毒副作用的药物，需按压泪囊区 3～5 分钟。
告知患者使用散瞳药后可以增加饮水量，加快药物代谢以减轻不适症状。
告知患者药物滴完后要防止滴眼剂流入对侧眼，引起副作用或交叉感染。
告知患者如有不适及时通知医护人员。

评　价 ——
操作过程是否严格执行无菌技术操作原则。
滴滴眼剂时体位是否正确。
滴滴眼剂方法是否正确。

（六）注意事项

（1）操作过程应严格遵循无菌技术操作原则。

（2）滴药时，滴眼剂瓶口距离眼部上方 2～3cm，勿触及眼睑、睫毛和手指，以免污染药液或划伤角膜。

（3）滴眼剂切勿直接滴于角膜上，防止药液刺激角膜，导致眨眼次数增多，使药液外流而降低疗效。

（4）滴药时，动作要轻柔，勿压迫眼球，特别是对角膜溃疡、眼球穿通伤及术后患者尤为注意。

（5）易沉淀的悬浊液滴眼剂使用前应充分摇匀。

（6）若需同时滴用数种药物，每种用药需间隔 5～10 分钟。药物滴用顺序可遵循先滴滴眼剂，后涂眼膏剂；先滴刺激性弱的药物，后滴刺激性强的药物。若为双眼用药患者，应先滴健侧眼，后滴患侧眼。

（7）滴眼剂开瓶后要注明开瓶时间，滴眼剂开瓶后储存条件及有效期须严格参照说明书执行。

（七）健康指导

（1）告知患者滴药后应闭眼休息，切勿揉眼。

（2）对于具有一定毒副作用的药物，指导患者滴药后按压泪囊区 3～5 分钟，以减轻不良反应。

（3）患者使用散瞳药后可能出现口干、心慌等不适症状，特别是婴幼儿有时会有哭闹、面红耳赤的明显反应，可以增加饮水量，加快药物代谢以减轻不适症状。

（4）药物滴完后要防止滴眼剂流入对侧眼，引起副作用或交叉感染。

（5）个别患者滴完滴眼剂后可能会出现局部过敏反应，如有眼部红肿不适应及时通知医护人员。

（八）评价

（1）操作过程是否严格执行无菌技术操作原则。

（2）滴滴眼剂时体位是否正确。

（3）滴滴眼剂方法是否正确。

（九）知识链接

滴眼剂是最常见的眼药剂型。一般由药物与适宜辅料组成无菌水性或油性澄明液、乳液或混悬液（混悬液使用时应摇匀），也可将药物以粉状、颗粒状或片状单独包装，临用前与相应溶剂混合后使用。滴眼剂包括单方滴眼剂和复方滴眼剂两类。前者是用一种药物与其溶剂组成，如 0.5% 氧氟沙星滴眼剂；后者是指两种或两种以上的药物与其溶剂组成，药物可协同作用，提高疗效或减少不良反应，如妥布霉素地塞米松滴眼剂。

目前，在某些滴眼剂中加入适量黏性赋形剂（如甲基纤维素、聚乙烯醇、羟丙甲基纤维素、透明质酸钠等），使溶液黏滞性增加，药液在结膜囊内的滞留时间增长，药物作用时间延长，称为长效滴眼剂，可以大大提高滴眼剂的生物利用度。

据报道，新型眼部给药系统的研发也不断带来新的惊喜：如胶体系统（眼用脂质体、微粒体和毫微立体、亚微乳和微乳等）、聚合凝胶（生物黏附亲水凝胶、即型凝胶等）等不仅能延长药物作用时间、增加药物的生物利用度，而且降低了全身和眼局部的毒副作用。开发研制各种新型眼部给药系统已成为目前眼科用药的热门研究课题。

二、涂眼膏技术

涂眼膏技术是眼科局部给药的常见方法,眼膏剂通过在结膜囊内慢慢融化而发挥作用,所以眼膏剂的药效较滴眼剂持久。眼膏剂多于晚间睡觉前使用,在长时间闭睑作用下,确保药膏可以被充分融化、吸收(图2-1-2)。

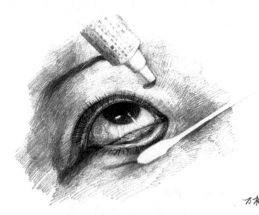

图2-1-2 涂眼膏技术

(一)目的
(1)治疗眼部疾患时延长药物作用时间,加强治疗效果。
(2)预防睑球粘连。
(3)防止角膜、结膜干燥。

(二)适应证
适用于眼部疾病、眼部烧灼伤或化学烧伤及眼睑闭合不全。

(三)评估
(1)评估患者病情、自理能力、合作程度等。
(2)评估患者眼部情况,眼睑、结膜、角膜有无异常。
(3)评估患者眼部用药史及药物过敏史。

(四)准备
1. 护士准备 衣帽整洁、洗手、戴口罩。
2. 用物准备 无菌棉签或棉球、眼膏剂(消毒圆头玻璃棒)。
3. 环境准备 整洁、安静、舒适、光线适宜。

(五)操作
1. 步骤
(1)核对医嘱。
(2)身份识别:携用物至患者旁,采用两种以上方法识别患者身份,核对眼位,向患者解释操作目的、配合方法。
(3)治疗体位:协助患者取仰卧位或坐位。
(4)清除眼垢:如有分泌物,可用无菌棉签或棉球轻轻擦除。

（5）眼内给药：

1）软管法：一手用无菌棉签或棉球分开下眼睑，嘱患者向上注视，另一只手持眼膏剂软管，将管口眼膏剂挤掉少许后挤入下穹隆部结膜囊内，轻提上睑使眼膏剂充分弥散，嘱患者轻轻闭眼，以无菌棉签或棉球擦净溢出眼外的眼膏剂。

2）玻璃棒法：一手用无菌棉签或棉球分开下眼睑，嘱患者向上注视，另一只手持玻璃棒蘸少许眼膏剂与睑裂平行，自颞侧涂入下穹隆部，松开下睑，转动玻璃棒从水平方向轻轻抽出，轻提上睑使眼膏剂充分弥散，嘱患者轻轻闭眼，以无菌棉签或棉球擦净溢出眼外的眼膏剂。

（6）洗手，处理医嘱，整理用物。

2. 流程图

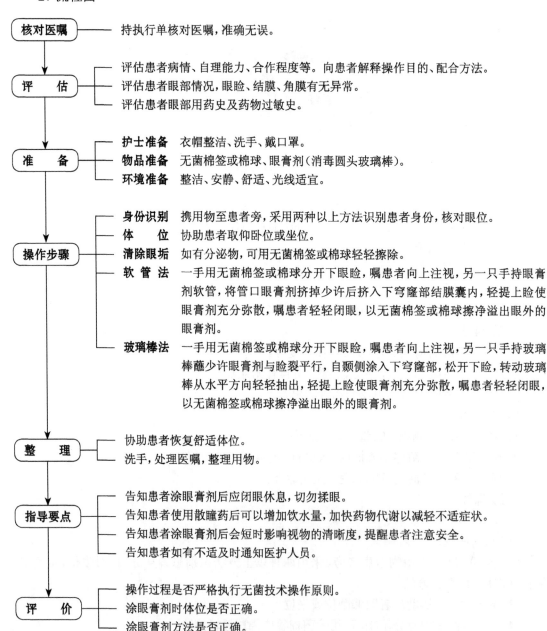

（六）注意事项

（1）操作过程应严格遵循无菌技术操作原则。

（2）涂管状眼膏剂时管口勿触及睫毛及睑缘。

（3）涂眼膏剂时，动作要轻柔，勿压迫眼球，特别是对角膜溃疡、眼球穿通伤及术后患者尤为注意。

（4）若采取玻璃棒法涂眼膏剂，应用前务必检查玻璃棒圆头是否光滑完整，若有破损或不光滑应即刻停用，以免损伤角膜和结膜。

（5）涂眼膏剂时切勿将睫毛随同玻璃棒卷入结膜囊内，以免刺激角膜引起不适。

（6）眼膏剂用量每次不宜过多；但预防睑球粘连时，应该涂大量眼膏剂于结膜囊内；治疗睑缘炎时，应该同时将眼膏剂涂于睑缘部。

（七）健康指导

（1）嘱患者涂眼膏剂后应闭眼休息，切勿揉眼。

（2）指导患者观察用药后反应，患者使用散瞳药后可能出现口干、心悸等不适症状，特别是婴幼儿有时会有哭闹、面红耳赤的明显反应，可以增加饮水量，加快药物代谢而减轻不适。

（3）眼膏剂因其使用时的油腻感，会短时影响视物的清晰度，提醒患者注意安全。

（4）患者涂眼膏剂后偶发局部过敏反应，如有眼部红肿不适应及时通知医护人员。

（八）评价

（1）操作过程应严格遵循无菌技术操作原则。

（2）涂眼膏剂时体位是否正确。

（3）涂眼膏剂方法是否正确。

（九）知识链接

眼膏剂是指药物与适宜的基质均匀混合制成的无菌软膏剂，常用于配制遇水不稳定的眼科药物，如某些抗生素（红霉素、四环素、金霉素等）。眼膏剂为长效制剂，用途十分广泛，既可用于眼科病患局部给药，亦在预防性口唇涂抹减轻小儿口腔手术后口唇肿胀、提升胃肠减压患者鼻咽部舒适度、联合烧伤膏治疗文身激光术后皮肤损伤等各医疗领域发挥效用。

（庞　颖　田姝梅）

第二节　结膜囊冲洗技术

结膜囊冲洗技术是通过冲洗的方式对结膜囊进行充分的清洁，是眼科常用的操作技术之一，也是眼科手术尤其是内眼手术最重要的术前准备项目之一。其准确实施是预防眼部感染、确保手术成功的关键，亦是化学性眼灼伤（早期）紧急处理的重要手段。

（一）目的

（1）冲洗结膜囊内表浅异物及分泌物。

（2）用于化学性眼灼伤冲洗，中和化学物质。

（3）用于眼科治疗、手术前常规准备，清洁杀菌。

（二）适应证

适用于伴有眼部分泌物的急性或慢性结膜炎、化学性眼灼伤及眼科手术前常规准备等。

（三）评估

（1）评估患者病情、自理能力、合作程度。

（2）评估患者眼部情况，有无红肿、分泌物、表浅异物等。

（3）评估患者眼部用药史及药物过敏史。

（四）准备

1. 护士准备 衣帽整洁，洗手、戴口罩。

2. 用物准备 冲洗装置、集液装置、无菌棉签、无菌敷料、冲洗液。

3. 环境准备 环境清洁、安静、舒适、光线适宜。

（五）操作

1. 步骤

（1）核对医嘱

（2）身份识别：携用物至患者旁，采用两种以上方法识别患者身份，核对眼位，向患者解释操作目的、配合方法。

（3）治疗体位：协助患者取坐位或仰卧位。

（4）将集液装置紧贴于患者颞侧脸颊，护士一手拇指和示指轻分开患者上、下眼睑，充分暴露穹隆部结膜；另一手持冲洗装置，出水口距患眼 2～3cm 处，根据需要将冲洗液注入患者下穹隆部结膜囊内。冲洗时嘱患者配合分别向上、下、左、右分步骤转动眼球，以充分冲洗结膜囊。冲洗完毕，移除集液装置，使用无菌敷料擦干眼部皮肤水渍。

（5）协助患者恢复舒适体位。

（6）洗手，处理医嘱，整理用物。

2. 流程图

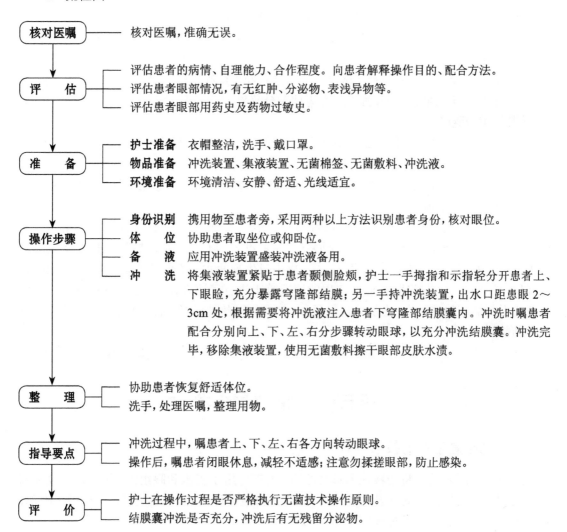

（六）注意事项

（1）化学性眼灼伤患者，需翻转眼睑，及时使用清水或生理氯化钠溶液充分、彻底冲洗患眼。如患者双侧眼均为化学灼伤，应择取较重一侧优先冲洗，再冲洗较轻的一侧。

（2）如为急性结膜炎患者行双眼结膜囊冲洗，应择炎症较轻一侧优先冲洗，再冲洗炎症较重一侧，防止交叉感染。

（3）集液装置须一人一用，建议选用有黏附功能的集液装置，以确保与患者皮肤紧密贴合，有效避免冲洗液渗漏。

（4）操作过程中，护士应适时与患者沟通，缓解其紧张情绪；化学性眼灼伤患者冲洗后需进一步治疗，护士应为患者施以心理疏导，赢得患者信任的同时，帮患者树立治愈信心。

（5）眼球穿通伤、角膜溃疡、球内异物等患者严禁施行此项操作。

（七）健康指导

（1）冲洗过程中，嘱患者上、下、左、右各方向转动眼球。

（2）操作后，嘱患者闭眼休息，减轻不适感；注意勿揉搓眼部，预防感染。

（八）评价

（1）护士在操作过程中是否严格执行无菌技术操作原则。

（2）结膜囊冲洗是否充分，冲洗后有无残留分泌物。

（九）知识链接

结膜囊冲洗技术是眼科护士必备基本技术操作之一，是眼科手术尤其是内眼手术最重要的术前准备项目之一，亦是化学性眼灼伤（早期）紧急救治手段。此操作技术既可物理性减少结膜囊内入侵细菌的数量并破坏细菌生长环境，达到抑菌、抗感染的目的，亦可冲洗化学物质，施行急救处理。

因结膜囊冲洗技术适应证广泛，故针对不同治疗需要，所选择冲洗液亦不尽相同。目前，对结膜囊冲洗液相关研究多集中于眼部手术前准备，以有效抑制结膜囊细菌，降低对角膜上皮的影响，以减少术后并发症为目标，集中对生理盐水、聚维酮碘及碘伏等几类溶剂，从温度、浓度改变及与滴眼剂联合应用的情况着手进行了诸多研究。在护理行业专科化、专业化不断加深的进程中，愈加体现出科学、精准的眼部护理对于促进疾病痊愈、提高疗效大有助益。

（辛　雅　魏　薇）

≡ 第三节　眼部注射技术 ≡

一、球结膜下注射技术

球结膜下注射是指将药液注入球结膜下，直接作用于房水和眼组织，使其获得较高药物浓度，从而增强药效、延长药物作用时间，促进血液循环，快速准确地将药物作用于眼部，达到消炎、止痛、抗过敏及散瞳等作用（图 2-3-1）。

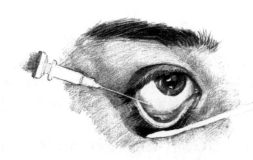

图 2-3-1　球结膜下注射技术

（一）目的

（1）提高药物在眼内的浓度，增强及延长药物作用时间。

（2）促进血液循环，消炎、止痛、抗过敏。

（二）适应证

适用于虹膜炎、虹膜睫状体炎、眼球化学伤、严重角膜溃疡及眼部手术的局部浸润麻醉等。

（三）评估

（1）评估患者病情、自理能力、合作程度等。

（2）评估患者眼部情况，有无分泌物，眼内有无创口，结膜有无瘢痕等。

（3）评估患者眼部用药史及药物过敏史。

（四）准备

1. 护士准备　衣帽整洁、洗手、戴口罩。

2. 用物准备　集液装置、洗眼装置、无菌注射器、一次性垫巾、无菌敷料、无菌棉签、表面麻醉剂、遵医嘱备药、抗生素类滴眼剂或眼膏剂、冲洗液。

3. 环境准备　环境整洁、安静、舒适、光线适宜。

（五）操作

1. 步骤

（1）核对医嘱。

（2）药物配制。

（3）身份识别：携用物至患者旁，采用两种以上方法识别患者身份，核对眼位，向患者解释操作目的、配合方法。

（4）治疗体位：协助患者取坐位或仰卧位。

（5）对患眼施行结膜囊冲洗。

（6）给予表面麻醉。

（7）固定患者头部，根据需要选择注射部位，常择取颞侧下穹隆部结膜。护士一手用无菌棉签拉开患者下眼睑，另一手持无菌注射器，嘱患者向内上方固视，充分暴露下穹隆部结膜，注射针头与睑缘平行，距角膜缘 5～6mm，避开结膜血管，呈 10～15°挑起球结膜，进针 3～4mm，回抽无回血后缓慢注入药物，注射后可见结膜处呈鱼泡状隆起。

（8）注射完毕后，遵医嘱给予抗生素眼膏剂或滴眼剂，采用正确方法包扎患眼。

（9）洗手，处理医嘱，整理用物。

2. 流程图

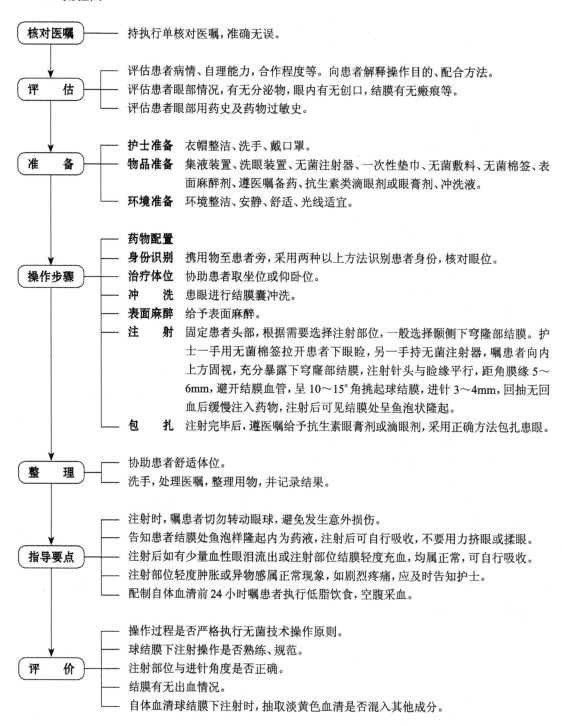

核对医嘱 —— 持执行单核对医嘱,准确无误。

评 估
—— 评估患者病情、自理能力,合作程度等。向患者解释操作目的、配合方法。
—— 评估患者眼部情况,有无分泌物,眼内有无创口,结膜有无瘢痕等。
—— 评估患者眼部用药史及药物过敏史。

准 备
—— **护士准备** 衣帽整洁、洗手、戴口罩。
—— **物品准备** 集液装置、洗眼装置、无菌注射器、一次性垫巾、无菌敷料、无菌棉签、表面麻醉剂、遵医嘱备药、抗生素类滴眼剂或眼膏剂、冲洗液。
—— **环境准备** 环境整洁、安静、舒适、光线适宜。

操作步骤
—— **药物配置**
—— **身份识别** 携用物至患者旁,采用两种以上方法识别患者身份,核对眼位。
—— **治疗体位** 协助患者取坐位或仰卧位。
—— **冲 洗** 患眼进行结膜囊冲洗。
—— **表面麻醉** 给予表面麻醉。
—— **注 射** 固定患者头部,根据需要选择注射部位,一般选择颞侧下穹隆部结膜。护士一手用无菌棉签拉开患者下眼睑,另一持无菌注射器,嘱患者向内上方固视,充分暴露下穹窿部结膜,注射针头与睑缘平行,距角膜缘5～6mm,避开结膜血管,呈10～15°角挑起球结膜,进针3～4mm,回抽无回血后缓慢注入药物,注射后可见结膜处呈鱼泡状隆起。
—— **包 扎** 注射完毕后,遵医嘱给予抗生素眼膏剂或滴眼剂,采用正确方法包扎患眼。

整 理
—— 协助患者舒适体位。
—— 洗手,处理医嘱,整理用物,并记录结果。

指导要点
—— 注射时,嘱患者切勿转动眼球,避免发生意外损伤。
—— 告知患者结膜处鱼泡样隆起内为药液,注射后可自行吸收,不要用力挤眼或揉眼。
—— 注射后如有少量血性眼泪流出或注射部位结膜轻度充血,均属正常,可自行吸收。
—— 注射部位轻度肿胀或异物感属正常现象,如剧烈疼痛,应及时告知护士。
—— 配制自体血清前24小时嘱患者执行低脂饮食,空腹采血。

评 价
—— 操作过程是否严格执行无菌技术操作原则。
—— 球结膜下注射操作是否熟练、规范。
—— 注射部位与进针角度是否正确。
—— 结膜有无出血情况。
—— 自体血清球结膜下注射时,抽取淡黄色血清是否混入其他成分。

（六）注意事项

（1）操作过程应严格遵循无菌技术操作原则。

（2）注射时，避开血管，针尖斜面向上，进针方向切勿指向角膜且针头勿距离角膜缘过近。

（3）注射时动作轻柔，避免用力过猛，造成巩膜及血管的损伤。

（4）多次注射时，须变换注射部位，以免形成瘢痕。

（5）对眼球震颤、不能固视者，先用开睑器充分暴露球结膜，再用眼科镊固定眼球后部，方可进行注射。

（6）注射自体血清时，应将患者的静脉血送至化验室，静置30分钟，以2 000转/分离心10分钟后，用无菌注射器抽取淡黄色血清，确保自体血清内不得混入其他成分，置于一次性垫巾内备用。

（七）健康指导

（1）注射时，嘱患者切勿转动眼球，避免发生意外损伤。

（2）告知患者结膜处鱼泡样隆起内为药液，注射后2小时左右可自行吸收，不要用力挤眼或揉眼。

（3）注射时若触碰结膜血管，会引起结膜下出血，因此注射后如有少量血性眼泪流出或注射部位结膜轻度充血，均属正常，可自行吸收。

（4）注射部位轻度肿胀或异物感属正常现象，待药液吸收后可自行缓解。如剧烈疼痛，应及时告知护士。

（5）为防止高血脂导致血清不易分离，配制自体血清前24小时嘱患者执行低脂饮食，全日脂肪摄入量＜40g，以鸡、鸭、鱼、青菜、豆制品为主，少食瘦肉，禁食肥肉，空腹采血。

（八）评价

（1）操作过程是否严格执行无菌技术操作原则。

（2）球结膜下注射操作是否熟练、规范。

（3）注射部位与进针角度是否正确。

（4）结膜有无出血情况。

（5）自体血清球结膜下注射时，抽取淡黄色血清是否混入其他成分。

（九）知识链接

球结膜下注射技术因其可以快速准确地将药物作用于眼部，达到消炎、止痛、抗过敏及散瞳等特点，而广泛应用于临床。目前常用的药物有自体血清、硫酸阿托品注射液、盐酸肾上腺素注射液、氟尿嘧啶注射液等，熟练掌握临床常用药物特性及注意事项，对确保用药安全具有重要意义。

1. 自体血清　是通过抽取患者本人静脉血离心后获得，新鲜配制使用，不含防腐剂。自体血清中含有大量抗体、补体及干扰素，可提高机体免疫力，增强角膜组织对抗病原体侵袭的能力，血浆中的α2巨球蛋白是一种有效的胶原酶抑制剂，能防止角膜穿孔的发生。同时，自体血清制作简便、经济、安全、有效，用于自身无排斥、无刺激、无过敏反应、无毒副作用，患者容易接受。它适用于角膜、结膜化学性烧伤或热灼伤及树状角膜炎。

2. 硫酸阿托品注射液　结膜下注射前应了解患者有无心血管疾病。用药后如患者自觉口渴、面色潮红、心率加快或患眼侧轻度头痛，均属药物所致反应，短时间内可自行缓解；硫酸阿托品可致瞳孔散大，患者自觉视物不清、畏光，待药效消失后均可缓解。用药后需观察 20～30 分钟,无不适反应方可离去。

3. 盐酸肾上腺素注射液 结膜下注射前应了解患者有无心血管疾病。注射后偶有心悸、烦躁、出汗等症状,通常稍事休息后均可缓解。用药后需观察 20～30 分钟,无不适反应方可离去。

4. 氟尿嘧啶注射液(5-FU) 结膜下注射部位必须严格遵照医嘱;注射后立即使用生理盐水冲洗结膜囊。

二、球旁注射技术

球旁注射技术是指将药液注射到眼球的赤道部,使药物作用于晶状体及虹膜以后的球周部位(图 2-3-2)。

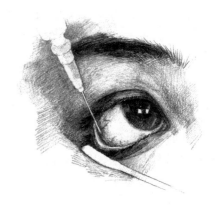

(一)目的

快速、准确作用于眼部,提高药物在眼内的浓度,增强药效及延长药物作用时间,达到消炎止痛的目的。

(二)适应证

适用于眼后段及视神经性疾病、球周给药或进行局部麻醉等。

图 2-3-2 球旁注射技术

(三)评估

(1)评估患者病情、自理能力、合作程度等。

(2)评估患者眼部球结膜情况,有无分泌物、瘢痕等。

(3)评估患者眼部用药史及药物过敏史。

(四)准备

1. 护士准备 衣帽整洁、洗手、戴口罩。

2. 用物准备 集液装置、洗眼装置、无菌注射器、一次性垫巾、无菌棉球、无菌敷料、四头带、表面麻醉剂、抗生素类滴眼剂、遵医嘱备药、冲洗液。

3. 环境准备 环境整洁、安静、舒适、光线适宜。

(五)操作

1. 步骤

(1)核对医嘱。

(2)药物配制。

(3)身份识别:携用物至患者旁,采用两种以上方法识别患者身份,核对眼位,向患者解释操作目的、配合方法。

(4)治疗体位:协助患者取仰卧位。

(5)对患眼施行结膜囊冲洗。

(6)给予表面麻醉。

(7)护士一手拉开患者下睑,嘱患者向鼻上方注视,以暴露颞侧下穹隆部。另一手持无菌注射器,将针头沿颞下方球结膜面紧贴眶壁向视锥方向呈 45°进针 1～1.5cm,抽吸无回血后注入药液。

（8）注射完毕后，遵医嘱用药，采用正确方法包扎患眼。

（9）洗手，处理医嘱，整理用物。

2. 流程图

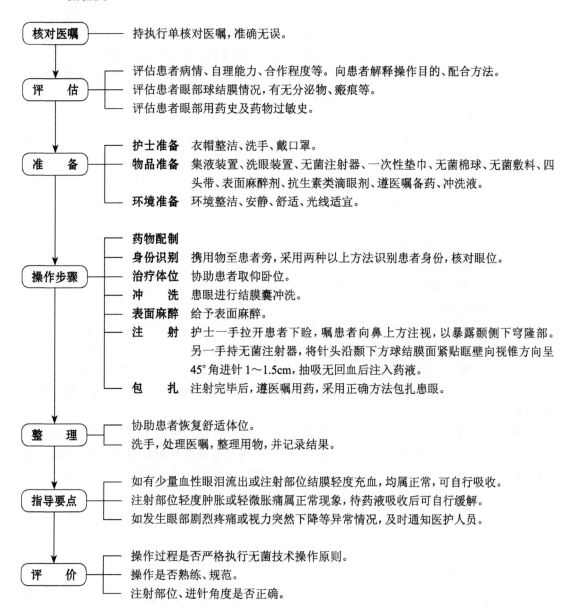

（六）注意事项

（1）操作过程应严格遵循无菌技术操作原则。

（2）注射针头宜选用 5 号针头，注意注射角度、深度，以免伤及眼球或眶内神经。

（3）眼眶的鼻侧血管丰富，严格掌握进针角度，避免因过于偏向鼻侧而损伤血管。

（4）实施操作时宜缓慢进针，如遇阻力，切勿强行进针。

（5）缓慢推药，询问患者有无不适，如有异常，立即停药，通知医生进行处理。

（6）如发生眼球迅速突出、急剧胀痛等眶内出血症状时，须立即拔除针头，遵循第四章第四节"眶内出血的急救护理技术"予以处理。

（七）健康指导

（1）注射时若触碰结膜血管，会引起颞侧下穹隆部结膜下出血，因此注射后如有少量血性眼泪流出或注射部位结膜轻度充血，均属正常，可自行吸收。

（2）注射部位轻度肿胀或轻微胀痛属正常现象，待药液吸收后可自行缓解。

（3）如发生眼部剧烈疼痛或视力突然下降等异常情况，应及时通知医护人员。

（八）评价

（1）操作过程是否严格执行无菌技术操作原则。

（2）操作是否熟练、规范。

（3）注射部位、进针角度是否正确。

（九）知识链接

球旁注射与球结膜下注射是眼科常用的给药技术，在治疗某些眼部疾病时，两种注射方法皆可使用，但因其注射部位不同，治疗效果及患者对注射后的感受截然不同。

接受球结膜下注射的结膜会出现显著的充血、水肿、结膜下出血的现象，局部球结膜及血管的弹性通常会减退、变硬，有的甚至发生变性，从而导致药物吸收效果差、疼痛及不适感增加。

球旁注射可以使药物在眼内的浓度显著提高，使药物作用进一步增强及延长；又由于注射液产生的相应刺激及渗透压发生的具体改变，可对血液循环起到促进作用，从而达到消炎和吸收的目的。此外，球旁注射对眼表泪液结构的完整性进行保护，避免结膜下注射所产生的各类不适和不良反应。

因此，在两种注射方式均可治疗相同的眼部疾病时，球旁注射更安全、简便，痛苦小，不良反应少。

三、半球后注射技术

半球后注射技术又称眼球周围筋膜注射技术，是指将药液注射到眼球的赤道部及其邻近组织，达到治疗眼部疾病的作用。

（一）目的

可以快速准确地作用于眼部，提高药物在眼内的浓度，增强及延长药物作用时间，达到消炎止痛的目的。

（二）适应证

适用于眼球赤道部及其邻近组织的疾病，包括部分眼球前部的角膜、虹膜及部分葡萄膜等疾病。

（三）评估

（1）评估患者病情、自理能力、合作程度等。

（2）评估患者眼部情况，皮肤完整性及有无眶壁骨折史等。

（3）评估患者眼部用药史及药物过敏史。

（四）准备

1. 护士准备　衣帽整洁、洗手、戴口罩。

2. 用物准备　无菌注射器、一次性垫巾、无菌棉签、皮肤消毒剂、遵医嘱备药。

3. 环境准备　环境整洁、安静、舒适、光线适宜。

（五）操作

1. 步骤

（1）核对医嘱。

（2）药物配制。

（3）身份识别：携用物至患者旁，采用两种以上方法识别患者身份，核对眼位，向患者解释操作目的、配合方法。

（4）治疗体位：协助患者取仰卧位。

（5）皮肤消毒：使用皮肤消毒剂由外向内消毒，消毒范围直径大于5cm，待干，共两遍。

（6）嘱患者向上方注视，护士一手持无菌棉签定位进针点（下睑眶缘中、外1/3处），另一手持无菌注射器经皮刺入眶内，紧靠眶下壁垂直刺入1cm，轻轻抽吸，无回血后，将药物缓慢推入。

（7）用棉签按压穿刺点，缓慢拔出针头，轻轻按压注射部位5分钟，防止眼睑皮下出血，利于药物吸收。

（8）洗手，处理医嘱，整理用物。

2. 流程图

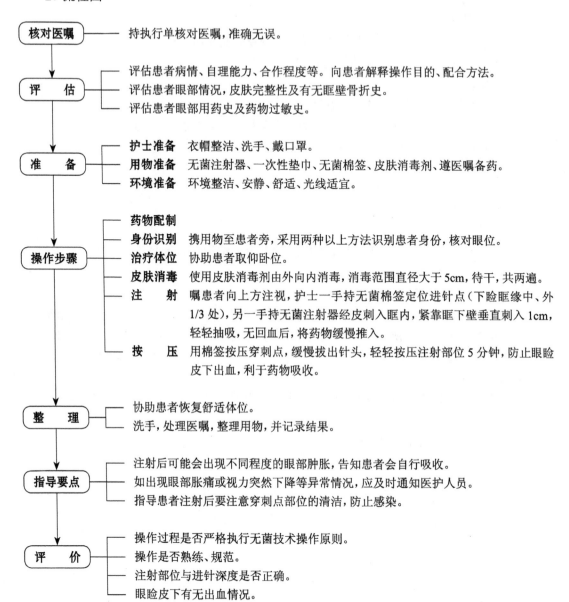

核对医嘱 —— 持执行单核对医嘱,准确无误。

评 估
- 评估患者病情、自理能力、合作程度等。向患者解释操作目的、配合方法。
- 评估患者眼部情况,皮肤完整性及有无眶壁骨折史。
- 评估患者眼部用药史及药物过敏史。

准 备
- **护士准备** 衣帽整洁、洗手、戴口罩。
- **用物准备** 无菌注射器、一次性垫巾、无菌棉签、皮肤消毒剂、遵医嘱备药。
- **环境准备** 环境整洁、安静、舒适、光线适宜。

操作步骤
- **药物配制**
- **身份识别** 携用物至患者旁,采用两种以上方法识别患者身份,核对眼位。
- **治疗体位** 协助患者取仰卧位。
- **皮肤消毒** 使用皮肤消毒剂由外向内消毒,消毒范围直径大于5cm,待干,共两遍。
- **注 射** 嘱患者向上方注视,护士一手持无菌棉签定位进针点(下睑眶缘中、外1/3处),另一手持无菌注射器经皮刺入眶内,紧靠眶下壁垂直刺入1cm,轻轻抽吸,无回血后,将药物缓慢推入。
- **按 压** 用棉签按压穿刺点,缓慢拔出针头,轻轻按压注射部位5分钟,防止眼睑皮下出血,利于药物吸收。

整 理
- 协助患者恢复舒适体位。
- 洗手,处理医嘱,整理用物,并记录结果。

指导要点
- 注射后可能会出现不同程度的眼部肿胀,告知患者会自行吸收。
- 如出现眼部胀痛或视力突然下降等异常情况,应及时通知医护人员。
- 指导患者注射后要注意穿刺点部位的清洁,防止感染。

评 价
- 操作过程是否严格执行无菌技术操作原则。
- 操作是否熟练、规范。
- 注射部位与进针深度是否正确。
- 眼睑皮下有无出血情况。

(六)注意事项

(1)操作过程应严格遵循无菌技术操作原则。

(2)注射前需评估患者有无眶壁骨折史,鉴于眶壁骨折患者解剖位置会发生改变,应在医生指导下进行注射。

(3)注射时需以无菌棉签按压下睑眶缘部皮肤,以准确定位穿刺点,保护眼球,避免意外损伤。

(4)实施操作时宜缓慢进针,遇到阻力时切忌强行进针。禁止在眼眶内反复移动,进针深度不可超过1.5cm,避免刺伤眼球。

（5）注射过程中应随时观察患者眼部情况，如发生眼球迅速突出、急剧胀痛等眶内出血症状时，须立即拔除针头，遵循第四章第四节"眶内出血的急救护理技术"予以处理。

（6）注射后，用手掌轻轻按压注射部位5分钟，防止眼睑皮下出血。

（七）健康指导

（1）注射后可能会出现轻微的眼部肿胀属正常现象，告知患者会自行吸收。

（2）如出现眼部胀痛或视力突然下降等异常情况，应及时通知医护人员。

（3）注射后指导患者要保持穿刺部位的清洁，防止感染。

（八）评价

（1）操作过程是否严格执行无菌技术操作原则。

（2）操作是否熟练、规范。

（3）注射部位与进针角度、深度是否正确。

（4）眼睑皮下有无出血情况。

（九）知识链接

半球后注射技术是眼科常见的给药途径，掌握其常见并发症并及时予以处理对临床工作具有重要意义。现对其常见并发症进行简要介绍。

1. 球后出血　表现为进行性眼球突出，睑裂不能闭合，眶压升高，结膜下出血或皮下淤血。应立即停止推药，拔针后压迫眼球，通知医生，加压包扎。可快速静脉滴注20%甘露醇250ml，并给予止血药。

2. 黑矇　表现为注射后患者突感黑矇。需即刻遵医嘱给予药物治疗，肌肉注射山莨菪碱注射液10mg，吸氧，静脉滴注20%甘露醇250ml，加用扩血管类药物。

3. 眼心反射　部分患者出现心率减慢、心律失常，并伴有头晕、胸闷、恶心、呕吐、出汗等异常感觉。首先应终止操作，协助患者去枕平卧，解开衣领、裤带，安慰患者，解除其紧张情绪，使其放松，对有明显呼吸困难、口唇发绀者应吸氧，严密观察呼吸、脉搏变化，肌注0.1%阿托品0.5mg，解除迷走神经对心率的抑制，同时报告医生进行处理。

4. 眼球穿通伤　极少见，表现为眼部变软、眼压下降，若已注入药物则眼压升高。应立即停止注药，通知医生紧急处理。

5. 呼吸骤停　极罕见，由于药物注入视神经鞘膜腔内所致。需立即给予急救处理。

6. 结膜水肿　由于进针过浅、进针位置不当或患者配合不佳，药物进入球结膜下所致。一般不需要处理，1～2天可自行吸收。

7. 眼睑皮下出血　经压迫后可自行吸收。出血较多者，给予冷敷、口服止血药。

8. 上睑下垂　常见于利多卡因等麻醉药作用提上睑肌麻痹所致，属正常现象。可自行恢复。

9. 一过性复视、斜视　属正常现象，注射前应向患者详细解释。

10. 眼睑肿胀　因局部注入药物的药量及刺激性均可引起眼睑轻微肿胀，尤其术后需要取俯卧位者，眼局部血液静脉回流差，眼睑水肿明显，嘱患者不可热敷，肿胀会逐步减轻。

在应急状况下，医护人员要做到有效沟通，确保用药及治疗措施的准确、安全，保证患者的诊疗护理活动安全。

四、球后注射技术

球后注射技术是指将药液注入球后，促使药物在球后段发挥疗效以治疗眼底疾病及用于内眼手术术前麻醉等，但此项操作难度大、专科性强，具有一定的危险性（图2-3-3）。

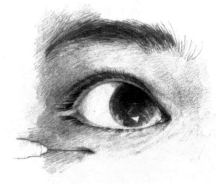

图 2-3-3　球后注射技术

（一）目的

（1）眼内手术前睫状神经节阻滞麻醉。

（2）绝对期青光眼的止痛作用。

（3）治疗眼底疾病。

（二）适应证

适用于需要球后给药治疗的眼底疾病、睫状神经节阻滞麻醉等。

（三）评估

（1）评估患者病情、自理能力、合作程度等。

（2）评估患者眼部情况，皮肤完整性及有无眶壁骨折史等。

（3）评估患者眼部用药史及药物过敏史。

（四）准备

1. 护士准备　衣帽整洁、洗手、戴口罩。

2. 用物准备　无菌注射器、球后注射针头、一次性垫巾、无菌棉签、无菌敷料、皮肤消毒剂、遵医嘱备药。

3. 环境准备　整洁、安静、舒适、光线适宜。

（五）操作

1. 步骤

（1）核对医嘱。

（2）药物配制。

（3）身份识别：携用物至患者旁，采用两种方法识别患者身份，核对眼位，向患者解释操作目的、配合方法。

（4）治疗体位：协助患者取仰卧位。

（5）皮肤消毒：使用皮肤消毒剂由外向内消毒，直径大于5cm，待干，共两遍。

（6）嘱患者向鼻侧上方固视，护士一手持无菌棉签定位进针点（下睑眶缘中、外1/3处），另一手持无菌注射器经皮刺入眶内，紧靠眶下壁垂直刺入1～2cm，沿眶壁走行，向内下方倾斜30°，针头在外直肌与神经之间向眶尖方向进针3～3.5cm，固定针头，轻轻抽吸，无回血后，将药物缓慢推入，同时观察患眼局部及全身状况。

（7）用棉签按压穿刺点，缓慢拔出针头，在穿刺点上覆盖无菌敷料并固定，用手掌轻轻按压注射部位5分钟，防止眼睑皮下出血，利于药物吸收。

（8）洗手，处理医嘱，整理用物。

2. 流程图

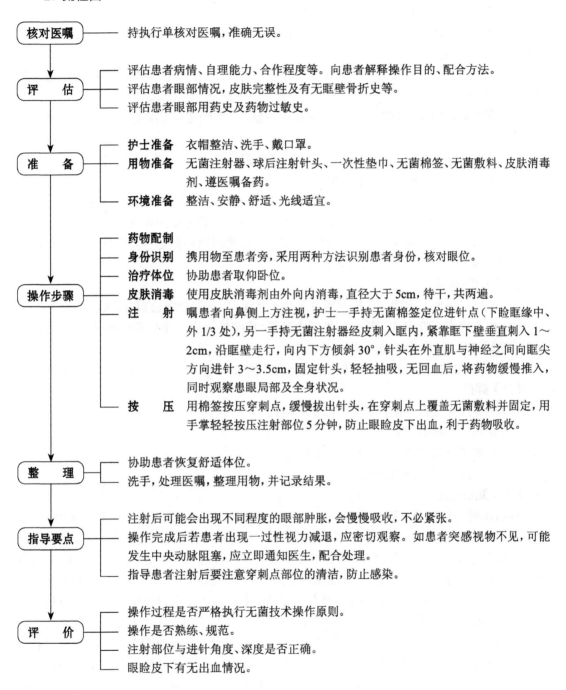

核对医嘱————持执行单核对医嘱，准确无误。

评　估

—— 评估患者病情、自理能力、合作程度等。向患者解释操作目的、配合方法。

—— 评估患者眼部情况，皮肤完整性及有无眶壁骨折史等。

—— 评估患者眼部用药史及药物过敏史。

准　备

—— **护士准备**　衣帽整洁、洗手、戴口罩。

—— **用物准备**　无菌注射器、球后注射针头、一次性垫巾、无菌棉签、无菌敷料、皮肤消毒剂、遵医嘱备药。

—— **环境准备**　整洁、安静、舒适、光线适宜。

操作步骤

—— **药物配制**

—— **身份识别**　携用物至患者旁，采用两种方法识别患者身份，核对眼位。

—— **治疗体位**　协助患者取仰卧位。

—— **皮肤消毒**　使用皮肤消毒剂由外向内消毒，直径大于 5cm，待干，共两遍。

—— **注　射**　嘱患者向鼻侧上方注视，护士一手持无菌棉签定位进针点（下睑眶缘中、外 1/3 处），另一手持无菌注射器经皮刺入眶内，紧靠眶下壁垂直刺入 1～2cm，沿眶壁走行，向内下方倾斜 30°，针头在外直肌与神经之间向眶尖方向进针 3～3.5cm，固定针头，轻轻抽吸，无回血后，将药物缓慢推入，同时观察患眼局部及全身状况。

—— **按　压**　用棉签按压穿刺点，缓慢拔出针头，在穿刺点上覆盖无菌敷料并固定，用手掌轻轻按压注射部位 5 分钟，防止眼睑皮下出血，利于药物吸收。

整　理

—— 协助患者恢复舒适体位。

—— 洗手，处理医嘱，整理用物，并记录结果。

指导要点

—— 注射后可能会出现不同程度的眼部肿胀，会慢慢吸收，不必紧张。

—— 操作完成后若患者出现一过性视力减退，应密切观察。如患者突感视物不见，可能发生中央动脉阻塞，应立即通知医生，配合处理。

—— 指导患者注射后要注意穿刺点部位的清洁，防止感染。

评　价

—— 操作过程是否严格执行无菌技术操作原则。

—— 操作是否熟练、规范。

—— 注射部位与进针角度、深度是否正确。

—— 眼睑皮下有无出血情况。

（六）注意事项

（1）操作过程应严格遵循无菌技术操作原则。

（2）注射前需评估患者有无眶壁骨折史，鉴于眶壁骨折患者解剖位置会发生改变，应在医生指导下进行注射。

（3）高度近视患者眼轴增长，注射角度会发生改变，应在医生指导下进行注射，防止发生眼球壁穿通伤。

（4）穿刺前需以无菌棉签按压下睑眶缘部皮肤，以准确定位穿刺点，保护眼球，防止眼球损伤。

（5）实施操作时宜缓慢进针，遇到阻力时切忌强行进针，禁止在眼眶内反复移动，进针深度不可超过 3.5cm，避免刺入颅内或伤及神经组织。

（6）注射过程中，应随时观察患者眼部情况，如发生眼球迅速突出、急剧胀痛等眶内出血症状时，须立即拔除针头，遵循第四章第四节"眶内出血的急救护理技术"予以处理。

（7）怀疑有眶内感染时或眶内恶性肿瘤患者、有明显出血倾向者及眼球有明显穿通伤口并未进行缝合的患者严禁施行此项操作。

（七）健康指导

（1）注射后可能会出现轻微的眼部肿胀属正常现象，告知患者会自行吸收。

（2）操作完成后若患者出现一过性视力减退，应密切观察。如患者突感视物不见，可能发生中央动脉阻塞，应立即通知医生，配合处理。

（3）操作完成后需保持穿刺部位的清洁，防止感染。

（八）评价

（1）操作过程是否严格执行无菌操作原则。

（2）操作是否熟练、规范。

（3）注射部位与进针角度、深度是否正确。

（4）眼睑皮下有无出血情况。

（九）知识链接

球后注射是针头通过眼球与眼眶之间间隙，将药物注射到眼球后部的肌肉圆锥内，由于注射进针空间较狭窄，且进针较深，要求技术性高，加之眼球是敏感器官，患者常因精神高度紧张与恐惧，较难配合，所以注射时难度较大。按传统的注射方法是让患者睁眼向鼻上方注视，以便将眼球拉向鼻上方，使注射空间扩大，但是这种方法注射时患者因余光能感觉到注射针头，就更加重了其紧张与恐惧的心理，多数患者不由自主地出现眨眼与眼球震颤，不但增加进针难度，且易造成针头晃动，刺伤小血管及周围组织，发生下睑出血及球后出血的可能，甚至刺伤眼球，尤其易发生在胆小、自制能力差、难以配合球后注射的患者身上。采用让患者闭目进行注射，首先减轻了患者在注射时看到注射针头的紧张、恐惧感，减少了眨眼与眼球震颤，其次患者在闭眼时眼球会自然上转（即 Bell 现象），加之采用无菌棉签轻轻将眼球向上推移，增加注射空间，防止眼球活动，减少组织损伤与出血，避免注射时刺伤眼球，退针后用无菌棉签压迫针眼同时用手掌小鱼际压迫注射部位 5 分钟，防止下眼睑及球后出血，且患者易于接受和配合。

五、颞浅动脉旁皮下注射技术

颞浅动脉旁皮下注射是通过注射颞浅动脉旁皮下的自主神经末梢,调整脉络膜血管的自主神经活动,使脉络膜血管活性物质稳定在正常范围内,改善脉络膜血管运动功能,解除其因缺血而致的血管痉挛,恢复正常血管舒缩功能的一项眼科治疗护理技术(图2-3-4)。

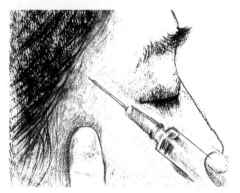

图 2-3-4 颞浅动脉旁皮下注射技术

(一)目的

促进侧支循环的建立,增加眼血流量,改善眼部供血状况,局限缺血病变,消除水肿,提高视力。

(二)适应证

适用于缺血性视神经病变、外伤性缺血、缺血性视网膜脉络膜病变、眼肌麻痹、眼肌痉挛等。

(三)评估

(1)评估患者病情、自理能力、合作程度等。

(2)评估患者眼部情况,皮肤完整性。

(3)评估患者眼部用药史及药物过敏史。

(四)准备

1. 护士准备 衣帽整洁、洗手、戴口罩。

2. 用物准备 无菌注射器、一次性垫巾、无菌棉签、皮肤消毒剂、遵医嘱备药。

3. 环境准备 整洁、安静、舒适、光线适宜。

(五)操作

1. 步骤

(1)核对医嘱。

(2)药物配制。

(3)身份识别:携用物至患者旁,采用两种以上方法识别患者身份,核对眼位,向患者解释操作目的、配合方法。

(4)治疗体位:协助患者取坐位或仰卧位,头偏向一侧。

(5)穿刺定位:眉弓与下眶缘连线的交点,触及颞浅动脉搏动最明显处,避开搏动约0.5cm,直径范围2cm。

（6）皮肤消毒：使用皮肤消毒剂消毒，直径大于 3cm，待干，共两遍。

（7）嘱患者闭眼，护士一手持无菌棉签定位进针点，另一手持无菌注射器以 15°～30° 进针，刺入皮下 1cm，抽吸无回血后，缓慢推入药物。

（8）注射完毕后，用无菌棉签按压穿刺点，拔出针头，轻轻按压穿刺点 3～5 分钟。

（9）洗手，处理医嘱，整理用物。

2. 流程图

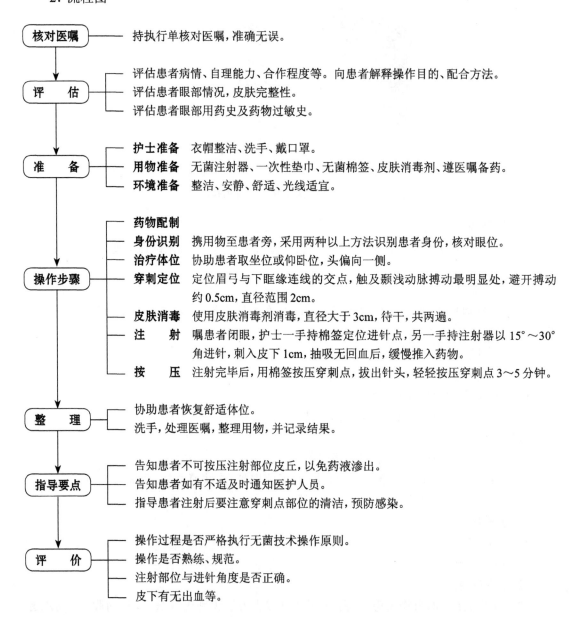

```
核对医嘱 ——— 持执行单核对医嘱，准确无误。

评　估 ┬ 评估患者病情、自理能力、合作程度等。向患者解释操作目的、配合方法。
       ├ 评估患者眼部情况，皮肤完整性。
       └ 评估患者眼部用药史及药物过敏史。

准　备 ┬ 护士准备　衣帽整洁、洗手、戴口罩。
       ├ 用物准备　无菌注射器、一次性垫巾、无菌棉签、皮肤消毒剂、遵医嘱备药。
       └ 环境准备　整洁、安静、舒适、光线适宜。

操作步骤 ┬ 药物配制
        ├ 身份识别　携用物至患者旁，采用两种以上方法识别患者身份，核对眼位。
        ├ 治疗体位　协助患者取坐位或仰卧位，头偏向一侧。
        ├ 穿刺定位　定位眉弓与下眶缘连线的交点，触及颞浅动脉搏动最明显处，避开搏动
        │           约0.5cm，直径范围2cm。
        ├ 皮肤消毒　使用皮肤消毒剂消毒，直径大于3cm，待干，共两遍。
        ├ 注　射　嘱患者闭眼，护士一手持棉签定位进针点，另一手持注射器以15°～30°
        │           角进针，刺入皮下1cm，抽吸无回血后，缓慢推入药物。
        └ 按　压　注射完毕后，用棉签按压穿刺点，拔出针头，轻轻按压穿刺点3～5分钟。

整　理 ┬ 协助患者恢复舒适体位。
       └ 洗手，处理医嘱，整理用物，并记录结果。

指导要点 ┬ 告知患者不可按压注射部位皮丘，以免药液渗出。
        ├ 告知患者如有不适及时通知医护人员。
        └ 指导患者注射后要注意穿刺点部位的清洁，预防感染。

评　价 ┬ 操作过程是否严格执行无菌技术操作原则。
       ├ 操作是否熟练、规范。
       ├ 注射部位与进针角度是否正确。
       └ 皮下有无出血等。
```

（六）注意事项

（1）操作过程应严格遵循无菌技术操作原则。

（2）定位准确，有效避开颞浅动脉。若触及颞浅动脉时，应立即拔出针头，用无菌棉球以指压法按压穿刺部位5分钟。

（3）如注射前发现患者颞侧皮肤有瘢痕、结节、水肿现象，轻者注射时应避开，情况较为明显者需与医生取得联系，由医生决定是否继续注射治疗。

（七）健康指导

（1）注射完毕后，告知患者切勿按压注射部位皮丘，以免药液渗出。

（2）告知患者注射部位轻度肿胀、胀痛属正常现象，待药液完全吸收后可自行缓解。

（3）指导患者注射后要注意穿刺点部位的清洁，预防感染。

（八）评价

（1）操作过程是否严格执行无菌技术操作原则。

（2）操作是否熟练、规范。

（3）注射部位与进针角度是否正确。

（4）皮下有无出血等。

（九）知识链接

颞浅动脉旁皮下注射技术作为眼科临床常用治疗方法，临床护理人员熟练掌握相关药物特性、禁忌证及应用方法对临床安全用药具有重要意义。

复方樟柳碱注射液为临床颞浅动脉旁皮下注射常用药物，须避光保存，因成分包含普鲁卡因成分，有普鲁卡因过敏史、普鲁卡因皮试阳性以及脑出血、眼表及眼内出血急性期患者禁用，青光眼、心房颤动患者慎用。

复方樟柳碱注射液首次注射后应观察30分钟。告知患者注射复方樟柳碱注射液后会出现轻度口干，30~60分钟左右即可自行消失。指导患者复方樟柳碱注射液可能会导致患侧眼睑上睑下垂，为药液内含普鲁卡因所致，1小时左右即可自行消失。

六、眶上神经阻滞技术

眶上神经阻滞技术是指将药物作用于眶上神经，迅速缓解疼痛，对药物治疗效果不好的顽固性眶上神经痛，眶上神经阻滞技术可起到立竿见影的效果，而且用药量小，风险小，副作用少（图2-3-5）。

（一）目的

迅速缓解顽固性眶上神经疼痛。

（二）适应证

适用于各种原因导致的眶上神经痛。

（三）评估

（1）评估患者病情、自理能力、合作程度等。

（2）评估患者眼部情况，皮肤完整性。

（3）评估患者眼部用药史及药物过敏史。

（四）准备

1. 护士准备　衣帽整洁、洗手、戴口罩。

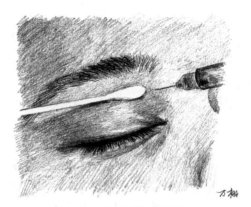

图 2-3-5　眶上神经阻滞技术

2．用物准备　无菌注射器、一次性垫巾、4.5 号针头、无菌棉签、皮肤消毒剂、遵医嘱备药。

3．环境准备　整洁、安静、舒适、光线适宜。

（五）操作

1．步骤

（1）核对医嘱。

（2）药物配制。

（3）身份识别：携用物至患者旁，采用两种以上方法识别患者身份，核对眼位，向患者解释操作目的、配合方法。

（4）治疗体位：协助患者取仰卧位。

（5）皮肤消毒：使用皮肤消毒剂消毒患眼眼眶缘皮肤，消毒范围直径大于 5cm，待干，共两遍。

（6）护士一手持无菌棉签定位进针点（患眼鼻侧眶上缘切迹），另一手持无菌注射器垂直进针约 1～1.5cm，抽吸无回血后缓慢推药。

（7）注射完毕后，按压注射部位 5 分钟。

（8）洗手，处理医嘱，整理用物。

2. 流程图

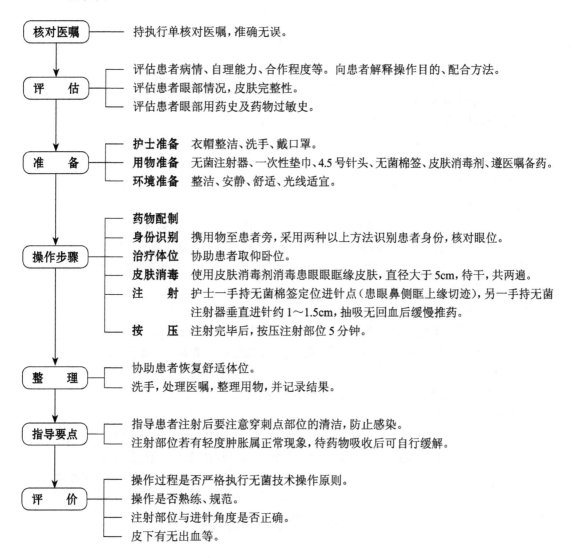

| 核对医嘱 | 持执行单核对医嘱,准确无误。 |

评　估
评估患者病情、自理能力、合作程度等。向患者解释操作目的、配合方法。
评估患者眼部情况,皮肤完整性。
评估患者眼部用药史及药物过敏史。

准　备
护士准备 衣帽整洁、洗手、戴口罩。
用物准备 无菌注射器、一次性垫巾、4.5 号针头、无菌棉签、皮肤消毒剂、遵医嘱备药。
环境准备 整洁、安静、舒适、光线适宜。

操作步骤
药物配制
身份识别 携用物至患者旁,采用两种以上方法识别患者身份,核对眼位。
治疗体位 协助患者取仰卧位。
皮肤消毒 使用皮肤消毒剂消毒患眼眼眶缘皮肤,直径大于 5cm,待干,共两遍。
注　射 护士一手持无菌棉签定位进针点(患眼鼻侧眶上缘切迹),另一手持无菌注射器垂直进针约 1～1.5cm,抽吸无回血后缓慢推药。
按　压 注射完毕后,按压注射部位 5 分钟。

整　理
协助患者恢复舒适体位。
洗手,处理医嘱,整理用物,并记录结果。

指导要点
指导患者注射后要注意穿刺点部位的清洁,防止感染。
注射部位若有轻度肿胀属正常现象,待药物吸收后可自行缓解。

评　价
操作过程是否严格执行无菌技术操作原则。
操作是否熟练、规范。
注射部位与进针角度是否正确。
皮下有无出血等。

(六) 注意事项

(1) 操作过程应严格遵循无菌技术操作原则。

(2) 护士一手持无菌棉签注意保护患者眼球,准确定位,避免穿刺针误伤眼球。

(3) 实施操作时宜缓慢进针,防止损伤眼内组织。

(4) 眶上切迹的出现形式并非单一的一孔或一切迹,而是多种多样的,可为切迹、单孔、双孔或切迹和孔同时存在,甚至还可能有多孔出现,如穿刺针一旦刺进眶上孔后,进针深度不应超过 0.5cm,提高阻滞的准确性和有效性。

(5) 部分患者注射阿霉素治疗神经痛时会出现局部肿胀症状,可用冰袋冷敷予以消除。

(七) 健康指导

(1) 指导患者注射后要注意穿刺点部位的清洁,治疗当天使用擦拭法清洁面部,防止感染。

（2）注射部位若有轻度肿胀属正常现象,待药物吸收后可自行缓解。

（八）评价

（1）操作过程是否严格执行无菌技术操作原则。

（2）操作是否熟练、规范。

（3）注射部位与进针角度是否正确。

（4）皮下有无出血等。

（九）知识链接

眶上神经是三叉神经第一支的末梢支,较表浅。眶上神经痛是指眶上神经分布范围内（前额部）持续性或阵发性疼痛。眶上神经痛为经常间断性一侧或双侧球周、眶周不明原因灼痛或隐痛,眶上切迹处有明显压痛,但眼球及其附属器无器质性病变,为眼科常见病。多见于成年人,女性多于男性。

其临床表现为起病急,一侧或两侧前额部阵发性或持续性针刺样痛或烧灼感,也可在持续痛时伴阵发性加剧,时轻时重,常伴眼球胀痛,并有不耐久视、畏光、喜闭目,以及阅读后和夜间加重。查体可见眶上神经出口处眶上切迹有压痛、眶上神经分布区（前额部）呈片状痛觉过敏或减退。

常用的治疗方法:

1. 药物治疗 ①对乙酰氨基酚,②吲哚美辛（消炎痛）,③布洛芬,④普瑞巴林。

2. 封闭治疗 如 $1\%\sim2\%$ 普鲁卡因维生素 B_{12} 眶上切迹处封闭,隔日一次,3～5次症状可缓解。

3. 理疗 如间动电（疏密波）疗法或旋磁疗法。

4. 神经阻滞治疗。

正确的生活方式是预防眶上神经痛的最好办法,如避免咖啡、汽水、香烟等刺激物;多吃水果、蔬菜、谷类等有益的食物;多补充卵磷脂、矿物质、B 族维生素、维生素 E 等。

（刘 珺 时晓春）

第四节 泪道冲洗技术

泪道冲洗技术是通过将液体注入泪道,检查泪道是否通畅、有无分泌物,判断阻塞部位并予以疏通的技术操作。它既是一种诊断技术,亦为一种治疗方法（图 2-4-1）。

（一）目的

（1）检查泪道是否通畅。

（2）初步明确泪道阻塞的部位,检测有无泪道先天异常。

（3）引流、去除泪道内积蓄的脓液、黏液,同时向泪道内注入抗生素,控制炎症蔓延。

（4）治疗部分新生儿泪囊炎,冲破患儿鼻泪管下端阻塞的薄膜,通畅泪道。

（二）适应证

适用于泪道阻塞、眼外伤导致泪道损伤、内眼手术前常规检查、泪道手术前后的常规冲洗,以及治疗慢性泪囊炎、新生儿泪囊炎。

（三）评估

（1）评估患者病情、自理能力、合作程度等。

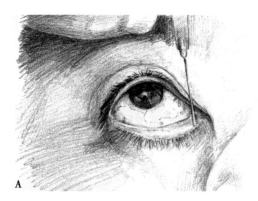
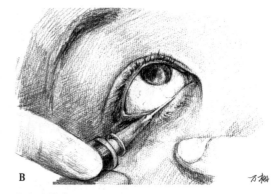

图2-4-1　泪道冲洗技术
A. 垂直进针　B. 转至水平进针

（2）评估患者眼部状况，结膜有无充血，眼部有无分泌物、流泪、溢泪，泪囊区有无红肿，按压泪囊时有无脓液从泪点流出，泪点是否完整，患者有无不适。

（3）评估患者的眼部用药史及药物过敏史。

（四）准备

1. 护士准备　衣帽整洁、洗手、戴口罩。

2. 物品准备　泪点扩张器、无菌注射器、泪道冲洗专用针头、一次性垫巾、无菌棉球、无菌棉签、表面麻醉剂、泪道冲洗液。

3. 环境准备　环境整洁、安静、舒适、光线适宜。

（五）操作

1. 步骤

（1）核对医嘱。

（2）药物配制。

（3）身份识别　携用物至患者旁，采用两种以上方法识别患者身份，核对眼位，向患者解释操作目的、配合方法。

（4）治疗体位　协助患者取坐位头部后仰或仰卧位。

（5）给予表面麻醉　将浸有表面麻醉剂的无菌棉签置于患者内眦部上下泪点之间，给予表面麻醉。

（6）先挤压泪囊，排出泪囊积液或分泌物。

（7）左手向下轻拉下睑暴露下泪点，右手持无菌注射器将针头垂直插入下泪点，进针1～2mm，然后将针头朝内眦方向转90°至水平位置，延泪小管方向缓慢推进，针头触及鼻骨后稍后退，一手固定针头另一手缓慢注入泪道冲洗液，与患者确认其鼻咽部是否有水流，并观察泪点处是否存在药液溢出现象。如患者泪点较小，针头探入困难时，可使用泪点扩张器扩大泪点后，再予以试行。冲洗完毕后，取出无菌注射器，为患者拭干眼睛及面部。

（8）协助患者恢复舒适体位。

（9）洗手，处理医嘱，整理用物，并记录结果。

2. 流程图

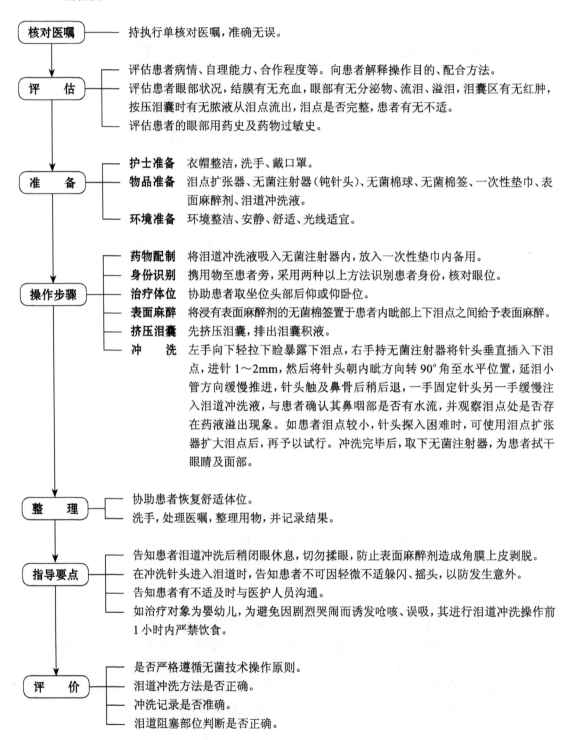

核对医嘱 —— 持执行单核对医嘱，准确无误。

评　估
- 评估患者病情、自理能力、合作程度等。向患者解释操作目的、配合方法。
- 评估患者眼部状况，结膜有无充血，眼部有无分泌物、流泪、溢泪，泪囊区有无红肿，按压泪囊时有无脓液从泪点流出，泪点是否完整，患者有无不适。
- 评估患者的眼部用药史及药物过敏史。

准　备
- **护士准备**　衣帽整洁，洗手、戴口罩。
- **物品准备**　泪点扩张器、无菌注射器（钝针头）、无菌棉球、无菌棉签、一次性垫巾、表面麻醉剂、泪道冲洗液。
- **环境准备**　环境整洁、安静、舒适、光线适宜。

操作步骤
- **药物配制**　将泪道冲洗液吸入无菌注射器内，放入一次性垫巾内备用。
- **身份识别**　携用物至患者旁，采用两种以上方法识别患者身份，核对眼位。
- **治疗体位**　协助患者取坐位头部后仰或仰卧位。
- **表面麻醉**　将浸有表面麻醉剂的无菌棉签置于患者内眦部上下泪点之间给予表面麻醉。
- **挤压泪囊**　先挤压泪囊，排出泪囊积液。
- **冲　洗**　左手向下轻拉下睑暴露下泪点，右手持无菌注射器将针头垂直插入下泪点，进针1～2mm，然后将针头朝内眦方向转90°角至水平位置，延泪小管方向缓慢推进，针头触及鼻骨后稍后退，一手固定针头另一手缓慢注入泪道冲洗液，与患者确认其鼻咽部是否有水流，并观察泪点处是否存在药液溢出现象。如患者泪点较小，针头探入困难时，可使用泪点扩张器扩大泪点后，再予以试行。冲洗完毕后，取下无菌注射器，为患者拭干眼睛及面部。

整　理
- 协助患者恢复舒适体位。
- 洗手，处理医嘱，整理用物，并记录结果。

指导要点
- 告知患者泪道冲洗后稍闭眼休息，切勿揉眼，防止表面麻醉剂造成角膜上皮剥脱。
- 在冲洗针头进入泪道时，告知患者不可因轻微不适躲闪、摇头，以防发生意外。
- 告知患者有不适及时与医护人员沟通。
- 如治疗对象为婴幼儿，为避免因剧烈哭闹而诱发呛咳、误吸，其进行泪道冲洗操作前1小时内严禁饮食。

评　价
- 是否严格遵循无菌技术操作原则。
- 泪道冲洗方法是否正确。
- 冲洗记录是否准确。
- 泪道阻塞部位判断是否正确。

（六）注意事项

（1）操作过程应严格遵循无菌技术操作原则。

（2）护士持无菌注射器的手必须同时固定于患者面部，防止患者突然移动时针头划伤眼球。

（3）操作过程中如患者出现面色苍白、出冷汗、晕厥等，须即刻停止操作，并及时给予相应处理。

（4）泪点过小患者，可先使用泪点扩张器扩张泪点，不可强行进针，以免损伤周围黏膜。

（5）如遇患者下泪点缺如、闭锁等无法从下泪点冲洗时，可自上泪点冲洗。

（6）因偶有针头为泪小管黏膜褶皱所阻塞现象发生，故当泪道冲洗不畅或阻力较大时，需将针头轻轻转动冲洗，避免影响检查结果。

（7）操作时要谨慎、细心，冲洗针头前进时不宜施以暴力，避免损伤泪道或造成假道。

（8）推注冲洗液时，如患者下睑肿胀明显，应怀疑是否有假道形成，立即停止冲洗，并遵医嘱给予抗感染药物，以防发生蜂窝织炎。

（9）切勿在短时间内反复泪道冲洗，以免引起泪道黏膜损伤或粘连，导致或加重泪小管阻塞。

（10）如患者为小儿不能配合，可给予保护性约束。

（11）对于以婴儿为主要发病群体的膜性泪道阻塞，可酌情采取加压冲洗予以冲破。用套有橡皮的特制夹子夹住上泪点，如上方法将冲洗注射器针头插入下泪点直至泪囊，较用力地推冲洗液，如冲洗通畅，则加压冲洗成功。10 分钟仍不通者应放弃冲洗，改用泪道探通术。

（12）急性泪囊炎、急性泪囊周围炎患者禁止泪道冲洗、挤压泪囊部，以免病原菌扩散造成其他部位炎症。

（七）健康指导

（1）在冲洗针头进入泪道时，患者或可察觉轻微不适，应嘱患者不可躲闪、摇头，以防发生意外。

（2）告知患者泪道冲洗后稍闭眼休息，切勿揉眼，防止表面麻醉剂造成角膜上皮剥脱。

（3）告知患者有不适应及时与医护人员沟通。

（4）如治疗对象为婴幼儿，为避免因剧烈哭闹而诱发呛咳、误吸，其进行泪道冲洗操作前 1 小时内严禁饮食。

（八）评价

（1）是否严格遵循无菌技术操作原则。

（2）泪道冲洗方法是否正确。

（3）冲洗记录是否准确。

（4）泪道阻塞部位判断是否正确。

（九）知识链接

泪道排泪功能是在婴儿出生后几周甚至几个月后才逐渐形成并完善的，其中鼻泪管形成最迟。当泪道中的泪液排出受阻时，就会造成溢泪。泪道不同部位的阻塞会产生不同影响，因此泪道的形态和准确判断阻塞部位对治疗方法的选择非常重要。泪道冲洗为诊断泪道阻塞部位的常用方法，即在泪道中注入泪道冲洗液，通过液体的流动方向判断阻塞部位。自下泪点注入冲洗液进行冲洗，冲洗时液体流淌顺畅，无任何阻力，为泪道通畅；冲洗液从下泪点返回提示泪小管狭窄或堵塞；冲洗液从上泪点流出，提示泪总管堵塞；泪点和鼻咽部均流出冲洗液，提示泪总管狭窄或鼻泪管堵塞。但此法需要患者积极配合，对患者心理承受能力的要求较高，而且液体在流过鼻泪管时，难以对阻塞部位做出精确判断。

据最新报道显示，磁共振水成像技术（泪道 MRH 技术）能够清晰显示生理盐水在泪道中的动态变化，提供泪道阻塞的准确位置以及有效安全范围，从而大大提升泪道阻塞的治疗成功率，是一种准确、安全的检查方法，在检查泪道阻塞中显示出重要价值。

泪道冲洗技术不仅仅作为一种诊断技术能够判断泪道阻塞的部位，又可作为治疗方法。对于已诊断为慢性泪囊炎的患者，目前仍以手术治疗为主，泪道冲洗可以彻底清除脓性或黏液性分泌物，增强药物疗效。通过使用生理氯化钠溶液将脓液冲洗干净后，再注入一定剂量的抗生素注射液，起到消炎的作用。相关资料显示，采用抗生素、肾上腺皮质激素和溶纤维素混合液冲洗，可以抗感染、抗炎、软化粘连，对于早期尚无固定形成瘢痕的阻塞可以有较好的疗效。

（刘　畅）

≡ 第五节　泪道探通技术 ≡

泪道从解剖结构上包括泪小管、泪囊及鼻泪管，上端开口于眼内侧泪乳头的泪点，下端通入下鼻道。泪点狭窄或阻塞、鼻泪管狭窄或闭塞等均为泪道常见疾病，可通过泪道探通技术进行治疗。本节主要介绍成人泪道探通技术与婴幼儿泪道探通技术。

一、成人泪道探通技术

成人泪道探通技术可用于因炎症所致的泪道黏膜粘连、泪道狭窄和阻塞等泪道疾病的治疗（图 2-5-1）。

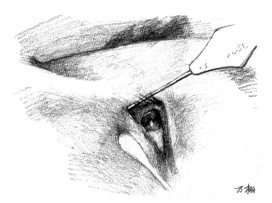

图 2-5-1　成人泪道探通技术

（一）目的
扩张、通畅泪道，以利于泪液排泄。
（二）适应证
适用于泪点狭窄或阻塞、鼻泪管狭窄或闭塞等。

（三）评估

（1）评估患者病情、自理能力、合作程度等。

（2）评估患者眼部情况、泪点情况，了解以往治疗情况以及泪道冲洗结果。

（3）评估患者眼部用药史及药物过敏史。

（四）准备

1. 护士准备　衣帽整洁、洗手、戴口罩。

2. 用物准备　治疗盘、泪点扩张器、泪道探针、无菌注射器、泪道冲洗专用针头、无菌棉签、无菌棉球、泪道冲洗液、表面麻醉剂、抗生素类滴眼剂。

3. 环境准备　环境整洁、安静、舒适、光线适宜。

（五）操作

1. 步骤

（1）核对医嘱。

（2）将泪道冲洗液吸入注射器内，放入一次性针垫内备用。

（3）身份识别：携用物至患者旁，采用两种以上方法识别患者身份，核对眼位，向患者解释操作目的、配合方法。

（4）治疗体位：协助患者取仰卧位。

（5）挤压泪囊部，排净黏液或脓液。

（6）给予表面麻醉。

（7）轻拉患眼下睑暴露下泪点，持泪点扩张器扩大泪点后，用泪道探针垂直插入下泪点1～2mm，水平转向鼻侧向鼻泪管内推进约10mm，直至触及鼻侧泪骨壁时，略后退1～2mm，然后迅速将探针竖起，与睑缘呈90°，稍向后外方顺鼻泪管缓缓插入，约30mm。

（8）针头留置15～20分钟后，用手指按压泪囊部，迅速拔出探针，遵医嘱给予抗生素类滴眼剂。

（9）协助患者恢复舒适体位。

（10）洗手，处理医嘱，整理用物。

2. 流程图

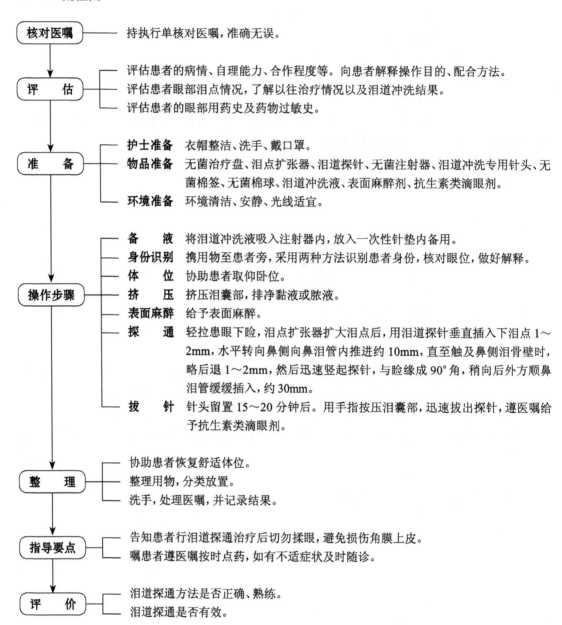

核对医嘱　——　持执行单核对医嘱，准确无误。

评　估
- 评估患者的病情、自理能力、合作程度等。向患者解释操作目的、配合方法。
- 评估患者眼部泪点情况，了解以往治疗情况以及泪道冲洗结果。
- 评估患者的眼部用药史及药物过敏史。

准　备
- **护士准备**　衣帽整洁、洗手、戴口罩。
- **物品准备**　无菌治疗盘、泪点扩张器、泪道探针、无菌注射器、泪道冲洗专用针头、无菌棉签、无菌棉球、泪道冲洗液、表面麻醉剂、抗生素类滴眼剂。
- **环境准备**　环境清洁、安静、光线适宜。

操作步骤
- **备　液**　将泪道冲洗液吸入注射器内，放入一次性针垫内备用。
- **身份识别**　携用物至患者旁，采用两种方法识别患者身份，核对眼位，做好解释。
- **体　位**　协助患者取仰卧位。
- **挤　压**　挤压泪囊部，排净黏液或脓液。
- **表面麻醉**　给予表面麻醉。
- **探　通**　轻拉患眼下睑，泪点扩张器扩大泪点后，用泪道探针垂直插入下泪点 1～2mm，水平转向鼻侧向鼻泪管内推进约 10mm，直至触及鼻侧泪骨壁时，略后退 1～2mm，然后迅速竖起探针，与睑缘成 90° 角，稍向后外方顺鼻泪管缓缓插入，约 30mm。
- **拔　针**　针头留置 15～20 分钟后。用手指按压泪囊部，迅速拔出探针，遵医嘱给予抗生素类滴眼剂。

整　理
- 协助患者恢复舒适体位。
- 整理用物，分类放置。
- 洗手，处理医嘱，并记录结果。

指导要点
- 告知患者行泪道探通治疗后切勿揉眼，避免损伤角膜上皮。
- 嘱患者遵医嘱按时点药，如有不适症状及时随诊。

评　价
- 泪道探通方法是否正确、熟练。
- 泪道探通是否有效。

（六）注意事项

（1）操作中动作需轻柔，避免损伤泪道黏膜。

（2）探针进入泪道后如遇阻力，切不可强行推进，以防形成假道。

（3）探通后冲洗泪道时如果眼睑及面颊也随之隆起，则有假道形成，应停止冲洗，及时遵医嘱给予抗感染治疗。

（4）急性泪囊炎、伴有严重结膜炎症的慢性泪囊炎患者禁行此项技术；泪道冲洗有大量脓性分泌物者、疑似泪道肿瘤者慎行此项技术。

（七）健康指导

（1）告知患者行泪道探通治疗后切勿揉眼，避免损伤角膜上皮。

（2）嘱患者遵医嘱按时点药，如有不适症状及时随诊。

（八）评价

（1）泪道探通方法是否正确、熟练。

（2）泪道探通是否有效。

（九）知识链接

泪道探通是治疗泪道阻塞较常见的方法之一，但存在出血风险，因此，医护人员施行操作前，需严格把握其绝对禁忌证和相对禁忌证，并进行准确判断。临床上为了更好地确保探通效果，会在成功探通的基础上，为患者进行泪道置管术，如能顺利置入硅胶管则可有效解决阻塞，免去手术痛苦，且无瘢痕。术后无需包扎，须点抗菌滴眼液两周，每日活动硅胶管2～3次，留置3～6个月或更长时间后拔管。

二、婴幼儿泪道探通技术

婴幼儿泪道探通技术用于因鼻泪管被先天性残存膜封闭或管腔被上皮细胞残屑阻塞所致泪道疾病的治疗（图2-5-2）。

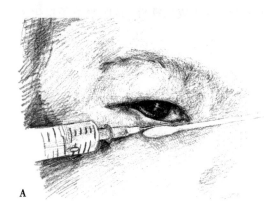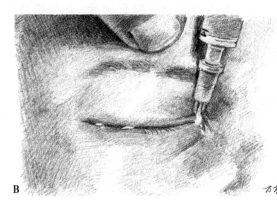

图2-5-2　婴幼儿泪道探通技术
A. 水平进针　B. 转至垂直进针

（一）目的

冲破鼻泪管先天性残存膜、冲走细胞残屑，促进泪液排泄通畅。

（二）适应证

适用于先天性泪道阻塞、新生儿泪囊炎等。

（三）评估

（1）评估患儿病情、自理能力、合作程度等，是否并发感冒、发热或其他全身性疾病。

（2）评估患儿眼部情况、泪点情况，掌握以往治疗情况以及泪道冲洗结果。

（3）评估患儿眼部用药史及药物过敏史。

（四）准备

（1）护士准备　衣帽整洁、洗手、戴口罩。

（2）物品准备　治疗盘、泪点扩张器、无菌注射器、泪道冲洗专用针头、无菌棉签、无菌棉球、泪道冲洗液、表面麻醉剂、抗生素类滴眼剂。

（3）环境准备　环境整洁、安静、舒适、光线适宜。

（五）操作

1. 步骤

（1）核对医嘱。

（2）将泪道冲洗液吸入注射器内，放入一次性针垫内备用。

（3）身份识别：携用物与患儿家属核对，采用两种以上方法识别患儿身份，核对眼位，向患儿家属解释操作的目的、配合方法。

（4）治疗体位：协助患儿采取仰卧位。

（5）挤压泪囊部，排净黏液或脓液。

（6）给予表面麻醉。

（7）轻拉患眼下睑暴露下泪点，持泪点扩张器扩大泪点后，将针头垂直插入下泪点 1～2mm 后水平转向鼻侧，将探针向内插入鼻泪管约 10mm，直至碰到鼻侧泪骨壁，略后退 1～2mm 推注冲洗液，清除泪道内分泌物，然后迅速竖起注射器，与睑缘成 90°，针头稍向后外方顺鼻泪管缓缓插入，约 30mm。注入剩余冲洗液进行冲洗，冲洗通畅则说明探通成功。

（8）针头留置 15～20 分钟后。用手指按压泪囊部，迅速拔出探针，遵医嘱给予抗生素类滴眼剂。

（9）协助患儿恢复舒适体位。

（10）洗手，处理医嘱，整理用物。

2. 流程图

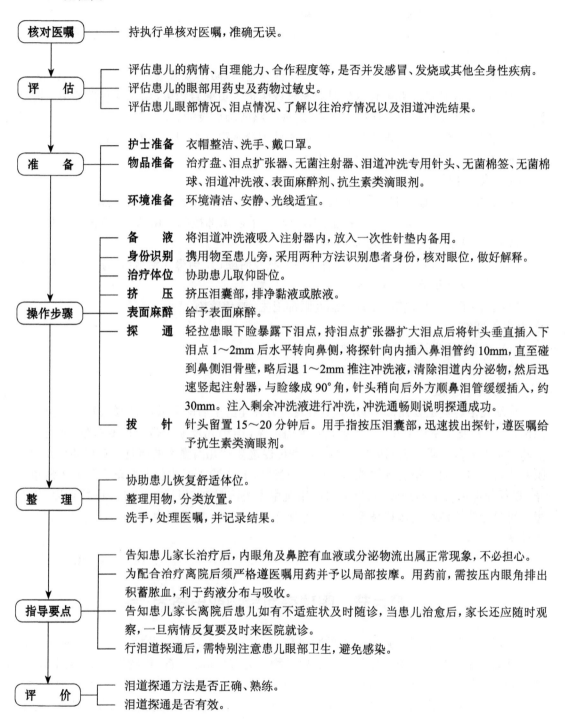

核对医嘱 —— 持执行单核对医嘱,准确无误。

评　估
评估患儿的病情、自理能力、合作程度等,是否并发感冒、发烧或其他全身性疾病。
评估患儿的眼部用药史及药物过敏史。
评估患儿眼部情况、泪点情况、了解以往治疗情况以及泪道冲洗结果。

准　备
护士准备　衣帽整洁、洗手、戴口罩。
物品准备　治疗盘、泪点扩张器、无菌注射器、泪道冲洗专用针头、无菌棉签、无菌棉球、泪道冲洗液、表面麻醉剂、抗生素类滴眼剂。
环境准备　环境清洁、安静、光线适宜。

操作步骤
备　液　将泪道冲洗液吸入注射器内,放入一次性针垫内备用。
身份识别　携用物至患儿旁,采用两种方法识别患者身份,核对眼位,做好解释。
治疗体位　协助患儿取仰卧位。
挤　压　挤压泪囊部,排净黏液或脓液。
表面麻醉　给予表面麻醉。
探　通　轻拉患眼下睑暴露下泪点,持泪点扩张器扩大泪点后将针头垂直插入下泪点1～2mm后水平转向鼻侧,将探针向内插入鼻泪管约10mm,直至碰到鼻侧泪骨壁,略后退1～2mm推注冲洗液,清除泪道内分泌物,然后迅速竖起注射器,与睑缘成90°角,针头稍向后外方顺鼻泪管缓缓插入,约30mm。注入剩余冲洗液进行冲洗,冲洗通畅则说明探通成功。
拔　针　针头留置15～20分钟后。用手指按压泪囊部,迅速拔出探针,遵医嘱给予抗生素类滴眼剂。

整　理
协助患儿恢复舒适体位。
整理用物,分类放置。
洗手,处理医嘱,并记录结果。

指导要点
告知患儿家长治疗后,内眼角及鼻腔有血液或分泌物流出属正常现象,不必担心。
为配合治疗离院后须严格遵医嘱用药并予以局部按摩。用药前,需按压内眼角排出积蓄脓血,利于药液分布与吸收。
告知患儿家长离院后患儿如有不适症状及时随诊,当患儿治愈后,家长还应随时观察,一旦病情反复要及时来医院就诊。
行泪道探通后,需特别注意患儿眼部卫生,避免感染。

评　价
泪道探通方法是否正确、熟练。
泪道探通是否有效。

（六）注意事项

（1）操作中动作轻柔,避免损伤泪道黏膜。

（2）探通泪道时,需妥善固定下眼睑,使泪小管始终处于拉紧变直状态,以避免损伤泪小管,造成假道。

（3）探针进入泪道后如遇阻力,切不可强行推进,以防形成假道。

（4）操作前,协助患儿取仰卧位且有家长或医护人员配合约束,给予保护性约束。冲洗后,应采取头侧位,以免患儿误吸冲洗液,造成呛咳或肺部炎症。

（5）急性泪囊炎、伴有严重结膜炎症的慢性泪囊炎患儿禁用;泪道冲洗时有大量脓性分泌物外溢的患儿、怀疑泪道肿瘤患儿慎用。

（七）健康指导

（1）告知患儿家长,治疗后内眼角及鼻腔有血液或分泌物流出属正常现象,不必担心。

（2）为配合治疗离院后须严格遵医嘱用药并予以局部按摩。用药前,需按压内眼角排出积蓄脓血,利于药液分布与吸收。

（3）告知患儿家长离院后患儿如有不适症状及时随诊,当患儿治愈后,家长还应随时观察,一旦病情反复要及时来医院就诊。

（4）行泪道探通后,需特别注意患儿眼部卫生,避免感染。

（八）评价

（1）泪道探通方法是否正确、熟练。

（2）泪道探通是否有效。

（九）知识链接

婴幼儿泪囊炎是婴儿常见病,其主要表现为患儿出生后即有溢泪、眼红、黏脓性分泌物溢出,足月儿发生率约 6%。由于患儿长期溢泪脓,给患儿及家长带来很多痛苦,而且滴用眼药水基本无效。研究表明婴幼儿泪道按摩可促进婴幼儿泪囊炎的康复。对早期婴儿泪道阻塞或狭窄可试用手指有规律地压迫按摩泪囊区,自下睑下线内侧与眼球之间向下压迫按摩,以促使鼻泪管下端开放,按摩后可应用抗生素类滴眼剂,每日 3～4 次,坚持数周,多数患儿可自行痊愈或经过压迫按摩治愈。若保守治疗无效,足月新生儿 4 个月后可考虑泪道探通术。

（霍　旭　王　楠）

第六节　眼球表面异物取出技术

眼球表面异物是严重危害视力的眼外伤,临床中较为常见。异物多为铁质磁性金属,亦有非磁性金属异物如铜和铅等。非金属异物常见有玻璃、碎石、植物性异物（如木刺、竹签）及动物性异物（如毛、骨刺）等。不同性质的异物所引起的不同眼部损伤及处理方法亦有差异。本节将对眼球表面异物的取出技术予以重点阐述,包括角膜异物取出技术以及结膜异物取出技术。

一、角膜异物取出技术

角膜异物取出技术是指用角膜异物钩将眼球表面的异物取出,减少角膜的损伤与感染的风险。若异物达到角膜实质层甚至前房者应由医生予以处理,避免对角膜组织造成进一步破坏(图 2-6-1)。

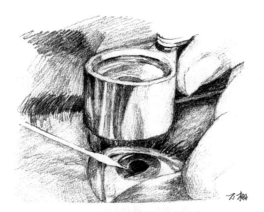

图 2-6-1 角膜异物取出技术

(一)目的

去除角膜浅层和深层异物或锈质。

(二)适应证

适用于角膜表层异物、角膜深层异物。

(三)评估

(1)评估患者病情、自理能力、合作程度等。

(2)评估患者眼部情况、角膜情况、异物性质。

(3)评估患者眼部用药史及药物过敏史。

(四)准备

(1)护士准备 衣帽整洁、洗手、戴口罩。

(2)物品准备 治疗盘、角膜异物钩、系结镊、开睑器、集液装置、冲洗装置、无菌棉签、无菌敷料、表面麻醉剂、抗生素类滴眼剂或眼膏剂、冲洗液。

(3)环境准备 环境整洁、安静、舒适、光线适宜。

(五)操作

1. 步骤

(1)核对医嘱。

(2)身份识别:携用物至患者旁,采用两种以上方法识别患者身份,核对眼位,向患者解释操作的目的、配合方法。

(3)治疗体位:协助患者取仰卧位。

(4)给予表面麻醉。

(5)聚焦光源下,用开睑器置于患眼,充分暴露眼球表面,嘱患者双眼固视。对附着于角膜表面的异物可先行结膜囊冲洗,或用无菌湿棉签随冲洗液轻轻擦除,若仍残留异物可用角膜异物钩自下向上将其剔除。若有金属异物残存锈迹须予以清除,木刺等植物类异物可选用系结镊予以夹出。

(6)异物取出后,遵医嘱给予抗生素类滴眼剂或眼膏剂,采用正确方法包扎患眼。

（7）协助患者恢复舒适体位。

（8）洗手，处理医嘱，整理用物。

2. 流程图

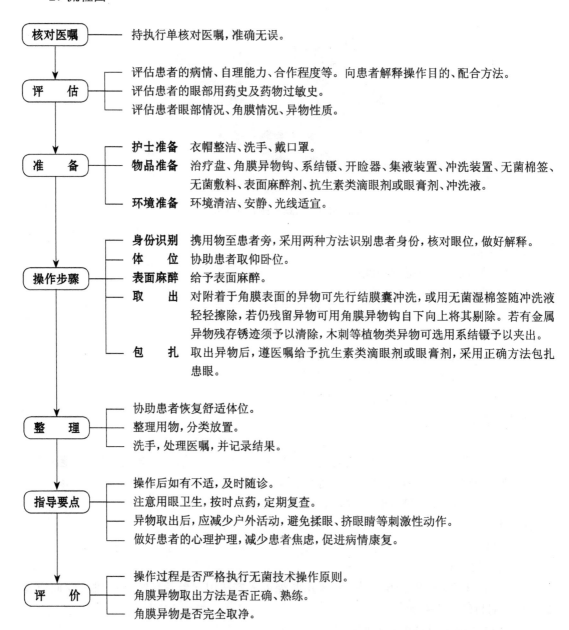

（六）注意事项

（1）操作过程应严格执行无菌技术操作原则。

（2）浅表异物用无菌湿棉签轻轻擦拭，以减轻角膜划痕，避免角膜剥脱的发生。

（3）取角膜异物时，应遵循背离角膜中心区拨取的原则。

（4）角膜表面的铁质异物需及时清理，避免因时间过长而产生锈迹，加大取出难度及增加继发感染的风险。

（5）多发性角膜浅层异物如爆炸伤造成的多量粉末异物嵌入角膜基质层内，可分次取出，避免过多损伤角膜。

（6）患者需同时行结膜囊冲洗及角膜异物取出术两项操作时，应先冲洗后取异物。

（7）如有急性卡他性结膜炎，脓性分泌物较多，需加频点药、冲洗结膜囊，分泌物减少后再取异物。有慢性泪囊炎者应彻底冲洗结膜囊及泪道，向泪道注入抗感染溶液后再取异物。

（七）健康指导

（1）操作后如有不适，及时随诊。

（2）注意用眼卫生，按时点药，定期复查。

（3）异物取出后，应减少户外活动，避免揉眼、挤眼睛等刺激性动作。

（4）做好患者的心理护理，减少患者焦虑，促进病情康复。

（八）评价

（1）操作过程是否严格执行无菌技术操作原则。

（2）角膜异物取出方法是否正确、熟练。

（3）角膜异物是否完全取净。

（九）知识链接

眼外伤是指眼球及其附属器官受到外来的物理性或化学性因素损害，造成眼部组织器质性及功能性损害。据统计，我国每年会有数百万到上千万的人发生眼部外伤，伤者后果严重，是目前青壮年及少年儿童单眼失明的主要原因之一。

由于眼的位置暴露，眼外伤是常见的眼部问题之一。眼外伤在我国占有相当大的比例，据国内报道，我国眼外伤约占眼科总住院数的1/3。一项眼外伤流行病学研究显示，发病人群职业主要以工人为主（78.88%），其次为儿童（9.56%）。致伤的主要原因为铁屑溅入（13.94%）、枪钉弹伤（7.97%）及铁丝戳伤（5.88%）。而在儿童，则主要为铅笔戳伤、玩具子弹弹伤及剪刀划伤。

眼外伤患者起病急、病情复杂、伤势往往较重。据数据统计，全世界大约160万的盲人是由于外伤所致，而外伤也造成了230万人双眼低视力和1900万人的单眼盲或低视力。眼外伤的防治成为眼科防盲治盲的重要课题，引起全社会的高度重视。美国眼外伤协会制定了眼外伤评分（ocular trauma score，OTS）标准，其根据眼部的解剖和生理变化来分类，将眼外伤分为闭合性（挫伤和板层裂伤）和开放性（眼球破裂、贯通伤、穿孔伤、眼内异物），并为我们提供了眼外伤6个月后获得一定视力的概率估计。有关研究表明，眼外伤的国际标准化分级（ocular trauma classification system，OTCS）和眼外伤严重程度进行的OTS评分可为眼外伤的预后提供客观而准确的信息。

眼外伤受伤情况调查内容主要针对研究对象的一般情况，包括性别、年龄、眼别、文化程度、工作性质、防范措施、防范意识、致伤原因、受伤类型、眼外伤分类、受伤时间以及是否及时救治、受伤初视力、治疗方案、随诊满6个月后的最终视力(最佳矫正视力)。

我国随着工业的发展,工人角膜异物发生率明显高于其他职业者,多为金属异物,据统计可达90.3%,金属异物从高速运转的车床上飞溅下来,有相当大的冲击力,故角膜金属异物一般较深,可与周围组织引起化学反应,炎症浸润,特别是铁,在泪水作用下形成棕红色锈环。金属异物存留时间越长,锈环越明显,对眼角膜浸润越严重,患者有明显的异物摩擦感,刺痛、畏光、流泪,眼睑痉挛等刺激症状,检查见睫状充血,角膜浸润、混浊,部分病人在裂隙灯下见房水闪光,这与铁质异物对眼角膜的损伤深度、作用时间成正比。

角膜组织十分重要,治疗应及时、恰当,有多次角膜异物伤史者,对异物不易感觉,对此类患者应在裂隙灯下仔细检查,防漏诊。角膜受损伤后,抵抗力降低,易致角膜感染,甚至引起角膜溃疡、穿孔,应严格执行无菌操作。术后可应用广谱抗生素及促进角膜修复的药物,必要时结膜下注射给药,或抗生素眼液点眼,以预防和控制感染,促进角膜伤口愈合,避免并发症的发生。同时对患者进行健康教育,掌握眼睛的防护知识,注意生产安全,也可最大限度减少角膜异物伤的发生。

二、结膜异物取出技术

结膜异物取出技术指用角膜异物钩将眼球结膜异物取出,减少结膜的损伤与感染风险的技术,多见于爆炸伤、风沙、灰尘及未予以防护措施的(铁屑、木屑、煤屑等)施工,或其他均可成为结膜异物的致病因素(图2-6-2)。

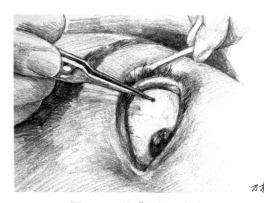

图2-6-2 结膜异物取出技术

(一)目的
去除结膜异物。

(二)适应证
适用于结膜异物。

(三)评估
(1)评估患者病情、自理能力、合作程度等。

(2)评估患者眼部结膜情况、异物性质。

(3)评估患者眼部用药史及药物过敏史。

（四）准备

1．护士准备　衣帽整洁、洗手、戴口罩。

2．物品准备　治疗盘、角膜异物钩、系结镊、开睑器、集液装置、冲洗装置、无菌棉签、无菌敷料、表面麻醉剂、抗生素类滴眼剂或眼膏剂、冲洗液等。

3．环境准备　环境整洁、安静、舒适、光线适宜。

（五）操作

1．步骤

（1）核对医嘱。

（2）身份识别：携用物至患者旁，采用两种以上方法识别患者身份，核对眼位，向患者解释操作的目的、配合方法。

（3）治疗体位：协助患者采取仰卧位。

（4）给予表面麻醉。

（5）聚焦光源下，将开睑器置于患眼，充分暴露眼球表面，嘱患者双眼固视。对附着于结膜表面的异物可先行结膜囊冲洗，或用无菌湿棉签随冲洗液轻轻擦除，若仍残留异物用角膜异物钩自下向上将其剔除。对爆炸性损伤，异物常嵌入结膜内，可用系结镊轻轻夹取，必要时切开取出。多发异物一次不能取净者分次取出，遵循先取大而突出的异物原则，避免过多损伤结膜。

（6）结膜内的异物必要时可挑开结膜将异物取出。

（7）异物取出后，遵医嘱给予抗生素类滴眼剂或眼膏剂，采用正确方法包扎患眼。

（8）协助患者恢复舒适体位。

（9）洗手，处理医嘱，整理用物。

2. 流程图

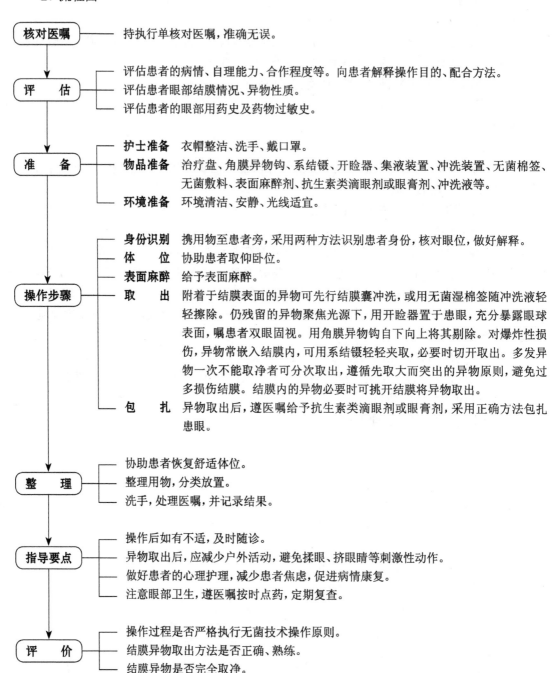

核对医嘱 —— 持执行单核对医嘱，准确无误。

评 估 —— 评估患者的病情、自理能力、合作程度等。向患者解释操作目的、配合方法。
　　　　　　—— 评估患者眼部结膜情况、异物性质。
　　　　　　—— 评估患者的眼部用药史及药物过敏史。

准 备 —— **护士准备** 衣帽整洁、洗手、戴口罩。
　　　　　　—— **物品准备** 治疗盘、角膜异物钩、系结镊、开睑器、集液装置、冲洗装置、无菌棉签、
　　　　　　　　　　　　　　无菌敷料、表面麻醉剂、抗生素类滴眼剂或眼膏剂、冲洗液等。
　　　　　　—— **环境准备** 环境清洁、安静、光线适宜。

操作步骤 —— **身份识别** 携用物至患者旁，采用两种方法识别患者身份，核对眼位，做好解释。
　　　　　　—— **体 位** 协助患者取仰卧位。
　　　　　　—— **表面麻醉** 给予表面麻醉。
　　　　　　—— **取 出** 附着于结膜表面的异物可先行结膜囊冲洗，或用无菌湿棉签随冲洗液轻
　　　　　　　　　　　　轻擦除。仍残留的异物聚焦光源下，用开睑器置于患眼，充分暴露眼球
　　　　　　　　　　　　表面，嘱患者双眼固视。用角膜异物钩自下向上将其剔除。对爆炸性损
　　　　　　　　　　　　伤，异物常嵌入结膜内，可用系结镊轻轻夹取，必要时切开取出。多发异
　　　　　　　　　　　　物一次不能取净者可分次取出，遵循先取大而突出的异物原则，避免过
　　　　　　　　　　　　多损伤结膜。结膜内的异物必要时可挑开结膜将异物取出。
　　　　　　—— **包 扎** 异物取出后，遵医嘱给予抗生素类滴眼剂或眼膏剂，采用正确方法包扎
　　　　　　　　　　　　患眼。

整 理 —— 协助患者恢复舒适体位。
　　　　　　—— 整理用物，分类放置。
　　　　　　—— 洗手，处理医嘱，并记录结果。

指导要点 —— 操作后如有不适，及时随诊。
　　　　　　—— 异物取出后，应减少户外活动，避免揉眼、挤眼睛等刺激性动作。
　　　　　　—— 做好患者的心理护理，减少患者焦虑，促进病情康复。
　　　　　　—— 注意眼部卫生，遵医嘱按时点药，定期复查。

评 价 —— 操作过程是否严格执行无菌技术操作原则。
　　　　　　—— 结膜异物取出方法是否正确、熟练。
　　　　　　—— 结膜异物是否完全取净。

（六）注意事项

（1）操作过程应严格执行无菌技术操作原则。

（2）浅表异物用无菌湿棉签轻轻擦拭，以减轻角膜划痕，避免角膜剥脱的发生。

（3）取异物操作须以背离角膜中心区拨取为原则，尖端不可刺入过深，以免刺伤巩膜。

（4）异物多且在皱褶处时，应用无菌棉签轻轻拉开，充分暴露，用大量冲洗液反复冲洗结膜囊。

（5）结膜表面的铁质异物应尽量取净，避免因时间过长而产生锈迹，增加取出难度。

（6）患者需同时行结膜囊冲洗及角膜异物取出术两项操作时，应先冲洗后取异物。

（7）凝血机制有严重障碍、高血压、糖尿病及一些具出血倾向的疾病患者禁用。

（七）健康指导

（1）操作后如有不适，及时随诊。

（2）异物取出后，应减少户外活动，避免揉眼、挤眼睛等刺激性动作。

（3）做好患者的心理护理，减少患者焦虑，促进病情康复。

（4）注意眼部卫生，遵医嘱按时点药，定期复查。

（八）评价

（1）操作过程是否严格执行无菌技术操作原则。

（2）结膜异物取出方法是否正确、熟练。

（3）结膜异物是否完全取净。

（九）知识链接

眼结膜由覆于上下眼睑内面的睑结膜，位于眼球前部巩膜表面的球结膜和睑、球结膜之间移行部呈横皱襞状的穹隆结膜三部分组成。上、下睑缘为其开口，形成囊袋状，称为结膜囊。由于结膜囊为一开放性组织，直接暴露于外界环境中，各种外来刺激常可致其发生损伤及病变。穹隆结膜异物位置隐蔽，穹隆结膜为球结膜和睑结膜的移行部分反折，多皱褶，不易完全暴露，异物若处理不及时，轻者产生眼表损伤及炎症、角膜混浊，重者可造成失明甚至眼球摘除。

（霍　旭　王　楠）

第七节　角膜烧灼技术

角膜病变包括角膜炎症、角膜变性与营养不良、角膜软化症、角膜肿瘤等，是世界性的常见致盲眼病。临床医生将根据不同病变类型采取相应的治疗方案，控制溃疡发展，促进疾病康复。角膜烧灼是使用收敛腐蚀药烧灼角膜溃疡面，促使坏死组织脱落、上皮细胞再生的一项技术（图 2-7-1）。

（一）目的

促使角膜溃疡面局部坏死组织脱落及角膜上皮再生。

（二）适应证

适用于顽固性角膜溃疡等。

（三）评估

（1）评估患者病情、自理能力、合作程度等。

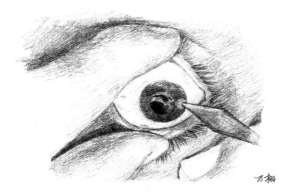

图 2-7-1　角膜烧灼技术

（2）评估患者眼部情况，角膜溃疡性质、溃疡面大小、深度等。

（3）评估患者眼部用药史及药物过敏史。

（四）准备

1. 护士准备　衣帽整洁、洗手、戴口罩。

2. 用物准备　治疗盘、开睑器、眼科镊、冲洗装置、集液装置、无菌棉签、无菌棉球、无菌敷料、冲洗液、收敛腐蚀药、表面麻醉剂、抗生素类滴眼剂或眼膏剂等。

3. 环境准备　环境整洁、安静、舒适、光线适宜。

（五）操作

1. 步骤

（1）核对医嘱。

（2）身份识别：携用物至患者旁，采用两种方法识别患者身份，核对眼位，向患者解释操作目的、配合方法。

（3）治疗体位：协助患者取仰卧位。

（4）给予表面麻醉。

（5）给予结膜囊冲洗。

（6）嘱患者双眼固视，勿转动眼球，开睑器撑开患眼，充分暴露角膜，护士持无菌棉签拭去溃疡面分泌物及坏死组织并吸干溃疡面水分。

（7）使用眼科镊将无菌棉签的棉絮夹至毛笔尖状，蘸取少量收敛腐蚀药涂于溃疡面后立即冲洗溃疡烧灼处。

（8）遵医嘱给予抗生素类滴眼剂或眼膏剂，采用正确方法包扎患眼。

（9）洗手，处理医嘱，整理用物。

2. 流程图

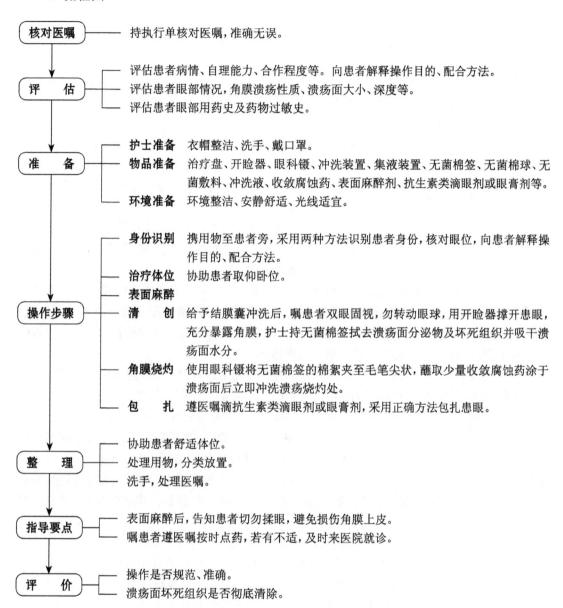

核对医嘱——持执行单核对医嘱,准确无误。

评　估
——评估患者病情、自理能力、合作程度等。向患者解释操作目的、配合方法。
——评估患者眼部情况,角膜溃疡性质、溃疡面大小、深度等。
——评估患者眼部用药史及药物过敏史。

准　备
——**护士准备**　衣帽整洁、洗手、戴口罩。
——**物品准备**　治疗盘、开睑器、眼科镊、冲洗装置、集液装置、无菌棉签、无菌棉球、无菌敷料、冲洗液、收敛腐蚀药、表面麻醉剂、抗生素类滴眼剂或眼膏剂等。
——**环境准备**　环境整洁、安静舒适、光线适宜。

操作步骤
——**身份识别**　携用物至患者旁,采用两种方法识别患者身份,核对眼位,向患者解释操作目的、配合方法。
——**治疗体位**　协助患者取仰卧位。
——**表面麻醉**
——**清　创**　给予结膜囊冲洗后,嘱患者双眼固视,勿转动眼球,用开睑器撑开患眼,充分暴露角膜,护士持无菌棉签拭去溃疡面分泌物及坏死组织并吸干溃疡面水分。
——**角膜烧灼**　使用眼科镊将无菌棉签的棉絮夹至毛笔尖状,蘸取少量收敛腐蚀药涂于溃疡面后立即冲洗溃疡烧灼处。
——**包　扎**　遵医嘱滴抗生素类滴眼剂或眼膏剂,采用正确方法包扎患眼。

整　理
——协助患者舒适体位。
——处理用物,分类放置。
——洗手,处理医嘱。

指导要点
——表面麻醉后,告知患者切勿揉眼,避免损伤角膜上皮。
——嘱患者遵医嘱按时点药,若有不适,及时来医院就诊。

评　价
——操作是否规范、准确。
——溃疡面坏死组织是否彻底清除。

(六)注意事项

(1)操作时动作轻柔,勿压迫眼球,避免溃疡穿孔。

(2)烧灼前,务必吸干溃疡面水分,避免药液稀释或弥散影响治疗效果,匐行性角膜溃疡应先刮去其边缘再行烧灼。

(3)操作中严格控制烧灼范围,避免药液弥散,损伤正常角膜。

(4)恢复期角膜溃疡和已形成瘢痕的角膜禁行烧灼技术,必要时可先行染色指示病变处,临床常用染色剂为荧光素钠。

(5)对用于烧灼的收敛腐蚀药物过敏者禁用此项技术。

（七）健康指导

（1）表面麻醉后，告知患者切勿揉眼，避免损伤角膜上皮。

（2）嘱患者遵医嘱按时用药，若有不适，及时来医院就诊。

（八）评价

（1）操作是否规范、准确。

（2）溃疡面坏死组织是否彻底清除。

（九）知识链接

角膜，与巩膜共同构成对眼球具有重要保护作用的最外层纤维膜，同时也是外界光线进入眼内在视网膜上成像的屈光间质。其解剖结构由前向后依次可分为上皮细胞层、前弹力层、基质层、后弹力层和内皮细胞层，上皮表面还覆盖有一层泪膜，在解剖上泪膜虽不属于角膜，却与角膜的解剖结构和功能关系密切。

临床常见角膜疾病主要有炎症、外伤、先天异常、变性、营养不良和肿瘤等。当角膜的防御能力减弱，外源性或内源性致病因素侵袭角膜组织而引发的炎症，称为角膜炎。其中感染性角膜炎更为多见，是我国主要的致盲性眼病之一。

鉴于角膜的供血分布情况，感染性角膜病多发于角膜中央部。按照病理变化过程可分为浸润期、溃疡形成期、溃疡消退期和愈合期四个阶段。如在溃疡形成期病情未得到控制，炎性浸润持续加重，浸润区角膜组织受细菌分泌的毒素或组织释放的酶损害，继营养障碍后便发生变性与坏死，坏死组织脱落形成角膜溃疡。

顽固性角膜溃疡患者若病变穿破后弹力层，即发生角膜穿孔，易继发眼内感染，可至眼球萎缩而导致失明。角膜烧灼技术，作为针对于顽固性角膜溃疡的一种治疗方法，可控制溃疡的发展，促进溃疡面上皮细胞再生。碘烧技术作为顽固性角膜溃疡的有效治疗方法被应用于临床，根据2015年版《中华人民共和国药典》收录，我国眼科常用的收敛腐蚀药物有3%～5%碘酊、苯酚等，烧灼药物的择取与应用，还须立足于临床，严格遵医嘱予以应用。除此以外，角膜烧灼术亦可用于治疗大泡性角膜病变，据文献报道，对不能施行穿透性角膜移植或角膜内皮移植术的大泡性角膜病变，视力严重受损、角膜刺激症状明显者，其是一种有效的治疗方法。

近年来，角膜溃疡疾病治疗方法亦随着医学进步而日趋多样，如维生素C的局部应用、自体血清治疗、角膜移植术等治疗方法因愈发成熟的应用于临床而被学者广泛报道。最新研究表明，由全飞秒激光SMILE手术所得的角膜基质透镜作为角膜移植材料治疗角膜溃疡修复安全有效，但植片的远期疗效尚需进一步观察，为角膜溃疡疾病治疗开辟出更新的视角。

（褚文娟）

≡ 第八节　结膜结石剔除技术 ≡

结膜结石多见于中青年人，慢性眼表炎症的患者更为多见。表现为睑结膜面上的黄白色小点，质硬、可单发或密集成群。结石是结膜腺管内或结膜上皮陷凹（Helle腺）脱落的上皮细胞和变性的白细胞凝固而成，极少有钙质沉着，故并非真正的结石。一般无自觉症状，初起位置较深，以后渐露于结膜表面，可单个或多个，散在或密集，只有在硬结突出于结膜面时才有异物感，严重者可引起角膜擦伤，在此情况下可在表面麻醉下用尖刀或注射器针头剔除,如无刺激症状可不必处理。

结膜结石剔除技术就是将突出于结膜表面的结石进行剔除,从而保护角膜不受损伤的技术(图2-8-1)。

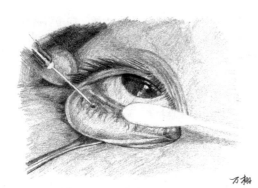

图2-8-1 结膜结石剔除技术

(一)目的

剔除结膜结石,避免角膜损伤。

(二)适应证

适用于眼睑结膜结石。

(三)评估

(1)评估患者病情、自理能力、合作程度等。

(2)评估患者眼部结膜情况,有无瘢痕、结膜结石数量。

(3)评估患者眼部用药史及药物过敏史。

(四)准备

1.护士准备 衣帽整洁、洗手、戴口罩。

2.用物准备 治疗盘、眼睑拉钩、无菌敷料、无菌棉签、无菌注射器或尖刀片、表面麻醉剂、抗生素类滴眼剂或眼膏剂。

3.环境准备 环境整洁、安静、舒适、光线适宜。

(五)操作

1.步骤

(1)核对医嘱。

(2)身份识别:携用物至患者旁,采用两种以上方法识别患者身份,核对眼位,向患者解释操作目的、配合方法。

(3)治疗体位:协助患者取仰卧位。

(4)给予表面麻醉。

(5)护士持眼睑拉钩及无菌棉签,双手配合翻转眼睑,充分暴露睑结膜并固定。嘱患者向患侧眼睑反方向固视,以无菌注射器针头或尖刀片剔除结石。

(6)遵医嘱给予抗生素类滴眼剂或眼膏剂,采用正确方法包扎患眼。

(7)协助患者恢复舒适体位。

(8)洗手,处理医嘱,整理用物。

2. 流程图

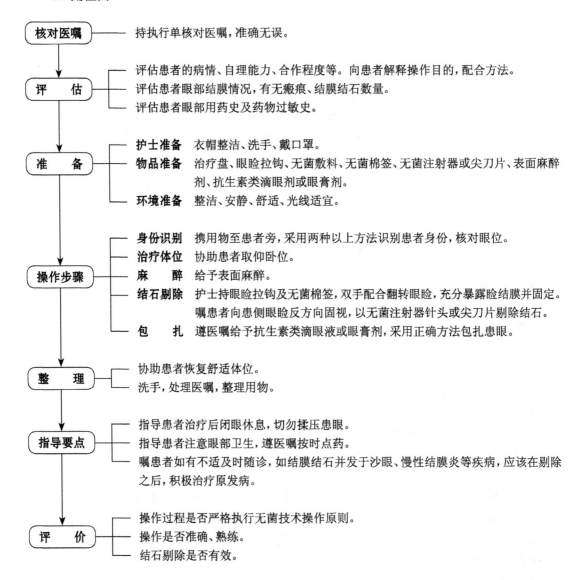

核对医嘱 —— 持执行单核对医嘱, 准确无误。

评　估
- 评估患者的病情、自理能力、合作程度等。向患者解释操作目的, 配合方法。
- 评估患者眼部结膜情况, 有无瘢痕、结膜结石数量。
- 评估患者眼部用药史及药物过敏史。

准　备
- **护士准备** 衣帽整洁、洗手、戴口罩。
- **物品准备** 治疗盘、眼睑拉钩、无菌敷料、无菌棉签、无菌注射器或尖刀片、表面麻醉剂、抗生素类滴眼剂或眼膏剂。
- **环境准备** 整洁、安静、舒适、光线适宜。

操作步骤
- **身份识别** 携用物至患者旁, 采用两种以上方法识别患者身份, 核对眼位。
- **治疗体位** 协助患者取仰卧位。
- **麻　醉** 给予表面麻醉。
- **结石剔除** 护士持眼睑拉钩及无菌棉签, 双手配合翻转眼睑, 充分暴露睑结膜并固定。嘱患者向患侧眼睑反方向固视, 以无菌注射器针头或尖刀片剔除结石。
- **包　扎** 遵医嘱给予抗生素类滴眼液或眼膏剂, 采用正确方法包扎患眼。

整　理
- 协助患者恢复舒适体位。
- 洗手, 处理医嘱, 整理用物。

指导要点
- 指导患者治疗后闭眼休息, 切勿揉压患眼。
- 指导患者注意眼部卫生, 遵医嘱按时点药。
- 嘱患者如有不适及时随诊, 如结膜结石并发于沙眼、慢性结膜炎等疾病, 应该在剔除之后, 积极治疗原发病。

评　价
- 操作过程是否严格执行无菌技术操作原则。
- 操作是否准确、熟练。
- 结石剔除是否有效。

(六) 注意事项

(1) 操作过程应严格遵循无菌技术操作原则。

(2) 未突出结膜表面的结石不必剔除。

(3) 操作时针尖或尖刀斜面向上, 背离角膜, 避免伤及眼球。

(4) 结膜开口应与睑缘垂直, 以免过多伤及睑板腺管。

(5) 若为多发结石, 须分次予以剔除, 避免结膜过度损伤。

(6) 结膜急性炎症患者严禁施行此项操作。

(七) 健康指导

(1) 指导患者治疗后尽量闭眼休息, 切勿揉压患眼。

（2）指导患者注意眼部卫生，遵医嘱按时点药。

（3）嘱患者如有不适及时随诊，如结膜结石并发于沙眼、慢性结膜炎等疾病，应该在剔除之后，积极治疗原发病。

（八）评价

（1）操作过程是否严格执行无菌技术操作原则。

（2）操作是否准确、熟练。

（3）结石剔除是否有效。

（九）知识链接

结膜结石、结膜滤泡、睑板腺栓塞及内睑腺炎均会造成患者出现异物感，但它们之间有着明显的区别。结膜滤泡呈黄白色、光滑的圆形隆起，直径约 0.5～2.0mm，但在有些情况下也可能出现更大的滤泡。睑板腺栓塞是在睑结膜上可透见小黄白点，比结石大，位于深部，边界不太清楚。内睑腺炎呈隆起状，局部充血，边界不清，有时可见脓点。

（张　卓）

═ 第九节　睑结膜假膜清除技术 ═

某些病原体感染眼部后可使睑结膜形成假膜，阻碍药物吸收，影响药效发挥。治疗时应尽可能予以清除，以促进炎症恢复。

（一）目的

清除假膜及分泌物，确保药物渗入眼部组织发挥药效，促进炎症的恢复。

（二）适应证

适用于急性卡他性结膜炎等。

（三）评估

（1）评估患者病情、自理能力、合作程度等。

（2）评估患者眼睑皮肤及结膜情况，确定假膜的位置及范围。

（3）评估患者眼部用药史及药物过敏史。

（四）准备

1. 护士准备　衣帽整洁、洗手、戴口罩。

2. 用物准备　洗眼装置、集液装置、无菌手套、无菌棉签、生理氯化钠溶液、表面麻醉剂、抗生素类滴眼剂。

3. 环境准备　环境整洁、安静、舒适、光线适宜。

（五）操作

1. 步骤

（1）核对医嘱。

（2）身份识别：携用物至患者旁，采用两种以上方法识别患者身份。核对眼位，向患者解释操作目的及配合方法。

（3）治疗体位：协助患者取仰卧位。

（4）给予表面麻醉。

（5）护士佩戴无菌手套，嘱患者向下注视，一手持无菌棉签翻开患者上眼睑并固定，充分暴露睑结膜,另一手持蘸有生理氯化钠溶液或抗生素类滴眼剂的无菌棉签轻轻将假膜由内眦向外眦方向剥离。擦下眼睑时嘱患者向上注视,方法同前。

（6）对患眼施行结膜囊冲洗,清除残留血液及黏脓性分泌物。

（7）遵医嘱滴用抗生素类滴眼剂。

（8）协助患者恢复舒适体位,嘱患者闭眼休息。

（9）洗手,处理医嘱,整理用物。

2. 流程图

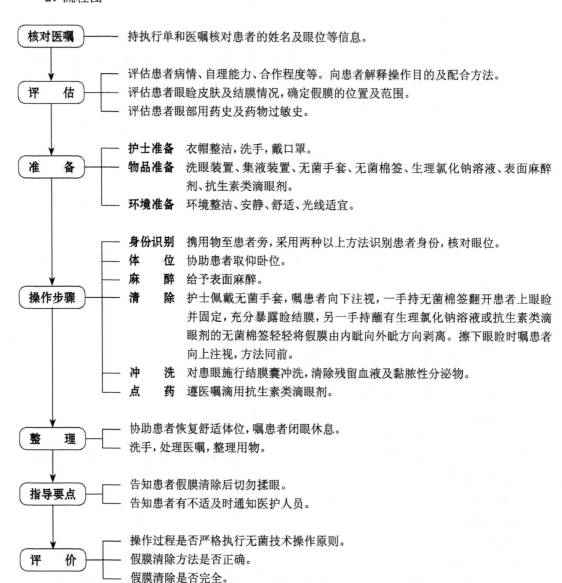

核对医嘱 —— 持执行单和医嘱核对患者的姓名及眼位等信息。

评　估 —— 评估患者病情、自理能力、合作程度等。向患者解释操作目的及配合方法。
　　　　—— 评估患者眼睑皮肤及结膜情况,确定假膜的位置及范围。
　　　　—— 评估患者眼部用药史及药物过敏史。

准　备 —— **护士准备** 衣帽整洁,洗手,戴口罩。
　　　　—— **物品准备** 洗眼装置、集液装置、无菌手套、无菌棉签、生理氯化钠溶液、表面麻醉剂、抗生素类滴眼剂。
　　　　—— **环境准备** 环境整洁、安静、舒适、光线适宜。

操作步骤 —— **身份识别** 携用物至患者旁,采用两种以上方法识别患者身份,核对眼位。
　　　　—— **体　位** 协助患者取仰卧位。
　　　　—— **麻　醉** 给予表面麻醉。
　　　　—— **清　除** 护士佩戴无菌手套,嘱患者向下注视,一手持无菌棉签翻开患者上眼睑并固定,充分暴露睑结膜,另一手持蘸有生理氯化钠溶液或抗生素类滴眼剂的无菌棉签轻轻将假膜由内眦向外眦方向剥离。擦下眼睑时嘱患者向上注视,方法同前。
　　　　—— **冲　洗** 对患眼施行结膜囊冲洗,清除残留血液及黏脓性分泌物。
　　　　—— **点　药** 遵医嘱滴用抗生素类滴眼剂。

整　理 —— 协助患者恢复舒适体位,嘱患者闭眼休息。
　　　　—— 洗手,处理医嘱,整理用物。

指导要点 —— 告知患者假膜清除后切勿揉眼。
　　　　—— 告知患者有不适及时通知医护人员。

评　价 —— 操作过程是否严格执行无菌技术操作原则。
　　　　—— 假膜清除方法是否正确。
　　　　—— 假膜清除是否完全。

（六）注意事项

（1）操作过程应严格遵循无菌技术操作原则。

（2）如为双眼上、下眼睑分别行假膜清除治疗，严禁无菌棉签反复使用。

（3）操作时动作应轻柔，以可擦去假膜且不引起患者不适为宜。

（4）如需行假膜清除操作患者为儿童，可给予适当保护性约束。

（5）假膜易剥离且易复发。原则上治疗初期每日 1 次，当假膜变薄或范围减少时改为隔日 1 次，直至假膜不再形成。

（七）健康指导

（1）行表面麻醉剂治疗后嘱患者切勿揉眼，避免角膜损伤。

（2）睑结膜假膜清除后常伴有轻度出血，属正常现象。

（3）指导传染性结膜炎患者取患侧卧位，以避免引发健侧眼感染。培养良好个人习惯，做好个人物品的清洁及消毒工作。

（4）指导患者采取清淡饮食，可多食蔬菜及新鲜水果补充维生素，适量加强蛋白质摄入，禁食辛辣刺激性食物。

（5）嘱患者遵医嘱用药，并指导其掌握正确点药方法。若发现假膜复发应及时到院就诊。

（八）评价

（1）操作过程是否严格执行无菌技术操作原则。

（2）假膜清除方法是否正确。

（3）假膜清除是否完全。

（九）知识链接

真膜和假膜均由脱落的结膜上皮细胞、白细胞、病原体和富含纤维素的渗出物混合形成。真膜是严重的炎症反应渗出物在结膜表面凝结而成，累及整个上皮，强行剥除后创面粗糙易出血；假膜是上皮表面的凝固物，清除后上皮仍保持完整。研究发现，膜形成的病因主要包括腺病毒结膜炎和原发性单纯疱疹病毒性结膜炎。

假膜性结膜炎属急性化脓性结膜炎，病情发展迅速，病程长且传染性强，在传染期应严密隔离，以防暴发流行。其临床表现与急性卡他性结膜炎相似，除结膜充血水肿及黏脓性分泌物外，其特征是在眼睑及穹窿结膜表面有一层半透明灰白色的假膜覆盖。假膜的形成会妨碍药物的吸收而影响治疗效果，严重可致结膜瘢痕、杯状细胞丢失、睑内翻、倒睫和角膜缘干细胞衰竭而产生视力损害，因此假膜性结膜炎的治疗包括及时清除假膜，结膜囊冲洗减少病原菌残留，局部或全身抗感染治疗等，其中清除假膜是治疗的重要一环。有研究表明，在流行性角结膜炎患者免疫反应期加用糖皮质激素对假膜形成及角膜上皮下浸润是一种有效安全的治疗方法，可以缩短病程，避免角膜云翳的产生。

（唐海霞　王　琳）

第十节　球结膜滤泡剔除技术

球结膜自穹窿部到角膜缘，覆盖于眼球前 1/3 部巩膜外面，是结膜中最薄的部分，球结膜与球结膜下的组织连接极为疏松，能随结膜的移动而移动，也因而易发生球结膜水肿。球结膜的淋巴发育良好，当淋巴回流障碍时，可见结膜下出现透明的小水泡样隆起物。球结膜滤泡剔除术是通过穿刺抽取滤泡中液体恢复球结膜形态,缓解患者不适感的技术(图2-10-1)。

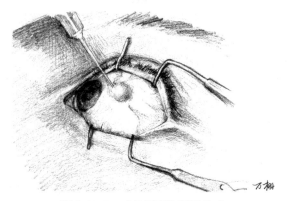

图2-10-1 球结膜滤泡剔除技术

(一)目的
剔除结膜滤泡,缓解眼部不适症状。

(二)适应证
适用于结膜淋巴管阻塞者。

(三)评估
(1)评估患者病情、自理能力、合作程度等。

(2)评估患者眼部情况,结膜是否有急性炎症。

(3)评估患者眼部用药史及药物过敏史。

(四)准备
1. 护士准备 衣帽整洁、洗手、戴口罩。

2. 用物准备 治疗盘、开睑器、冲洗装置、集液装置、无菌手套、无菌注射器、无菌敷料、无菌棉签、表面麻醉剂、皮肤消毒剂、抗生素类滴眼剂或眼膏剂、冲洗液。

3. 环境准备 环境整洁、安静、舒适、光线适宜。

(五)操作
1. 步骤

(1)核对医嘱。

(2)身份识别:携用物至患者旁,采用两种以上方法识别患者身份,核对眼位,向患者解释操作目的、配合方法。

(3)治疗体位:协助患者取仰卧位。

(4)给予结膜囊冲洗,消毒剂消毒眼睑及周围皮肤两遍。

(5)给予表面麻醉。

(6)佩戴无菌手套。用开睑器分开上、下眼睑,嘱患者双眼注视固定目标,充分暴露球结膜滤泡位置。

(7)嘱患者勿转动眼球,护士一手持无菌注射器,针尖斜面向上,远离角膜方向水平刺入滤泡,另一手抽吸液体,拔针后使用无菌棉签挤压滤泡至残余液体完全消失。

(8)遵医嘱给予抗生素类滴眼剂或眼膏剂,采用正确方法包扎患眼。

（9）协助患者恢复舒适体位。

（10）洗手，处理医嘱，整理用物。

2. 流程图

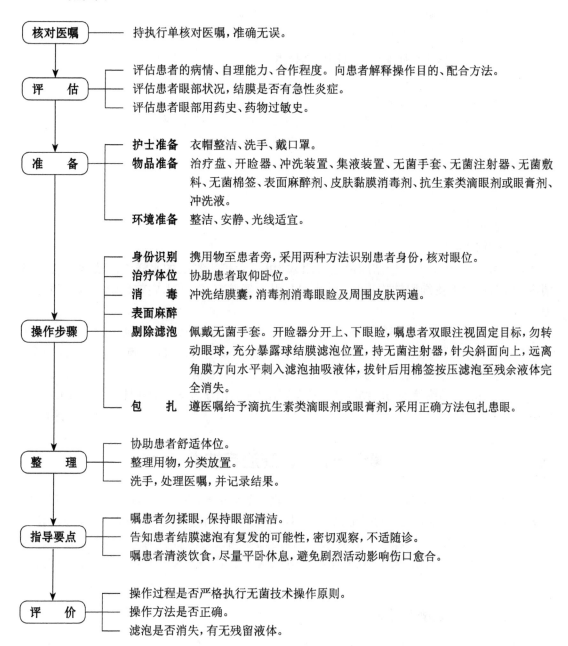

核对医嘱 —— 持执行单核对医嘱，准确无误。

评　估 ——
评估患者的病情、自理能力、合作程度。向患者解释操作目的、配合方法。
评估患者眼部状况，结膜是否有急性炎症。
评估患者眼部用药史、药物过敏史。

准　备 ——
护士准备　衣帽整洁、洗手、戴口罩。
物品准备　治疗盘、开睑器、冲洗装置、集液装置、无菌手套、无菌注射器、无菌敷料、无菌棉签、表面麻醉剂、皮肤黏膜消毒剂、抗生素类滴眼剂或眼膏剂、冲洗液。
环境准备　整洁、安静、光线适宜。

操作步骤 ——
身份识别　携用物至患者旁，采用两种方法识别患者身份，核对眼位。
治疗体位　协助患者取仰卧位。
消　毒　冲洗结膜囊，消毒剂消毒眼睑及周围皮肤两遍。
表面麻醉
剜除滤泡　佩戴无菌手套。开睑器分开上、下眼睑，嘱患者双眼注视固定目标，勿转动眼球，充分暴露球结膜滤泡位置，持无菌注射器，针尖斜面向上，远离角膜方向水平刺入滤泡抽吸液体，拔针后用棉签按压滤泡至残余液体完全消失。
包　扎　遵医嘱给予滴抗生素类滴眼剂或眼膏剂，采用正确方法包扎患眼。

整　理 ——
协助患者舒适体位。
整理用物，分类放置。
洗手，处理医嘱，并记录结果。

指导要点 ——
嘱患者勿揉眼，保持眼部清洁。
告知患者结膜滤泡有复发的可能性，密切观察，不适随诊。
嘱患者清淡饮食，尽量平卧休息，避免剧烈活动影响伤口愈合。

评　价 ——
操作过程是否严格执行无菌技术操作原则。
操作方法是否正确。
滤泡是否消失，有无残留液体。

（六）注意事项

（1）操作过程应严格遵循无菌技术操作原则。

（2）操作时针尖斜面朝上水平进针，进针角度不可过大以避免损伤眼球。

（3）操作动作轻柔，避免操作不当引发结膜水肿或出血。

（4）使用开睑器时避免损伤角膜。

（5）对于眼部急性炎症期患者禁用此项技术。

（七）健康指导

（1）嘱患者勿揉眼，保持眼部清洁。

（2）告知患者结膜滤泡有复发的可能性，密切观察，有不适时随诊。

（3）嘱患者清淡饮食，尽量平卧休息，避免剧烈活动影响伤口愈合。

（八）评价

（1）操作过程是否严格执行无菌技术操作原则。

（2）操作方法是否正确。

（3）滤泡是否消失，有无残留液体。

（九）知识链接

球结膜滤泡常见于因球结膜淋巴管阻塞、淋巴管扩张形成的水样泡。滤泡一般边界清晰，周围结膜上皮细胞结构正常，单纯切开引流复发率高，手术完整切除是有效的治疗方法。

睑结膜滤泡多由淋巴细胞反应引起，滤泡大小不一，呈圆形或不规则形，半透明，外观光滑，凸起于结膜面，数量一般较多，可互相融合排列成行，以下睑结膜及下穹窿部为多。根据结膜炎类型采用对症局部药物治疗，滤泡可随炎症治愈消散。

因此，明确球结膜滤泡与睑结膜滤泡的鉴别诊断，对治疗方案的确立具有重要临床意义。

（沈 丹）

≡ 第十一节 倒睫治疗技术 ≡

倒睫是指睫毛向后方生长，以致触及眼球的不正常状况，是儿童、青少年以及老年人中较常见的外眼病。异常生长的睫毛，经常摩擦角膜上皮，引起结膜炎、角膜上皮脱落、角膜炎、角膜血管翳、角膜溃疡、角膜白斑等疾病，进而影响视力。目前临床常用的治疗方法有单纯的机械性拔除、电解拔除，还有冷冻和射频激光消融等技术。本节主要介绍倒睫的两项非手术治疗技术。

一、机械拔除倒睫技术

机械拔除倒睫技术就是将刺激角膜的睫毛进行物理拔除，从而保护角膜不受损伤的技术（图2-11-1）。

（一）目的

清除生长方向异常、刺激角膜的睫毛。

（二）适应证

适用于少量倒睫者、无法行电解倒睫的患者。

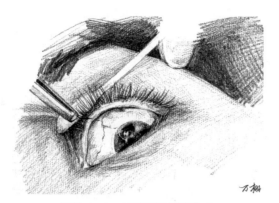

图 2-11-1 机械拔除倒睫技术

(三) 评估

(1) 评估患者病情、自理能力、合作程度等。

(2) 评估患者眼部情况、倒睫数量。

(3) 评估患者眼部用药史及药物过敏史。

(四) 准备

1. 护士准备 衣帽整洁、洗手、戴口罩。

2. 用物准备 治疗盘、医用睫毛镊、无菌棉签、抗生素类滴眼剂。

3. 环境准备 环境整洁、安静、舒适、光线适宜。

(五) 操作

1. 步骤

(1) 核对医嘱。

(2) 身份识别：携用物至患者旁，采用两种以上方法识别患者身份，核对眼位，向患者解释操作目的、配合方法。

(3) 治疗体位：协助患者取仰卧位。

(4) 护士一手持无菌棉签轻拉眼睑，另一手持医用睫毛镊，夹住异常睫毛根部快速拔除。

(5) 遵医嘱给予抗生素类滴眼剂。

(6) 协助患者恢复舒适体位。

(7) 洗手、处理医嘱、整理用物。

2. 流程图

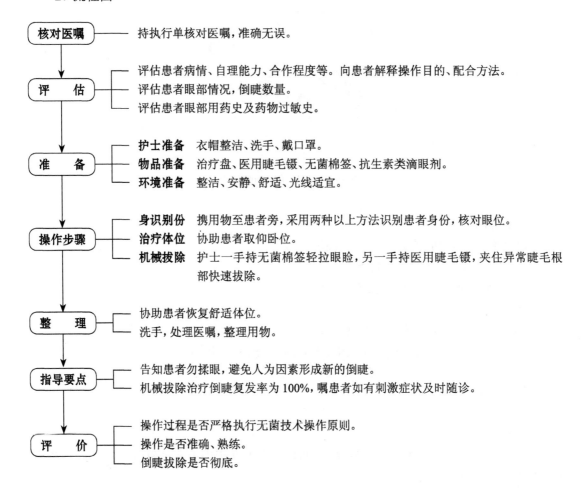

| 核对医嘱 | —— 持执行单核对医嘱,准确无误。 |

评估
—— 评估患者病情、自理能力、合作程度等。向患者解释操作目的、配合方法。
—— 评估患者眼部情况,倒睫数量。
—— 评估患者眼部用药史及药物过敏史。

准备
护士准备 衣帽整洁、洗手、戴口罩。
物品准备 治疗盘、医用睫毛镊、无菌棉签、抗生素类滴眼剂。
环境准备 整洁、安静、舒适、光线适宜。

操作步骤
身识别份 携用物至患者旁,采用两种以上方法识别患者身份,核对眼位。
治疗体位 协助患者取仰卧位。
机械拔除 护士一手持无菌棉签轻拉眼睑,另一手持医用睫毛镊,夹住异常睫毛根部快速拔除。

整理
—— 协助患者恢复舒适体位。
—— 洗手,处理医嘱,整理用物。

指导要点
—— 告知患者勿揉眼,避免人为因素形成新的倒睫。
—— 机械拔除治疗倒睫复发率为 100%,嘱患者如有刺激症状及时随诊。

评价
—— 操作过程是否严格执行无菌技术操作原则。
—— 操作是否准确、熟练。
—— 倒睫拔除是否彻底。

（六）注意事项

（1）操作应轻柔敏捷,以减轻患者疼痛。

（2）儿童给予保护性约束。

（3）大量倒睫或明显睑内翻者禁行此项操作。

（七）健康指导

（1）告知患者治疗后勿揉眼,避免人为因素造成新的倒睫。

（2）机械拔除治疗倒睫复发率为 100%,嘱患者如有刺激症状及时随诊。

（八）评价

（1）操作是否准确、熟练。

（2）倒睫拔除是否彻底。

（九）知识链接

引起倒睫的原因主要有两类,包括不伴有眼睑内翻的倒睫和伴有眼睑内翻的倒睫。眼睑内翻一定可以引起倒睫,但是倒睫不一定都伴有眼睑内翻,倒睫可以单独存在。儿童及青少年主要是由于睫毛的生长方向异常,下睑的赘皮,有时下睑赘皮联合内眦赘皮,以及先天性的眼睑内翻引起。中老年人主要是由眼睑结膜的炎症以及睑缘部瘢痕收缩所致，以及各种原因引起的眼睑内翻。有研究表明，机械拔除倒睫对于轻度睑内翻无益，但能保护中、重度睑内翻眼免于发生角膜混浊，但因重度睑内翻拔除睫毛后仍有很大概率发生角膜混浊，因此，机械拔除睫毛技术不能替代倒睫手术。

二、电解眼部毛囊技术

电解眼部毛囊技术用于倒睫的治疗，相对于机械拔除倒睫技术而言，电解法可破坏睫毛毛囊，达到彻底治疗的目的，使倒睫不再生长（图2-11-2）。

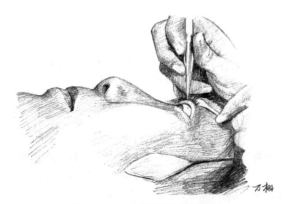

图 2-11-2　电解眼部毛囊技术

（一）目的

去除少量分散、粗硬但无睑内翻的倒睫，避免角膜损伤等继发疾病。

（二）适应证

适用于无睑内翻的少量倒睫、术后仍有倒睫。

（三）评估

（1）评估患者病情、自理能力、合作程度等。

（2）评估患者眼部情况、有无睑内翻、倒睫数量。

（3）评估患者眼部用药史及药物过敏史。

（四）准备

1. 护士准备　衣帽整洁、洗手、戴口罩。

2. 用物准备　倒睫电解器、治疗盘、医用睫毛镊、无菌棉签、无菌注射器、盐酸利多卡因注射剂、皮肤消毒剂、耦合剂、表面麻醉剂、抗生素类滴眼剂或眼膏剂。

3. 环境准备　环境整洁、安静、舒适、光线适宜。

（五）操作

1. 步骤

（1）核对医嘱。

（2）身份识别：携用物至患者旁，采用两种以上方法识别患者身份，核对眼位，向患者解释操作目的、配合方法。

（3）治疗体位：协助患者取仰卧位。

（4）给予睑缘消毒。

（5）局部麻醉：表面麻醉后沿睫毛根部皮下注射盐酸利多卡因注射剂进行局部浸润麻醉。

（6）电解器阳极紧贴于涂抹耦合剂后的患侧颞部皮肤，护士一手持无菌棉签轻拉眼睑，充分暴露睑缘，另一手持阴极针头沿睫毛方向刺入毛囊根部约 2mm。通电数秒，待有白色泡沫冒出后拔出针头，用医用睫毛镊轻轻剔除睫毛。

（7）遵医嘱给予抗生素类滴眼剂或眼膏剂。

（8）协助患者恢复舒适体位。

（9）洗手，处理医嘱，整理用物。

2. 流程图

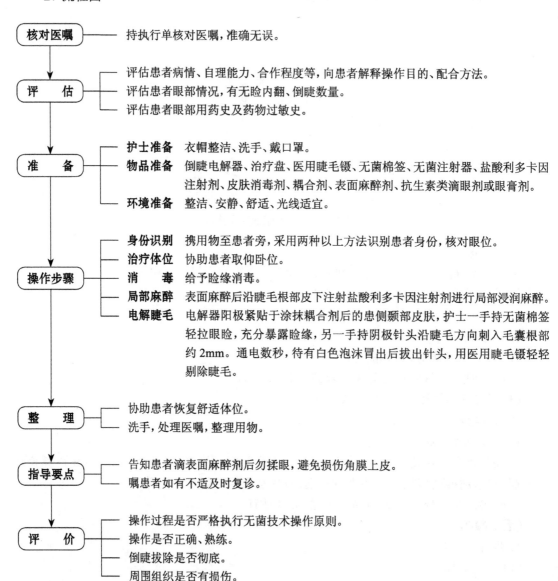

核对医嘱 —— 持执行单核对医嘱，准确无误。

评 估 ——
- 评估患者病情、自理能力、合作程度等，向患者解释操作目的、配合方法。
- 评估患者眼部情况，有无睑内翻、倒睫数量。
- 评估患者眼部用药史及药物过敏史。

准 备 ——
- **护士准备** 衣帽整洁、洗手、戴口罩。
- **物品准备** 倒睫电解器、治疗盘、医用睫毛镊、无菌棉签、无菌注射器、盐酸利多卡因注射剂、皮肤消毒剂、耦合剂、表面麻醉剂、抗生素类滴眼剂或眼膏剂。
- **环境准备** 整洁、安静、舒适、光线适宜。

操作步骤 ——
- **身份识别** 携用物至患者旁，采用两种以上方法识别患者身份，核对眼位。
- **治疗体位** 协助患者取仰卧位。
- **消 毒** 给予睑缘消毒。
- **局部麻醉** 表面麻醉后沿睫毛根部皮下注射盐酸利多卡因注射剂进行局部浸润麻醉。
- **电解睫毛** 电解器阳极紧贴于涂抹耦合剂后的患侧颞部皮肤，护士一手持无菌棉签轻拉眼睑，充分暴露睑缘，另一手持阴极针头沿睫毛方向刺入毛囊根部约 2mm。通电数秒，待有白色泡沫冒出后拔出针头，用医用睫毛镊轻轻剔除睫毛。

整 理 ——
- 协助患者恢复舒适体位。
- 洗手，处理医嘱，整理用物。

指导要点 ——
- 告知患者滴表面麻醉剂后勿揉眼，避免损伤角膜上皮。
- 嘱患者如有不适及时复诊。

评 价 ——
- 操作过程是否严格执行无菌技术操作原则。
- 操作是否正确、熟练。
- 倒睫拔除是否彻底。
- 周围组织是否有损伤。

（六）注意事项

（1）电解器阴极针头应紧贴倒睫根部沿睫毛方向刺入毛囊，以准确破坏毛囊，避免伤及周围组织。

（2）操作过程中随时观察患者局部皮肤情况。如发生皮下血肿，应立即停止操作，压迫数分钟。

（3）电解后轻拔睫毛，若未能拔除，表明该毛囊未被破坏，可进行重复操作。

（4）睑内翻或大量倒睫患者严禁施行此项操作。

（七）健康指导

（1）告知患者滴表面麻醉剂后勿揉眼，避免损伤角膜上皮。

（2）嘱患者如有不适及时复诊。

（八）评价

（1）操作过程是否严格执行无菌技术操作原则。

（2）操作是否正确、熟练。

（3）倒睫拔除是否彻底。

（4）周围组织是否有损伤。

（九）知识链接

倒睫电解器采用直流电解的原理，将身体组织的水和盐进行电解，使毛囊周围组织松弛，从而达到将倒睫彻底拔除的目的。具有操作简便、治疗时间短、无损伤、无出血、恢复快等特点，是一种较为有效的治疗倒睫的方法。但因其适应证存在一定的局限性，目前临床上使用频率并不是很高。

（张　卓）

第十二节　眼部脓肿切开技术

眼睑位于体表，因此易受微生物、风尘和化学物质的侵袭而发生炎症反应。睑腺炎是化脓性细菌侵入眼睑腺体而引起的一种急性炎症。眼睑脓肿除由睑腺炎发展而来，也可继发于鼻窦积脓、眶蜂窝织炎及泪腺炎，还可因外伤感染所致。眼睑炎症早期应给予药物治疗，控制感染。当脓肿形成后，应采用脓肿切开技术，排除脓液，促进炎症消退。

一、外睑腺炎脓肿切开技术

外睑腺炎脓肿切开技术是切开脓肿表面充分排除脓液，缓解外睑腺炎炎症反应的治疗（图2-12-1）。

（一）目的

排除脓液，减轻炎症反应，促进睑腺炎愈合。

（二）适应证

适用于外睑腺炎症局限、脓肿成熟、触之有波动感者。

（三）评估

（1）评估患者病情、自理能力、合作程度等。

（2）评估患者眼部情况，炎症是否局限、有无疼痛、脓肿有无波动感。

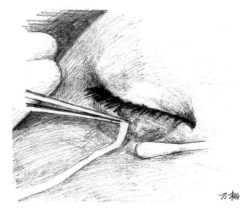

图 2-12-1 外睑腺炎脓肿切开技术

（3）评估患者眼部用药史及药物过敏史。

（四）准备

1. 护士准备 衣帽整洁、洗手、戴口罩。

2. 用物准备 治疗盘、刀柄、眼科镊、无菌刀片、无菌手套、无菌敷料、无菌棉签、无菌引流条、皮肤消毒剂、抗生素类滴眼剂或眼膏剂。

3. 环境准备 环境整洁、安静、舒适、光线适宜。

（五）操作

1. 步骤

（1）核对医嘱。

（2）身份识别：携用物至患者旁，采用两种以上方法识别患者身份，核对眼位，向患者解释操作目的、配合方法。

（3）治疗体位：协助患者取仰卧位。

（4）用皮肤消毒剂对眼睑及周围皮肤消毒两遍。消毒范围以眼部为中心，旋转消毒眼周皮肤扩大到面部皮肤，上至发际线，内侧至对侧眼中线，下至嘴唇，外侧至耳根部。

（5）佩戴无菌手套。使用尖刀于脓肿波动最明显且位置相对低点做一与睑缘平行切口。

（6）使用无菌棉签将脓液轻轻排出，切勿用力挤压。若有脓栓，用眼科镊夹住取出。

（7）若脓肿较大，脓液一次不能排尽时，可放置无菌引流条，妥善固定。

（8）遵医嘱给予抗生素类滴眼剂或眼膏剂，采用正确方法包扎患眼。

（9）协助患者恢复舒适体位。

（10）洗手、处理医嘱、整理用物。

2. 流程图

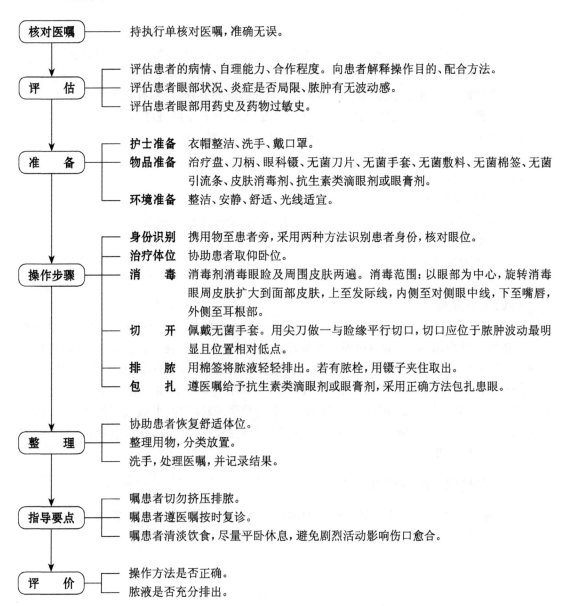

核对医嘱 —— 持执行单核对医嘱,准确无误。

评　估 ——
- 评估患者的病情、自理能力、合作程度。向患者解释操作目的、配合方法。
- 评估患者眼部状况、炎症是否局限、脓肿有无波动感。
- 评估患者眼部用药史及药物过敏史。

准　备 ——
- **护士准备**　衣帽整洁、洗手、戴口罩。
- **物品准备**　治疗盘、刀柄、眼科镊、无菌刀片、无菌手套、无菌敷料、无菌棉签、无菌引流条、皮肤消毒剂、抗生素类滴眼剂或眼膏剂。
- **环境准备**　整洁、安静、舒适、光线适宜。

操作步骤 ——
- **身份识别**　携用物至患者旁,采用两种方法识别患者身份,核对眼位。
- **治疗体位**　协助患者取仰卧位。
- **消　毒**　消毒剂消毒眼睑及周围皮肤两遍。消毒范围:以眼部为中心,旋转消毒眼周皮肤扩大到面部皮肤,上至发际线,内侧至对侧眼中线,下至嘴唇,外侧至耳根部。
- **切　开**　佩戴无菌手套。用尖刀做一与睑缘平行切口,切口应位于脓肿波动最明显且位置相对低点。
- **排　脓**　用棉签将脓液轻轻排出。若有脓栓,用镊子夹住取出。
- **包　扎**　遵医嘱给予抗生素类滴眼剂或眼膏剂,采用正确方法包扎患眼。

整　理 ——
- 协助患者恢复舒适体位。
- 整理用物,分类放置。
- 洗手,处理医嘱,并记录结果。

指导要点 ——
- 嘱患者切勿挤压排脓。
- 嘱患者遵医嘱按时复诊。
- 嘱患者清淡饮食,尽量平卧休息,避免剧烈活动影响伤口愈合。

评　价 ——
- 操作方法是否正确。
- 脓液是否充分排出。

（六）注意事项

（1）脓肿未成熟时，不宜切开。

（2）操作动作熟练，切口深度适宜，勿伤及眼球。

（3）切口大小视脓肿范围而定，避免在睑缘做切口，以免术后形成瘢痕，影响睫毛生长方向。

（4）排脓时切勿用力挤压，以免炎症扩散，引起海绵窦血栓、败血症等严重并发症。

（5）引流条放置点切勿堵塞切口，以充分引流，每日换药至脓液排尽。

（6）明显或伴有全身症状时，可遵医嘱全身应用抗生素治疗。

（七）健康指导

（1）患者切勿自行挤压排脓。

（2）需遵医嘱按时复诊。

（3）嘱患者清淡饮食，尽量平卧休息，避免剧烈活动影响伤口愈合。

（八）评价

（1）操作方法是否正确。

（2）脓液是否充分排出。

（九）知识链接

外睑腺炎是睫毛毛囊或其附属的皮脂腺（Zeis 腺）或变态汗腺（Moll 腺）的急性化脓性炎症，初期红肿范围弥散，触诊可发现明显压痛的硬结，如外睑腺炎邻近外眦角时，疼痛特别明显，还可引起反应性球结膜水肿。临床表现为初期眼睑水肿、充血，有胀痛、压痛感，可触及硬结，数日后硬结逐渐软化，扪之有波动感，也可自行破溃排出脓液。若炎症扩散到眼睑皮肤下结缔组织而发展为眼睑蜂窝织炎，表现为整个眼睑红肿，并波及同侧颜面部，眼睑不能睁开，触之坚硬，压痛明显，球结膜反应性水肿剧烈，往往伴有恶寒、发热、头痛等全身症状，耳前淋巴结亦肿大并有压痛。

二、内睑腺炎脓肿切开技术

内睑腺炎脓肿切开技术是通过睑结膜面切口排出脓液，控制炎症扩散，辅助内睑腺炎治疗的技术（图 2-12-2）。

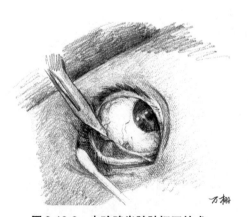

图 2-12-2　内睑腺炎脓肿切开技术

（一）目的

排除脓液，减轻炎症反应，促进睑腺炎的愈合。

（二）适应证

适用于内睑腺炎脓肿成熟者。

（三）评估

（1）评估患者病情、自理能力、合作程度等。

（2）评估患者眼部情况，睑结膜有无红肿疼痛、炎症是否局限。

（3）评估患者眼部用药史及药物过敏史。

（四）准备

1. 护士准备　衣帽整洁、洗手、戴口罩。

2. 用物准备　治疗盘、刀柄、眼科镊、冲洗装置、集液装置、无菌手套、无菌刀片、无菌敷料、无菌棉签、皮肤消毒剂、表面麻醉剂、抗生素类滴眼剂或眼膏剂、冲洗液。

3. 环境准备　环境整洁、安静、舒适、光线适宜。

（五）操作

1. 步骤

（1）核对医嘱。

（2）身份识别：携用物至患者旁，采用两种以上方法识别患者身份，核对眼位，向患者解释操作目的、配合方法。

（3）治疗体位：协助患者取仰卧位。

（4）给予结膜囊冲洗，消毒剂消毒眼睑及周围皮肤两遍。

（5）给予表面麻醉。

（6）佩戴无菌手套。一手翻转患侧眼睑，充分暴露睑结膜并固定，另一手用尖刀沿睑板腺走向，在脓肿最明显处做垂直于睑缘的切口。

（7）使用无菌棉签擦拭脓液，如有脓栓，则用眼科镊扩大切口后夹取，使脓液排尽。

（8）遵医嘱给予抗生素类滴眼剂或眼膏剂，采用正确方法包扎患眼。

（9）协助患者恢复舒适体位。

（10）洗手、处理医嘱、整理用物。

2. 流程图

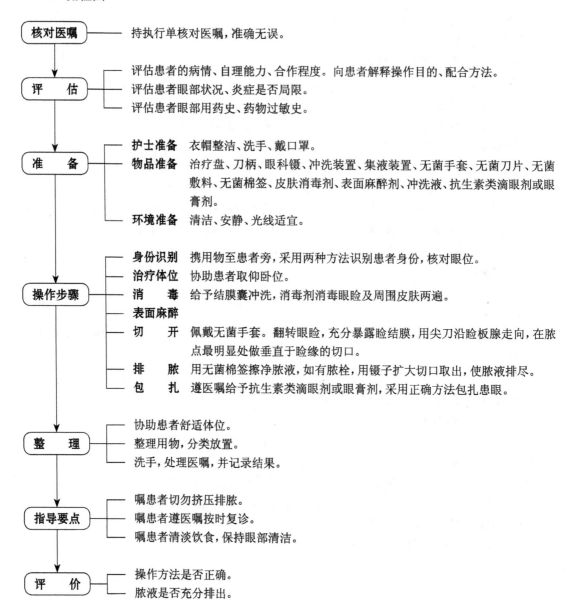

核对医嘱 —— 持执行单核对医嘱，准确无误。

评 估 —— 评估患者的病情、自理能力、合作程度。向患者解释操作目的、配合方法。
评估患者眼部状况、炎症是否局限。
评估患者眼部用药史、药物过敏史。

准 备 —— **护士准备** 衣帽整洁、洗手、戴口罩。
物品准备 治疗盘、刀柄、眼科镊、冲洗装置、集液装置、无菌手套、无菌刀片、无菌敷料、无菌棉签、皮肤消毒剂、表面麻醉剂、冲洗液、抗生素类滴眼剂或眼膏剂。
环境准备 清洁、安静、光线适宜。

操作步骤 —— **身份识别** 携用物至患者旁，采用两种方法识别患者身份，核对眼位。
治疗体位 协助患者取仰卧位。
消 毒 给予结膜囊冲洗，消毒剂消毒眼睑及周围皮肤两遍。
表面麻醉
切 开 佩戴无菌手套。翻转眼睑，充分暴露睑结膜，用尖刀沿睑板腺走向，在脓点最明显处做垂直于睑缘的切口。
排 脓 用无菌棉签擦净脓液，如有脓栓，用镊子扩大切口取出，使脓液排尽。
包 扎 遵医嘱给予抗生素类滴眼剂或眼膏剂，采用正确方法包扎患眼。

整 理 —— 协助患者舒适体位。
整理用物，分类放置。
洗手，处理医嘱，并记录结果。

指导要点 —— 嘱患者切勿挤压排脓。
嘱患者遵医嘱按时复诊。
嘱患者清淡饮食，保持眼部清洁。

评 价 —— 操作方法是否正确。
脓液是否充分排出。

（六）注意事项

（1）脓肿未成熟时，不宜切开。

（2）操作时刀刃应背离眼球，避免误伤。如为儿童或不能配合者可行保护性约束。

（3）排脓时切勿用力挤压脓头，以免炎症扩散而引发眼眶蜂窝织炎、海绵窦血栓等严重并发症。

（4）局部反应明显或伴有全身症状时，可遵医嘱全身应用抗生素治疗。

（七）健康指导

（1）患者切勿自行挤压排脓。

（2）告知患者遵医嘱按时复诊。

（3）嘱患者清淡饮食，保持眼部清洁。

（八）评价

（1）操作方法是否正确。

（2）脓液是否充分排出。

（九）知识链接

内睑腺炎是睑板腺的急性化脓性炎症，患处呈红、肿、热、痛等急性炎症典型表现，病症局限于睑板腺内，病变处有硬结，触之压痛，睑结膜面局限性充血明显。常于睑结膜面形成黄色脓点，可自行破溃，破溃后炎症明显减轻，1～2天逐渐消退。

儿童、老人或患有慢性消耗性疾病的患者，当感染的致病菌毒性强烈时，睑腺炎可在眼睑皮肤下组织扩散，发展为眼睑蜂窝织炎。如不及时处理，有时可能引起败血症或海绵窦血栓等并发症，严重则危及生命。

三、眼睑脓肿切开技术

眼睑脓肿切开技术是指沿眼睑皮纹方向作切口排出脓液，促进脓肿消散的治疗（图2-12-3）。

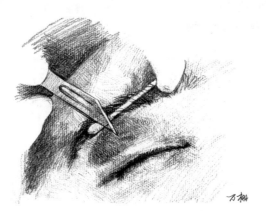

图2-12-3 眼睑脓肿切开技术

（一）目的

排除脓液，减轻炎症反应。

（二）适应证

适用于眼睑脓肿成熟、触之较软有波动感者。

（三）评估

（1）评估患者病情、自理能力、合作程度等。

（2）评估患者眼部情况，炎症是否局限、有无疼痛、脓肿有无波动感。

（3）评估患者眼部用药史及药物过敏史。

（4）评估患者是否为瘢痕体质。

（四）准备

1. 护士准备　衣帽整洁、洗手、戴口罩。

2. 用物准备　治疗盘、眼科镊、无菌手套、无菌刀片、无菌敷料、无菌棉签、无菌引流条、皮肤消毒剂、抗生素类滴眼剂或眼膏剂。

3. 环境准备　环境整洁、安静、舒适、光线适宜。

（五）操作

1. 步骤

（1）核对医嘱。

（2）身份识别：携用物至患者旁，采用两种以上方法识别患者身份，核对眼位，向患者解释操作目的、配合方法。

（3）治疗体位：协助患者取卧位。

（4）消毒剂消毒眼睑及周围皮肤两遍。范围：以眼部为中心，旋转消毒眼周皮肤扩大到面部皮肤，上至发际线，内侧至对侧眼中线，下至嘴唇，外侧至耳根部。

（5）佩戴无菌手套。使用尖刀于脓肿波动最明显且位置相对低点做与皮纹方向一致切口。

（6）使用无菌棉签将脓液轻轻排出，切勿用力挤压。若有脓栓，用眼科镊夹住取出。

（7）若脓肿较大，脓液一次不能排尽时，可放置无菌引流条，妥善固定。

（8）遵医嘱给予抗生素类滴眼剂或眼膏剂，选择正确方法包扎患眼。

（9）协助患者恢复舒适体位。

（10）洗手、处理医嘱、整理用物。

2. 流程图

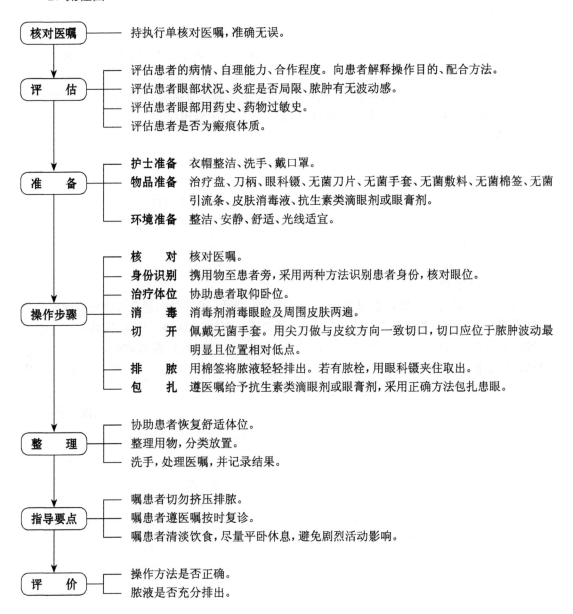

核对医嘱 —— 持执行单核对医嘱，准确无误。

评　估
—— 评估患者的病情、自理能力、合作程度。向患者解释操作目的、配合方法。
—— 评估患者眼部状况、炎症是否局限、脓肿有无波动感。
—— 评估患者眼部用药史、药物过敏史。
—— 评估患者是否为瘢痕体质。

准　备
—— **护士准备**　衣帽整洁、洗手、戴口罩。
—— **物品准备**　治疗盘、刀柄、眼科镊、无菌刀片、无菌手套、无菌敷料、无菌棉签、无菌引流条、皮肤消毒液、抗生素类滴眼剂或眼膏剂。
—— **环境准备**　整洁、安静、舒适、光线适宜。

操作步骤
—— **核　对**　核对医嘱。
—— **身份识别**　携用物至患者旁，采用两种方法识别患者身份，核对眼位。
—— **治疗体位**　协助患者取仰卧位。
—— **消　毒**　消毒剂消毒眼睑及周围皮肤两遍。
—— **切　开**　佩戴无菌手套。用尖刀做与皮纹方向一致切口，切口应位于脓肿波动最明显且位置相对低点。
—— **排　脓**　用棉签将脓液轻轻排出。若有脓栓，用眼科镊夹住取出。
—— **包　扎**　遵医嘱给予抗生素类滴眼剂或眼膏剂，采用正确方法包扎患眼。

整　理
—— 协助患者恢复舒适体位。
—— 整理用物，分类放置。
—— 洗手，处理医嘱，并记录结果。

指导要点
—— 嘱患者切勿挤压排脓。
—— 嘱患者遵医嘱按时复诊。
—— 嘱患者清淡饮食，尽量平卧休息，避免剧烈活动影响。

评　价
—— 操作方法是否正确。
—— 脓液是否充分排出。

（六）注意事项

（1）脓肿未成熟时，不宜切开。

（2）操作动作熟练，切口深度适宜，避免损伤眼轮匝肌。

（3）脓肿较大怀疑有多个脓腔时，应以眼科镊探通分离各个脓腔，放置无菌引流条充分引流。

（4）排脓时切勿用力挤压脓头，以免炎症扩散，引起海绵窦血栓、败血症等严重并发症。

（5）局部反应明显或伴有全身症状时，可全身应用抗生素治疗。

（七）健康指导

（1）嘱患者切勿自行挤压排脓。

（2）告知患者遵医嘱按时复诊。

（3）嘱患者清淡饮食，尽量平卧休息，避免剧烈活动影响伤口愈合。

（八）评价

（1）操作方法是否正确。

（2）脓液是否充分排出。

（九）知识链接

据第 8 版《眼科学》，眼睑脓肿多由葡萄球菌感染所致，可因外伤感染或继发于眼眶骨膜炎和骨髓炎。以眼睑显著红肿，触之有硬结，继则硬结变软，形成脓肿为临床特点。注意在脓肿尚未充分形成时，不宜过早切开。切开前后切忌挤压脓肿，因眼睑和面部静脉无瓣膜，易造成感染扩散，引起蜂窝织炎、败血症或海绵窦脓毒血栓而危及生命。若有这种先兆，应及早全身应用足量抗生素治疗。

（沈 丹）

第 三 章
眼科中医护理技术

═ 第一节 眼浴技术 ═

眼浴技术在中医眼科学中又称浸眼法,是指将眼部组织浸泡于高渗剂或具有祛风止痛、止泪收泪、清热解毒、活血消肿、退翳明目等功效的药物水溶液中,使其与药液广泛接触,以便药力渗入眼部组织的一种中医外治疗法。因其可根据治疗需要适度调节药液温度,故本法可起到洗眼、热敷、药疗的综合效用(图3-1-1)。

(一)目的

1. 使药物直接渗入眼部组织,增加药液有效浓度及治疗时间。

2. 清除眼部浅表有害物质。

3. 迅速消除各种原因引起的角膜水肿,有利于对眼内病变的详细检查。

(二)适应证

适用于急性闭角型青光眼、急性过敏性眼炎、眼睑皮肤炎症、急慢性结膜炎、角膜炎症、虹膜睫状体炎、眼部化学伤等。

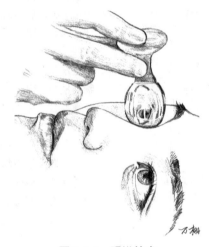

图 3-1-1 眼浴技术

(三)评估

1. 评估患者病情、自理能力、合作程度等。

2. 评估患眼皮肤、结膜及角膜情况。

3. 评估患者的眼部用药史及过敏史。

(四)准备

1. 护士准备 衣帽整洁、洗手、戴口罩。

2. 用物准备 眼浴杯、无菌棉球、药物水溶液。

3. 环境准备 环境整洁、安静、舒适,光线适宜。

(五)操作

1. 步骤

(1)核对医嘱。

(2)身份识别:携用物至患者旁,采用两种以上的方法识别患者身份,核对眼位,向患者解释操作目的、配合方法。

（3）药物配置。

（4）治疗体位：协助患者取头低坐位，背部紧贴座椅靠背。

（5）将药液置于眼浴杯内。

（6）嘱患者睁眼，充分暴露角膜。护士一手持眼浴杯，将眼浴杯口紧贴眼眶上、下缘皮肤，使角膜完全浸于药液内，另一手轻托患者头枕部，嘱其轻轻后仰，呈仰头半坐位，必要时于患者枕下垫软枕。

（7）20分钟后，协助患者恢复头低坐位，取下眼浴杯，用无菌棉球擦干眼睑及周边皮肤，观察角膜有无红肿。

（8）洗手，处理医嘱，整理用物。

2. 流程图

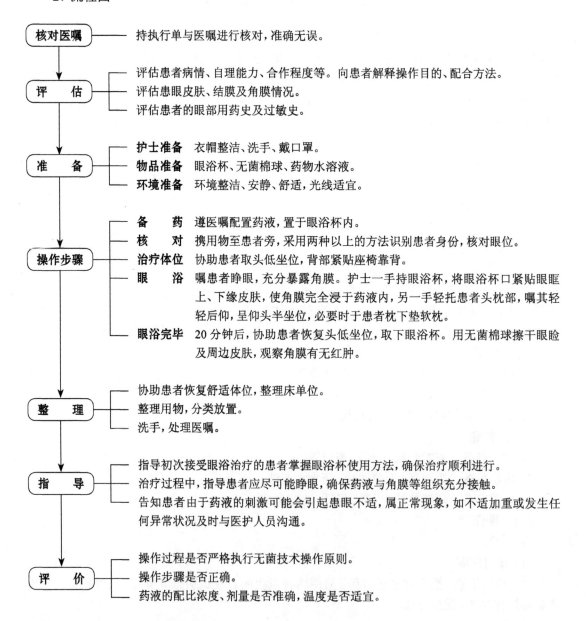

（六）注意事项

1. 操作过程应严格遵循无菌技术操作原则。

2. 眼浴杯口应紧贴眼眶上、下缘皮肤，护士持杯力度适宜，防止患者眼部不适及药液外溢。

3. 协助患者头部后仰过程中，如有药液外溢应及时恢复头低位，调整眼浴杯位置后方可继续操作。

4. 操作过程中注意观察患者病情变化，询问有无不适。

5. 药液须严格进行过滤处理，确保其澄清且不含药渣等固体物质，以免造成角膜、结膜异物及角膜擦伤。

6. 用于眼球前段炎症及眼内陈旧积血的患者，可酌情提高眼浴药液温度，起到热敷效用的同时，有利于气血的流通和药性的渗透；用于眼睑、结膜的急性炎症及眼部出血初期的患者，可酌情降低药液温度，起到止血止痛的效用。

（七）健康指导

1. 操作过程中，指导患者应尽可能睁眼，使药液与角膜等组织充分接触，以更好地发挥疗效。

2. 治疗过程中，由于药液的刺激作用会引起患眼不适症状，属正常现象，适时叮嘱患者如不适加剧需及时告知。

（八）评价

1. 操作过程是否严格执行无菌技术操作原则。

2. 操作步骤是否正确。

3. 药液的配比浓度、剂量是否准确，温度是否适宜。

（九）知识链接

眼浴技术具有药液制备简便、用药灵活性大、药液与眼部接触面广泛等优点。目前，临床常将这一技术应用于治疗急性闭角型青光眼高眼压所致的角膜水肿。硝酸毛果芸香碱是治疗闭角型青光眼的基本药物和首选药物，以缩瞳为机制达到降眼压作用。急性闭角型青光眼患者眼压极度升高，瞳孔散大，如眼压过高≥50mmHg，致虹膜括约肌缺血使缩瞳剂无法发挥作用；且角膜水肿呈雾状混浊，无法进行前房角镜检查。此时可通过眼浴技术，局部应用高渗药物和缩瞳剂，高渗药物可增加泪膜渗透压，促使角膜水分流入泪膜，再通过泪液被动排出，迅速消除高眼压引起的角膜水肿，减轻角膜厚度，同时易于缩瞳剂发挥缩瞳作用，使房角开放，局部再配合其他降眼压药物，亦可促进药物更好地发挥作用。

（赵　慧　侯　芳）

≡ 第二节　敷 眼 技 术 ≡

一、热敷技术

眼热敷技术是通过把热传导至眼部皮肤，从而增加组织温度和局部血流量，促进血液循环和新陈代谢的一种眼科常用外治辅助疗法，可分为湿热法和干热法（图3-2-1）。

（一）目的

1．疏通眼部经络，散瘀、消肿散结、止痛。

2．促进药物吸收，增强药效。

（二）适应证

适用于眼睑化脓性炎症、角膜炎、巩膜炎、葡萄膜炎、眼眶软组织的炎症、急性泪囊炎、眼睑青肿痛者及非新鲜的前房积血等。

（三）评估

1．评估患者病情、自理能力、合作程度等。

2．评估患者眼睑部皮肤情况。

3．评估患者眼部用药史及药物过敏史。

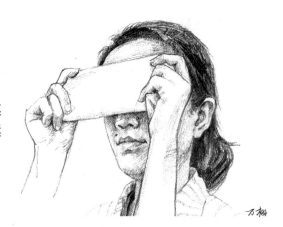

图3-2-1　热敷技术

（四）准备

1．护士准备　衣帽整洁、洗手、戴口罩。

2．物品准备

（1）湿热法：清洁毛巾或易吸收水分的布类、无菌敷料、无菌棉球、45～50℃热水、凡士林软膏。

（2）干热法：小热水袋、布套或毛巾、无菌棉球、50～60℃热水、凡士林软膏。

3．环境准备　环境整洁、安静、舒适、光线适宜。

（五）操作

1．步骤

（1）核对医嘱。

（2）身份识别：携用物至患者旁，采用两种以上方法识别患者身份，核对眼位，向患者解释操作目的、配合方法。

（3）治疗体位：协助患者采取仰卧位。

（4）为患者擦拭眼部分泌物并清洁眼周。

（5）嘱患者闭眼，于眼睑涂抹凡士林软膏，用无菌敷料遮盖眼睑，以防烫伤。

①湿热法：根据患者眼睑部宽度，将毛巾折叠成适宜大小，放入倒有45～50℃热水的清洁容器中，将毛巾浸透后拧半干，以不滴水为宜。将毛巾覆盖在无菌敷料上，再嘱患者睁开眼睛，让热气直接作用于眼球。毛巾靠近眼睛过程中，嘱患者感受毛巾温度，以患者舒适为宜，以免烫伤。热敷时间以每次15～20分钟为宜，每日2～3次。在热敷期间，注意观察毛巾温度，适时予以更换。

②干热法：将50～60℃热水灌至小热水袋容积的2/3，排出袋内气体，拧紧螺旋盖，装进布套内或用毛巾裹好，放在眼睑部位。热敷时间以每次15～20分钟为宜，每日2～3次。

（6）热敷完毕，取下毛巾、热水袋及无菌敷料，协助患者清洁面部。

（7）协助患者恢复舒适体位。

（8）洗手，处理医嘱，整理用物。

2. 流程图

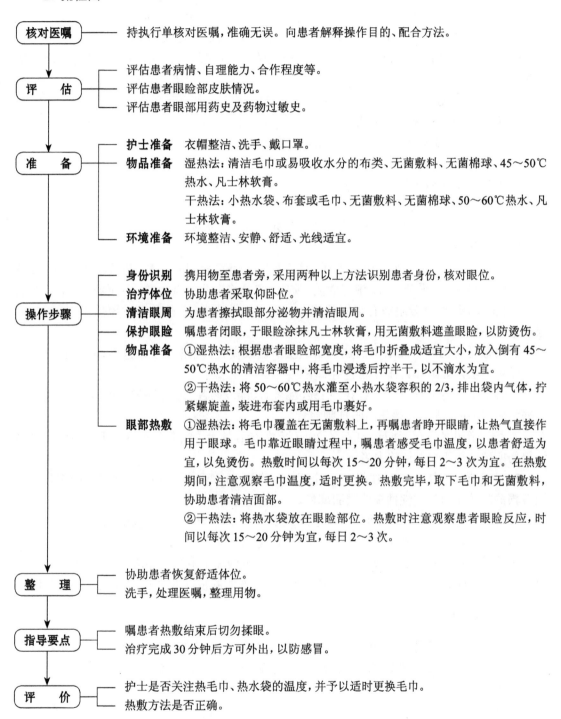

| 核对医嘱 | —— | 持执行单核对医嘱，准确无误。向患者解释操作目的、配合方法。 |

评　估
- 评估患者病情、自理能力、合作程度等。
- 评估患者眼睑部皮肤情况。
- 评估患者眼部用药史及药物过敏史。

准　备
- **护士准备**　衣帽整洁、洗手、戴口罩。
- **物品准备**　湿热法：清洁毛巾或易吸收水分的布类、无菌敷料、无菌棉球、45～50℃热水、凡士林软膏。
  干热法：小热水袋、布套或毛巾、无菌敷料、无菌棉球、50～60℃热水、凡士林软膏。
- **环境准备**　环境整洁、安静、舒适、光线适宜。

操作步骤
- **身份识别**　携用物至患者旁，采用两种以上方法识别患者身份，核对眼位。
- **治疗体位**　协助患者采取仰卧位。
- **清洁眼周**　为患者擦拭眼部分泌物并清洁眼周。
- **保护眼睑**　嘱患者闭眼，于眼睑涂抹凡士林软膏，用无菌敷料遮盖眼睑，以防烫伤。
- **物品准备**　①湿热法：根据患者眼睑部宽度，将毛巾折叠成适宜大小，放入倒有45～50℃热水的清洁容器中，将毛巾浸透后拧半干，以不滴水为宜。
  ②干热法：将50～60℃热水灌至小热水袋容积的2/3，排出袋内气体，拧紧螺旋盖，装进布套内或用毛巾裹好。
- **眼部热敷**　①湿热法：将毛巾覆盖在无菌敷料上，再嘱患者睁开眼睛，让热气直接作用于眼球。毛巾靠近眼睛过程中，嘱患者感受毛巾温度，以患者舒适为宜，以免烫伤。热敷时间以每次15～20分钟，每日2～3次为宜。在热敷期间，注意观察毛巾温度，适时更换。热敷完毕，取下毛巾和无菌敷料，协助患者清洁面部。
  ②干热法：将热水袋放在眼睑部位。热敷时注意观察患者眼睑反应，时间以每次15～20分钟为宜，每日2～3次。

整　理
- 协助患者恢复舒适体位。
- 洗手，处理医嘱，整理用物。

指导要点
- 嘱患者热敷结束后切勿揉眼。
- 治疗完成30分钟后方可外出，以防感冒。

评　价
- 护士是否关注热毛巾、热水袋的温度，并予以适时更换毛巾。
- 热敷方法是否正确。

（六）注意事项

1. 热敷过程中，热毛巾、热水袋不可直接接触患者眼部，以避免发生烫伤。

2. 操作中若患者出现任何不适，应中止操作，通知医生并记录。

3. 急性闭角型青光眼、出血倾向、病灶已化脓、急性结膜炎、眼睑皮肤湿疹患者严禁施行此项操作。

（七）健康指导

1. 嘱患者热敷结束后切勿揉眼。

2. 治疗完成 30 分钟后方可外出，以防感冒。

（八）评价

1. 热敷方法是否正确。

2. 是否发生局部烫伤。

3. 护士是否关注热毛巾、热水袋的温度，并予以适时更换。

（九）知识链接

中医认为，人体是一个有机的整体，体内外有着不可分割的联系，热敷法古称淋拓、淋洗或淋浴。早在《太平圣惠方》中记载的"熨眼方"是将中药材捣为散，入铜器中，于饭甑上蒸，以布裹熨眼，对部分眼病有很好的疗效。现代医学认为：药热敷可缩短病程，缓解患者眼部症状，值得临床推广应用。

药热敷是将药物研成细末后加入醋或蛋清调成糊状，用消毒纱布包裹，然后将外敷药置于眼袋夹层内敷眼。具体方剂选用如下：

1. 眼外伤 I 号方（生地黄、红花各 15g，醋乳香、醋没药各 10g，延胡索 10g，冰片 15g 等）：止痛消瘀，适用于眼睑钝挫伤后眼球刺痛者。

2. 眼外伤 II 号方（生地黄、红花各 20g，泽兰 20g，冰片 15g 等）：祛瘀消肿，适用于眼睑钝挫伤所致的皮下血肿或瘀血者。

3. 止痉散方（白芍 30g，甘草 15g，全蝎 3g，蝉蜕 10g 等）：息风止痉，适用于中老年人肝阴亏损的眼轮匝肌间歇性抽搐或眼肌麻痹。

4. 消肿排脓方（蒲公英 20g，金银花 20g，黄芩片 10g，红花 15g，冰片 5g，生天南星 5g，皂角刺 10g 等）：清热消肿排脓，适用于初发期睑腺炎。

中药热敷不仅保持了热敷和局部用药的优点，更增加了中药的渗透和吸收，便于组织修复，改善眼表的血液循环，促进新陈代谢，促进中药在眼睑皮肤的吸收，从而达到治疗目的。

二、冷敷技术

眼冷敷技术是应用制冷设施置于患眼局部，降低组织代谢中的氧消耗，抑制组织代谢及淋巴生长的一种外治辅助疗法，可分为湿冷法和干冷法（图 3-2-2）。

（一）目的

1. 降低局部温度。

2. 止血、止痛、减轻炎性水肿及渗出。

（二）适应证

适用于挫伤性眼部出血之早期止血、电光性眼炎及急性结膜炎局部灼热涩痛较甚者。

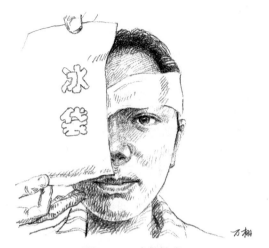

图 3-2-2 冷敷技术

（三）评估

1. 评估患者病情、自理能力、合作程度等。

2. 评估患者眼睑部皮肤情况。

3. 评估患者眼部用药史及药物过敏史。

（四）准备

1. 护士准备　衣帽整洁、洗手、戴口罩。

2. 物品准备

（1）湿冷法：无菌敷料、无菌棉球、人造冰或冰水、凡士林软膏或抗生素类眼膏剂。

（2）干冷法：制冷设施、无菌敷料、无菌棉球、凡士林软膏或抗生素类眼膏剂。

3. 环境准备　环境整洁、安静、舒适、光线适宜。

（五）操作

1. 步骤

（1）核对医嘱。

（2）身份识别：携用物至患者旁，采用两种以上方法识别患者身份，核对眼位，向患者解释操作目的、配合方法。

（3）治疗体位：协助患者取仰卧位或坐位。

（4）清洁患者眼周皮肤及分泌物。

（5）嘱患者闭眼，患侧眼睑涂抹凡士林软膏或抗生素类眼膏剂，用无菌敷料遮盖。

①湿冷法：将无菌敷料置于冰水中制冷，拧至半干后放在无菌敷料上。

②干冷法：将制冷设施放在无菌敷料上，再取无菌敷料置于其上，以便于手持固定。

（6）冷敷时长需根据不同治疗目的遵医嘱执行。治疗期间注意询问患者对温度的感受，若主诉温度过低可暂停片刻。湿冷法应适时为患者更换湿冷敷料。

（7）冷敷完毕，取下制冷设施及无菌敷料，观察有无冻伤，协助患者清洁面部。

（8）协助患者恢复舒适体位。

（9）洗手、处理医嘱，整理用物。

2. 流程图

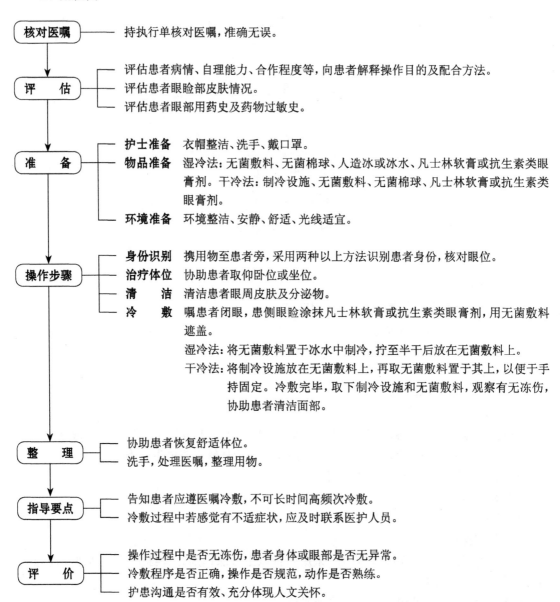

核对医嘱 —— 持执行单核对医嘱，准确无误。

评　估 ——
- 评估患者病情、自理能力、合作程度等，向患者解释操作目的及配合方法。
- 评估患者眼睑部皮肤情况。
- 评估患者眼部用药史及药物过敏史。

准　备 ——
- **护士准备** 衣帽整洁、洗手、戴口罩。
- **物品准备** 湿冷法：无菌敷料、无菌棉球、人造冰或冰水、凡士林软膏或抗生素类眼膏剂。干冷法：制冷设施、无菌敷料、无菌棉球、凡士林软膏或抗生素类眼膏剂。
- **环境准备** 环境整洁、安静、舒适、光线适宜。

操作步骤 ——
- **身份识别** 携用物至患者旁，采用两种以上方法识别患者身份，核对眼位。
- **治疗体位** 协助患者取仰卧位或坐位。
- **清　洁** 清洁患者眼周皮肤及分泌物。
- **冷　敷** 嘱患者闭眼，患侧眼睑涂抹凡士林软膏或抗生素类眼膏剂，用无菌敷料遮盖。
  湿冷法：将无菌敷料置于冰水中制冷，拧至半干后放在无菌敷料上。
  干冷法：将制冷设施放在无菌敷料上，再取无菌敷料置于其上，以便于手持固定。冷敷完毕，取下制冷设施和无菌敷料，观察有无冻伤，协助患者清洁面部。

整　理 ——
- 协助患者恢复舒适体位。
- 洗手，处理医嘱，整理用物。

指导要点 ——
- 告知患者应遵医嘱冷敷，不可长时间高频次冷敷。
- 冷敷过程中若感觉有不适症状，应及时联系医护人员。

评　价 ——
- 操作过程中是否无冻伤，患者身体或眼部是否无异常。
- 冷敷程序是否正确，操作是否规范，动作是否熟练。
- 护患沟通是否有效、充分体现人文关怀。

（六）注意事项

1. 对外伤或手术后患眼施行冷敷，冷敷过程中需严格执行无菌技术操作原则，避免使用湿冷法，保持敷料干燥，以防引起感染。

2. 冷敷时应着重关注局部皮肤颜色及患者主诉，避免发生冻伤。

3. 操作中若患者出现任何不适，应中止操作，通知医生并记录。

4. 因本法有凝滞气血之弊，只可暂用，不宜久施，气血淤滞者不宜使用，伴有角膜溃疡、虹膜睫状体炎的患者禁忌冷敷。

（七）健康指导

1. 告知患者应遵医嘱冷敷，不可长时间高频次冷敷。

2. 冷敷过程中若感觉有不适症状，应及时联系医护人员。

（八）评价

1. 操作过程中是否无冻伤，患者身体或眼部是否无异常。

2. 冷敷程序是否正确，操作是否规范，动作是否熟练。

3. 操作过程中护患沟通是否有效、充分体现人文关怀。

（九）知识链接

冰之为药，早在唐代陈藏器的《本草拾遗》中就记载："冰，味甘大寒无毒，主去热烦"。明代李时珍则在《本草纲目》中明确收录了"伤寒阳毒，热盛昏迷者，以冰一块置于膻中，良"的外治方法。

现代医学中冷敷法不仅常用于眼部辅助治疗，亦可用于高热、头痛、鼻出血、软组织钝挫伤、关节扭伤早期等一些疼痛出血病证，其主要分为局部冷敷法和全身冷敷法。

局部冷敷疗法主要有以下几种：一是冰袋、冰囊等，目的主要是降温、消炎、止痛、止血，可放于鼻部、颈颌下、前额、腋下、腹股沟等部位。二是冰槽、冰帽，目的主要是降低脑压、防止脑水肿、减轻脑细胞损害，可放于头部，注意保护后颈部、双耳、双眼。

全身冷敷疗法主要方法是温水擦浴，目的是降温（用于体温在39.5℃以上的患者），部位可选择四肢、侧胸、背臀。主要手法是擦拭大血管流经处时，应延长擦拭时间，边擦边按摩，以利散热。

总而言之，冷敷法是借助冰的大寒之性，直接作用于患处或特定部位，达到降温散热、止血止痛、消除肿胀等目的，但年老体弱者、虚寒证患者、妊娠期妇女、经期妇女等不宜冰敷。

三、药敷技术

药敷技术是指将具有明目、清热解毒等功效的中药制成浓缩剂，敷于眼周及肢体穴位体表皮肤的一种中医外治疗法。以中医经络腧穴理论为基础，利用经络腧穴与脏腑生理、病理密切相关的机理，采取诸经、穴合用以及远近结合的方式，刺激相应的经络点，达到疏通经络，缓解眼痛、眼胀、眼干涩等不适症状的疗效（图3-2-3）。

（一）目的

1. 疏通经络，行气活血，濡养双目。

2. 疏通眼部的精气，促进泪液分泌，改善干眼症状。

（二）适应证

目赤肿痛、眼睑痉挛、干眼、视力疲劳、面神经麻痹、三叉神经痛、眉棱骨痛等眼部不适。

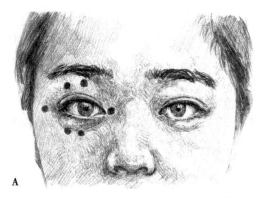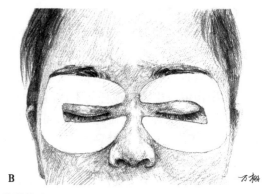

图 3-2-3　药敷技术
A. 穴位敷药　B. 覆盖敷料

（三）评估

1. 评估患者病情、自理能力、合作程度等。

2. 评估患眼及肢体穴位周围皮肤情况。

3. 评估患者眼部用药史及药物过敏史。

（四）准备

1. 护士准备　衣帽整洁、洗手、戴口罩。

2. 用物准备　无菌棉球、无菌敷料、酒精、中药浓缩剂、生理氯化钠溶液。

3. 环境准备　环境整洁、安静、舒适，光线适宜。

（五）操作

1. 步骤

（1）核对医嘱。

（2）身份识别　携用物至患者旁，采用两种以上的方法识别患者身份，核对眼位，向患者解释操作目的、配合方法。

（3）治疗体位　协助患者取坐位或仰卧位。

（4）依据病症选择穴位。

（5）嘱患者闭眼，协助患者清洁面部，用浸有酒精的无菌棉球清洁眼周及远端所选取穴位处皮肤。

（6）将中药浓缩剂均匀敷于穴位处皮肤上，再将无菌敷料覆盖于中药浓缩剂表面。

（7）20 分钟后取下敷料，用浸有生理氯化钠溶液的无菌棉球擦拭眼睑及皮肤残留的中药，观察眼周皮肤有无红肿。

（8）协助患者恢复舒适体位。

（9）洗手，处理医嘱，整理用物。

2. 流程图

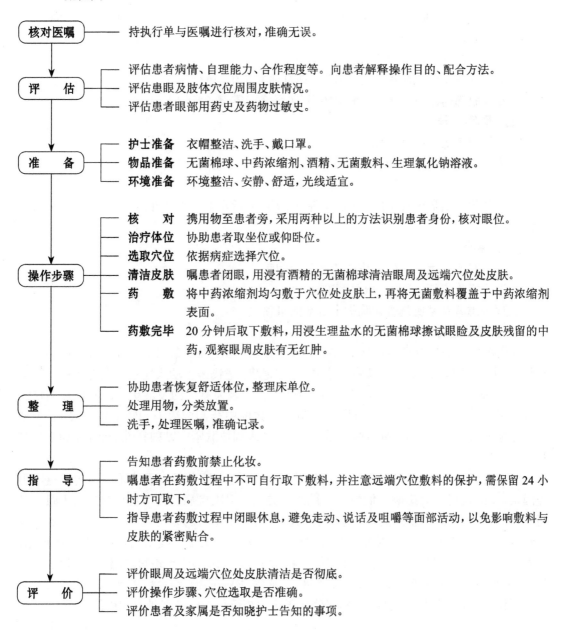

核对医嘱 —— 持执行单与医嘱进行核对,准确无误。

评　估
- 评估患者病情、自理能力、合作程度等。向患者解释操作目的、配合方法。
- 评估患眼及肢体穴位周围皮肤情况。
- 评估患者眼部用药史及药物过敏史。

准　备
- **护士准备**　衣帽整洁、洗手、戴口罩。
- **物品准备**　无菌棉球、中药浓缩剂、酒精、无菌敷料、生理氯化钠溶液。
- **环境准备**　环境整洁、安静、舒适,光线适宜。

操作步骤
- **核　对**　携用物至患者旁,采用两种以上的方法识别患者身份,核对眼位。
- **治疗体位**　协助患者取坐位或仰卧位。
- **选取穴位**　依据病症选择穴位。
- **清洁皮肤**　嘱患者闭眼,用浸有酒精的无菌棉球清洁眼周及远端穴位处皮肤。
- **药　敷**　将中药浓缩剂均匀敷于穴位处皮肤上,再将无菌敷料覆盖于中药浓缩剂表面。
- **药敷完毕**　20 分钟后取下敷料,用浸生理盐水的无菌棉球擦试眼睑及皮肤残留的中药,观察眼周皮肤有无红肿。

整　理
- 协助患者恢复舒适体位,整理床单位。
- 处理用物,分类放置。
- 洗手,处理医嘱,准确记录。

指　导
- 告知患者药敷前禁止化妆。
- 嘱患者在药敷过程中不可自行取下敷料,并注意远端穴位敷料的保护,需保留 24 小时方可取下。
- 指导患者药敷过程中闭眼休息,避免走动、说话及咀嚼等面部活动,以免影响敷料与皮肤的紧密贴合。

评　价
- 评价眼周及远端穴位处皮肤清洁是否彻底。
- 评价操作步骤、穴位选取是否准确。
- 评价患者及家属是否知晓护士告知的事项。

（六）注意事项

1. 需彻底清洁皮肤上的污渍、油渍，以防影响药物的吸收及敷料与皮肤粘贴的紧密程度。

2. 敷药时，勿使药液掉入眼内，以免引起眼部刺激，甚至损伤角膜、结膜。

3. 皮肤有新鲜外伤创口不宜药敷。

4. 如局部皮肤出现瘙痒等过敏症状，即刻通知医生，停止治疗。

5. 建议眼部药敷每天2次，每次20分钟；远端穴位敷24小时。

（七）健康指导

1. 告知患者药敷前禁止化妆。

2. 嘱患者在药敷过程中不可自行取下敷料，并注意远端穴位敷料的保护，需保留24小时方可取下。

3. 指导患者药敷过程中闭眼休息，避免走动、说话及咀嚼等面部活动，以免影响敷料与皮肤的紧密贴合。

（八）评价

1. 评价眼周及远端穴位处皮肤清洁是否彻底。

2. 评价操作步骤、穴位选取是否准确。

3. 评价患者及家属是否知晓护士告知的事项。

（九）知识链接

穴位敷贴疗法是中医治疗学的重要组成部分，在马王堆汉墓出土的我国现存最早医学专著《五十二病方》中，便有"以蓟印其中颠"的记载，是我国劳动人民在长期与疾病斗争中总结出来的一套独特的、行之有效的治疗方法，有着极为悠久的发展历史。穴位敷贴疗法亦可延展应用于眼科，将具有明目、清热解毒功效的中药制成浓缩剂敷于相应穴位；为使药物更好地固定，亦可选择具有吸水溶胀后，能与眼周皮肤紧密贴敷特性的敷料，如水凝胶贴片。

随着人口老龄化、空气污染等问题日益严重，加之电脑普及以及隐形眼镜的广泛应用等因素，干眼症已成为影响人们生活质量的一类重要眼表疾病。目前世界范围内干眼症发病率5.5%～33.7%，据我国流行病学统计，发病率在21%～30%，呈逐年上升态势。鉴于其影响因素众多，针对性治疗困难，目前治疗方法中人工泪液是一线用药，而根据中医理论，干眼症可归为"白涩症、干涩昏花症和神水将枯"范畴。眼部药敷恰可通络活血、促进泪液分泌，有效缓解干眼引起的视疲劳、异物感、干涩感、眼胀感痛等症状，且无副作用。对中医与西医诊疗方案施以归纳与整合，将对优化干眼症规范化诊疗方案具有积极促进作用。

（孙　杰　赵　慧）

═ 第三节　熏眼技术 ═

熏眼技术是中医眼科外治方法之一，系指用药物煎水，用其蒸腾之热气熏治眼疾的方法。利用中药药力及药液的温热作用，使眼部气血流畅、疏邪导滞，达到疏通经络、抗感染、止痒之功效（图3-3-1）。

（一）目的

1. 促进局部血管扩张，加速血液循环及炎症消退。

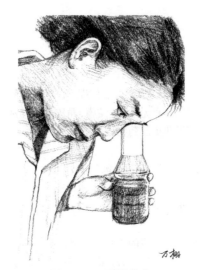

图 3-3-1　熏眼技术

2. 促进药物吸收,增强药效。

(二)适应证

适用于角膜炎、巩膜炎、急慢性葡萄膜炎等眼部疾病。

(三)评估

1. 评估患者病情、自理能力、合作程度。

2. 评估患者眼睑皮肤有无破损,结膜、角膜有无异常。

3. 评估患者眼部用药史及药物过敏史。

(四)准备

1. 护士准备　衣帽整洁,洗手、戴口罩。

2. 用物准备　治疗盘、熏眼容器、无菌棉签、无菌敷料、中药煎剂。

3. 环境准备　环境清洁、安静、舒适、光线适宜。

(五)操作

1. 步骤

(1)核对医嘱。

(2)药物准备:将制备完成的中药煎剂倒入熏眼容器内,汽温需维持在50~55℃之间。

(3)身份识别:携用物至患者旁,采用两种以上方法识别患者身份,核对眼位,向患者解释操作目的、配合方法。

(4)治疗体位:协助患者取坐位。

(5)熏蒸:清洁眼部分泌物后,嘱患者头部前倾,低头睁眼,患眼充分接触容器口,利用热气蒸腾熏蒸眼部。熏蒸中注意观察患者反应,防止烫伤。每次治疗时间为15~20分钟,每日1~3次。熏眼后用无菌敷料擦拭患眼,嘱患者闭眼休息。

(6)协助患者恢复舒适体位。

(7)洗手,处理医嘱,整理用物。

2. 流程图

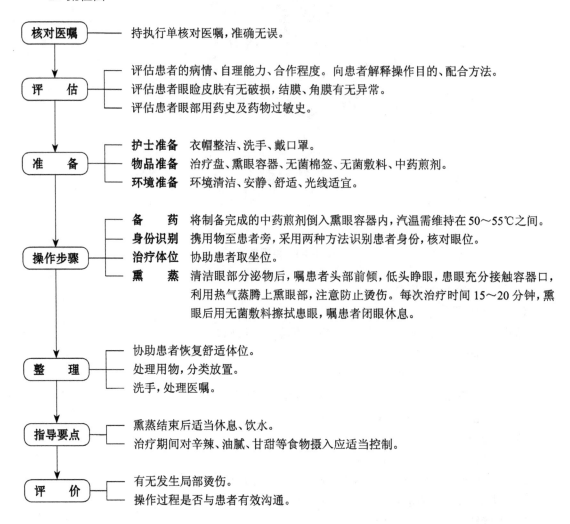

核对医嘱 —— 持执行单核对医嘱,准确无误。

评 估
— 评估患者的病情、自理能力、合作程度。向患者解释操作目的、配合方法。
— 评估患者眼睑皮肤有无破损,结膜、角膜有无异常。
— 评估患者眼部用药史及药物过敏史。

准 备
— **护士准备** 衣帽整洁、洗手、戴口罩。
— **物品准备** 治疗盘、熏眼容器、无菌棉签、无菌敷料、中药煎剂。
— **环境准备** 环境清洁、安静、舒适、光线适宜。

操作步骤
— **备 药** 将制备完成的中药煎剂倒入熏眼容器内,汽温需维持在50~55℃之间。
— **身份识别** 携用物至患者旁,采用两种方法识别患者身份,核对眼位。
— **治疗体位** 协助患者取坐位。
— **熏 蒸** 清洁眼部分泌物后,嘱患者头部前倾,低头睁眼,患眼充分接触容器口,利用热气蒸腾上熏眼部,注意防止烫伤。每次治疗时间15~20分钟,熏眼后用无菌敷料擦拭患眼,嘱患者闭眼休息。

整 理
— 协助患者恢复舒适体位。
— 处理用物,分类放置。
— 洗手,处理医嘱。

指导要点
— 熏蒸结束后适当休息、饮水。
— 治疗期间对辛辣、油腻、甘甜等食物摄入应适当控制。

评 价
— 有无发生局部烫伤。
— 操作过程是否与患者有效沟通。

（六）注意事项

1. 注意温度变化，防止局部烫伤。

2. 治疗过程中注意密切观察患者的身体状况，如有头晕、心悸、胸闷等不适感觉，应停止熏蒸，协助患者卧床休息。

3. 眼部恶性肿瘤、出血性眼病初期、急性结膜炎患者禁止施行此项操作。

（七）健康指导

1. 熏蒸结束后适当休息、饮水。

2. 治疗期间对辛辣、油腻、甘甜等食物摄入应适当控制。

（八）评价

1. 有无发生局部烫伤。

2. 操作过程是否与患者有效沟通。

（九）知识链接

"熏蒸"是我们中华民族传承已久的中药外治疗法的分支，中药熏蒸疗法又称为中药蒸煮疗法、中药汽浴疗、药透疗法、热雾疗法等。在一些少数民族地区，被称为"烘雅"。中药熏蒸是以热药蒸汽为治疗因子的化学、物理综合疗法。这种方法最早用于临床的记载自先秦就有，后世不乏其术。在马王堆汉墓《五十二病方》中已有用韭和酒煮沸，以其热气熏蒸，治疗伤科疾病的相关记载。在《礼记》、《黄帝内经》及东汉医圣张仲景所著《金匮要略》等古典文集当中均有记载。到清代，中药熏蒸趋于成熟。清末医家吴师机，通过大量临床实践，并广泛搜集他人的经验，撰写了《理瀹骈文》一书。该书可谓集外治法之大成，因而被后世誉为"外治之宗"。书中有关熏蒸疗法的内容十分丰富，精辟地指出："外治可与内治并行，而能补内治之不及"。新中国成立后，随着科学技术的日新月异，中药熏蒸在理论与实践方面均有所发展，并逐渐应用于休闲保健、康复疗养和临床治疗疾病等诸多方面。

中药熏眼遵循中医辨证论治的原则，依据疾病的治疗需要，选配中药制成熏蒸方剂，以适当的温度和湿度加热眼周神经，激活神经末梢和毛细血管，保持血流畅通，从而增强眼部神经和睫状肌的视觉功能。这种治疗方法操作方便，适应证多，药简价廉，安全无创，疗效显著，易于被患者接受。

（谢　玮）

≡ 第四节　耳尖穴放血技术 ≡

耳尖穴放血技术是指在耳尖穴进行针刺放出少量血液，从而达到祛除病气、通脉活血、止痛消肿、祛腐生新、调节气血循环的功效，是一种辅助治疗疾病的中医外治疗法（图3-4-1）。

（一）目的

清热解毒祛风、解痉止痛、平肝明目。

（二）适应证

适用于暴发火眼、目赤肿痛、急性结膜炎、睑腺炎、睑板腺囊肿等。

（三）评估

1. 评估患者病情、自理能力、合作程度等。

2. 评估患者耳尖穴及周围皮肤情况。

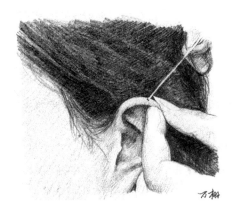

图 3-4-1 耳尖穴放血技术

3. 评估患者眼部用药史及药物过敏史。

（四）准备

1. 护士准备 衣帽整洁、洗手、戴口罩。

2. 物品准备 无菌毫针、无菌手套、无菌棉球、酒精、皮肤消毒剂。

3. 环境准备 环境整洁、安静、舒适、光线适宜。

（五）操作

1. 步骤

（1）核对医嘱。

（2）身份识别：携用物至患者旁，采用两种以上方法识别患者身份，核对耳位，向患者解释操作目的、配合方法。

（3）治疗体位：协助患者取坐位或侧伏坐位。

（4）选取穴位：取患眼同侧耳尖穴，即折耳向前，取耳郭上方的尖端处。

（5）用手指按摩耳郭使其充血，着重按摩耳尖穴处，直至发红。

（6）配戴无菌手套，消毒耳尖穴周围皮肤。

（7）以一手固定耳尖穴，另一手持针对准耳尖穴快速刺入，深度为 1～2mm，随即将针迅速退出。双手轻轻挤压针孔周围耳郭放血，然后用浸有酒精的无菌棉球吸取血滴，每滴直径约 5mm，每次放血 5～10 滴。

（8）放血结束后，以无菌棉球压迫止血。

（9）协助患者恢复舒适体位。

（10）洗手，处理医嘱，整理用物。

2. 流程图

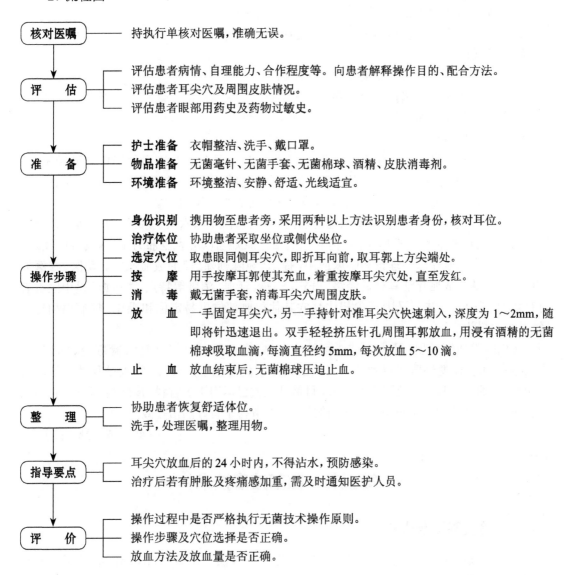

核对医嘱 —— 持执行单核对医嘱,准确无误。

评　估 —— 评估患者病情、自理能力、合作程度等。向患者解释操作目的、配合方法。
　　　　　 评估患者耳尖穴及周围皮肤情况。
　　　　　 评估患者眼部用药史及药物过敏史。

准　备 —— **护士准备** 衣帽整洁、洗手、戴口罩。
　　　　　 物品准备 无菌毫针、无菌手套、无菌棉球、酒精、皮肤消毒剂。
　　　　　 环境准备 环境整洁、安静、舒适、光线适宜。

操作步骤 —— **身份识别** 携用物至患者旁,采用两种以上方法识别患者身份,核对耳位。
　　　　　 治疗体位 协助患者采取坐位或侧伏坐位。
　　　　　 选定穴位 取患眼同侧耳尖穴,即折耳向前,取耳郭上方尖端处。
　　　　　 按　摩 用手按摩耳郭使其充血,着重按摩耳尖穴处,直至发红。
　　　　　 消　毒 戴无菌手套,消毒耳尖穴周围皮肤。
　　　　　 放　血 一手固定耳尖穴,另一手持针对准耳尖穴快速刺入,深度为 1～2mm,随即将针迅速退出。双手轻轻挤压针孔周围耳郭放血,用浸有酒精的无菌棉球吸取血滴,每滴直径约 5mm,每次放血 5～10 滴。
　　　　　 止　血 放血结束后,无菌棉球压迫止血。

整　理 —— 协助患者恢复舒适体位。
　　　　　 洗手,处理医嘱,整理用物。

指导要点 —— 耳尖穴放血后的 24 小时内,不得沾水,预防感染。
　　　　　 治疗后若有肿胀及疼痛感加重,需及时通知医护人员。

评　价 —— 操作过程中是否严格执行无菌技术操作原则。
　　　　　 操作步骤及穴位选择是否正确。
　　　　　 放血方法及放血量是否正确。

（六）注意事项

1. 操作过程中应严格执行无菌技术操作原则。

2. 放血应取患眼同侧耳尖穴,若该耳郭有炎症、破溃等可取对侧耳尖穴。

3. 放血时应快速进针、出针,以减轻患者疼痛。

4. 进针深度不易过深,避免刺伤耳郭软骨或刺穿耳郭。

5. 放血量要根据病情、体质而定,一周 3 次,12 次为一个疗程。

6. 放血挤压方法要正确,从远端到近端轻轻挤压,使其自然出血,严禁局部挤压,以防血肿产生。

7. 操作过程中密切观察患者反应,若患者为儿童应给予适当保护性约束。

（七）健康指导

1. 耳尖穴放血后的 24 小时内，不得沾水，预防感染。

2. 治疗后若有肿胀及疼痛感加重，需及时通知医护人员。

（八）评价

1. 操作中是否严格执行无菌技术操作原则。

2. 操作步骤及穴位选择是否正确。

3. 放血方法及放血量是否正确。

（九）知识链接

耳尖穴为耳穴之一，亦为经外奇穴，又名"耳涌"。耳尖在耳郭微经络中为肝经所主，"其血气皆上于面而走空窍，其精阳之气上走于目而为睛，其别气走于耳而为听"。早在古籍《新集备急灸法》、《奇效良方一》中就记载有耳尖穴能治"眼串黔膜"。

据记载，外感病是由机体感受六淫之邪而导致的病症，因六淫之邪的性质不同、侵袭部位不同，所反应的症状也不尽相同，但其总的治疗原则当以解表驱邪为主。《黄帝内经》详尽论述了刺络放血疗法的理论和临床应用，提出"宛陈则除之"的放血原则。蒙医、藏医的《四部医典》认为放血疗法具有通经络、开窍、泻热、活血、消肿等特点。"放血"是中医古老而有效的"去火"疗法。又因耳尖相比耳穴其他放血部位更易定位和操作，疼痛也相对较轻，故使用最为广泛。

现代医学研究发现，耳尖穴放血可治疗发热、高血压、急性结膜炎、睑腺炎、痛症、风疹、失眠等疾病，使外感病得到及时有效的治疗。随着医学的发展，特别是耳针疗法的兴起，耳尖穴的功效与主治范围不断扩大，目前耳尖穴已运用于五官科、皮肤科、儿科、神经系统疾病、痛症及传染性疾病等各类疾病的治疗，并取得了良好的治疗效果。

（栗 苗 孙 杰）

第五节 眼部按摩技术

一、睑板腺按摩技术

睑板腺按摩可充分扩张睑板腺开口，促进睑板腺脂质的分泌和排出，改善干眼症状（图 3-5-1，图 3-5-2）。

（一）目的

1. 疏通睑板腺开口，使睑板腺腺体分泌物排出通畅。

2. 恢复正常的泪膜脂质层，增加泪膜的稳定性。

（二）适应证

适用于睑板腺功能障碍。

（三）评估

1. 评估患者病情、自理能力、合作程度。

2. 评估眼部是否清洁、有无分泌物，睑结膜有无充血、瘢痕。

3. 评估患者眼部用药史及药物过敏史。

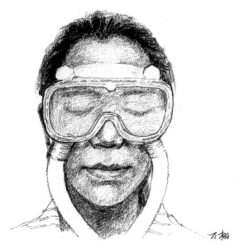

图 3-5-1　熏蒸

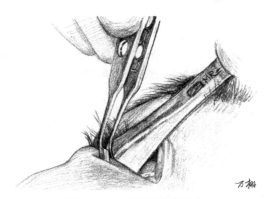

图 3-5-2　睑板腺按摩技术

（四）准备

1. 护士准备　衣帽整洁、洗手、戴口罩。

2. 用物准备　治疗盘、熏蒸仪、睑板腺疏通镊、托睑板、无菌棉签、无菌敷料、表面麻醉剂、抗生素类滴眼剂及眼膏剂。

3. 环境准备　环境整洁、安静、舒适、光线适宜。

（五）操作

1. 步骤

（1）核对医嘱。

（2）身份识别：携用物至患者旁，采用两种以上方法识别患者身份，核对眼位，向患者解释操作目的、配合方法。

（3）治疗体位：协助患者取坐位。

（4）熏蒸：按照设备使用说明书的规定，在熏蒸仪内加入适量生理氯化钠溶液，连接电源，设置温度为 34℃，时间为 12 分钟，雾量为Ⅲ级。温度稳定后协助患者戴上眼罩，嘱患者闭眼，按"确认"键进行熏蒸。熏蒸完毕，清洁面部水渍。

（5）按摩：协助患者取仰卧位，给予表面麻醉。在托睑板两面涂上抗生素眼膏剂。疏通上眼睑时，嘱患者向下方注视，一手用无菌棉签固定上眼睑，将托睑板涂抹药膏端轻轻放入眼睑内，余端与皮肤接触处垫上无菌敷料，按压托睑板将眼睑撑开。另一手持睑板腺疏通镊沿睑板腺向睑缘方向进行按摩，用无菌棉签清洁挤出的分泌物；疏通下眼睑时，嘱患者向上方注视，操作同前。操作完毕后，取出托睑板，患眼滴入抗生素类滴眼液，嘱患者闭眼休息。

（6）协助患者恢复舒适体位。

（7）洗手、处理医嘱、整理用物。

2. 流程图

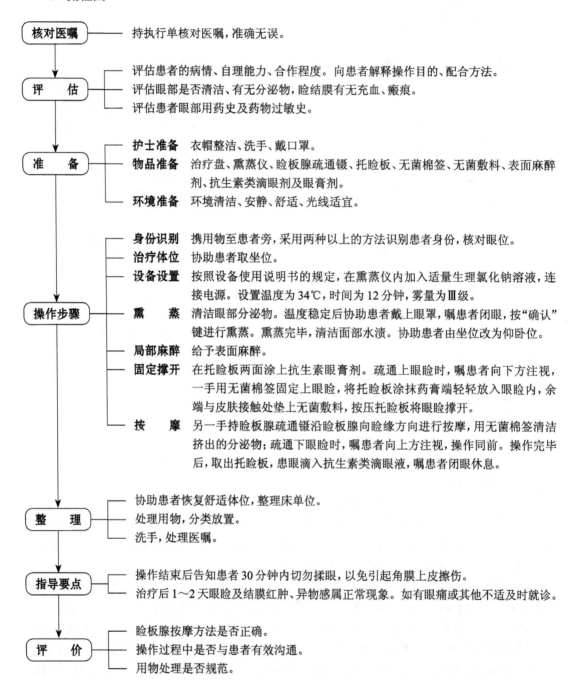

核对医嘱 —— 持执行单核对医嘱,准确无误。

评　估
- 评估患者的病情、自理能力、合作程度。向患者解释操作目的、配合方法。
- 评估眼部是否清洁、有无分泌物,睑结膜有无充血、瘢痕。
- 评估患者眼部用药史及药物过敏史。

准　备
- **护士准备** 衣帽整洁、洗手、戴口罩。
- **物品准备** 治疗盘、熏蒸仪、睑板腺疏通镊、托睑板、无菌棉签、无菌敷料、表面麻醉剂、抗生素类滴眼剂及眼膏剂。
- **环境准备** 环境清洁、安静、舒适、光线适宜。

操作步骤
- **身份识别** 携用物至患者旁,采用两种以上的方法识别患者身份,核对眼位。
- **治疗体位** 协助患者取坐位。
- **设备设置** 按照设备使用说明书的规定,在熏蒸仪内加入适量生理氯化钠溶液,连接电源。设置温度为34℃,时间为12分钟,雾量为Ⅲ级。
- **熏　蒸** 清洁眼部分泌物。温度稳定后协助患者戴上眼罩,嘱患者闭眼,按“确认”键进行熏蒸。熏蒸完毕,清洁面部水渍。协助患者由坐位改为仰卧位。
- **局部麻醉** 给予表面麻醉。
- **固定撑开** 在托睑板两面涂上抗生素眼膏剂。疏通上眼睑时,嘱患者向下方注视,一手用无菌棉签固定上眼睑,将托睑板涂抹药膏端轻轻放入眼睑内,余端与皮肤接触处垫上无菌敷料,按压托睑板将眼睑撑开。
- **按　摩** 另一手持睑板腺疏通镊沿睑板腺向睑缘方向进行按摩,用无菌棉签清洁挤出的分泌物;疏通下眼睑时,嘱患者向上方注视,操作同前。操作完毕后,取出托睑板,患眼滴入抗生素类滴眼液,嘱患者闭眼休息。

整　理
- 协助患者恢复舒适体位,整理床单位。
- 处理用物,分类放置。
- 洗手,处理医嘱。

指导要点
- 操作结束后告知患者30分钟内切勿揉眼,以免引起角膜上皮擦伤。
- 治疗后1~2天眼睑及结膜红肿、异物感属正常现象。如有眼痛或其他不适及时就诊。

评　价
- 睑板腺按摩方法是否正确。
- 操作过程中是否与患者有效沟通。
- 用物处理是否规范。

（六）注意事项

1. 按摩着力于睑缘，力度适宜，以可排出分泌物为宜。

2. 操作过程动作轻柔，嘱患者切勿转动眼球和瞬目，以免损伤角膜。

3. 按摩时注意观察患者反应，若疼痛不适、无法配合，应停止操作。

4. 操作后告知患者由于滴入表面麻醉剂，30分钟内切勿揉眼，以免引起角膜上皮擦伤。

5. 继续治疗需间隔1～2天，避免治疗时受损的结膜面及各腺体未予修复。

（七）健康指导

1. 治疗当日勿使用眼霜等眼部化妆品。

2. 每晚可配合眼部热敷治疗15～20分钟，以促进睑板腺分泌物的流动排出，加速炎症消散。

3. 治疗后1～2天眼睑及结膜出现红肿、异物感属正常现象。如有眼痛或其他不适及时就诊。

4. 嘱患者注意用眼卫生，尽量避免在较长一段时间内持续用眼。

5. 注意补充水分，多食新鲜蔬菜水果，勿食辛辣刺激性强的食物及油炸、油煎等油腻食物。禁烟酒、浓茶、咖啡。

（八）评价

1. 睑板腺按摩方法是否正确。

2. 操作过程中是否与患者有效沟通。

3. 用物处理是否规范。

（九）知识链接

睑板腺功能障碍（MGD）是一种慢性、弥漫性睑板腺异常，通常以睑板腺终末导管的阻塞和/或睑板腺分泌物质量的改变为特征。临床上可引起泪膜异常、眼部刺激症状、炎症反应以及眼表疾病。睑板腺阻塞是MGD最常见原因，长时间使用电脑导致荧屏终端综合征的这一类型MGD发病率日益增高，且环境空气污染日趋严重也使得睑板腺阻塞的发病率增加。

睑板腺又称Meibom腺，属独立的变态皮脂腺，是一种管状腺体，开口于睑缘灰线后，其中央导管直径约100～150μm，上睑约有30～40个，中央导管长度约5mm，下睑20～30个，中央导管长度约2.5mm。睑板腺管开口处上皮角化增生，引起管口狭窄；睑脂分泌物浓厚，失去液性状态，呈较黏稠状或牙膏状阻塞管口的内侧端。由于睑板腺分泌的脂质物的流失最可能的途径是通过睑缘皮肤和睫毛，脂质物在睑缘的堆积、结痂阻塞了睑板腺管开口等因素，致使睑板腺口有阻塞。睑板腺管内蓄存较多的脂质样物，睑板腺管扩张，致其收缩力下降、丧失，无法依靠患者瞬眼运动来促使睑脂的排出。如果未挤出蓄存于睑板腺管内和黏附于睑缘的脂样质物，这种黏性脂质分泌物富含有比例较高的胆固醇酯，为睫毛根部的继发性细菌感染提供了有利条件。

现阶段尚无针对该病病因的治疗方案，眼睑缘部物理清洁是主要的治疗方法，睑板腺按摩作为一种有效治疗方法，使用范围广泛，减轻了患者的痛苦，增加患者舒适度的同时明显提升患者治疗的依从性，对睑板腺功能障碍型干眼症起到了重要的辅助治疗作用，值得临床推广使用。

二、眼肌按摩技术

眼肌按摩是指从结膜面对麻痹肌进行直接按摩,促进血液循环及肌肉功能的恢复(图3-5-3)。

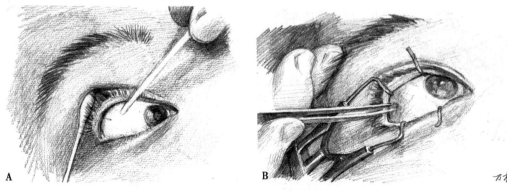

图3-5-3 眼肌按摩技术
A. 按摩麻痹肌　B. 牵拉麻痹肌

(一)目的
防止麻痹肌萎缩,促进肌肉功能恢复。

(二)适应证
适用于眼肌麻痹。

(三)评估
1. 评估患者病情、自理能力、合作程度。
2. 评估眼部是否清洁、有无分泌物、睑结膜有无充血。
3. 评估患者眼部用药史及药物过敏史。

(四)准备
1. 护士准备　衣帽整洁、洗手、戴口罩。
2. 用物准备　治疗盘、开睑器、有齿镊、玻璃棒、无菌棉签、表面麻醉剂、抗生素类滴眼剂及眼膏剂。
3. 环境准备　环境整洁、安静、舒适、光线适宜。

(五)操作
1. 步骤
(1)核对医嘱。
(2)身份识别:携用物至患者旁,采用两种以上方法识别患者身份,核对眼位,向患者解释操作目的、配合方法。
(3)治疗体位:协助患者取仰卧位。
(4)给予表面麻醉。
(5)按摩:清洁眼部分泌物。用开睑器轻轻撑开上下眼睑,嘱患者向所需按摩直肌相反的方向注视,并保持固视状态,用涂抗生素眼膏剂的玻璃棒沿麻痹肌解剖位往返滑动按摩25~30次。再用有齿镊子夹住麻痹肌止端处或患侧角膜缘,牵引眼球按照麻痹肌作用方向往返转动 15～20 次。操作完毕,轻轻取下开睑器,患眼滴入抗生素类滴眼剂,嘱患者闭眼休息。

(6)协助患者恢复舒适体位。

(7)洗手、处理医嘱、整理用物。

2. 流程图

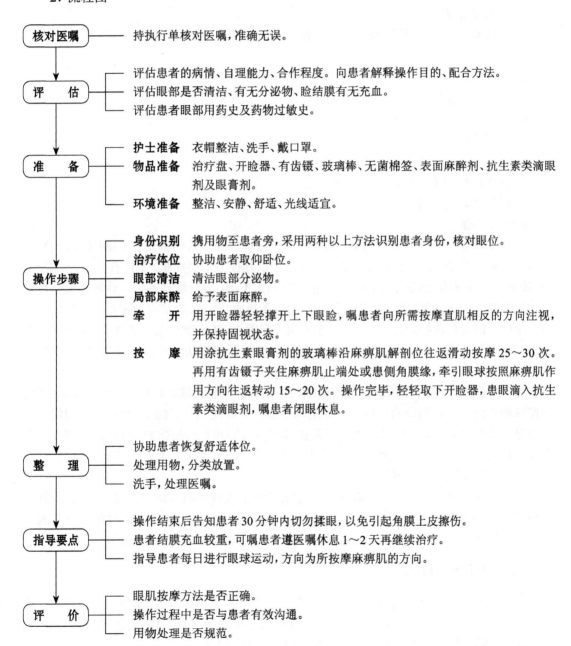

核对医嘱 —— 持执行单核对医嘱,准确无误。

评 估 —— 评估患者的病情、自理能力、合作程度。向患者解释操作目的、配合方法。
—— 评估眼部是否清洁、有无分泌物、睑结膜有无充血。
—— 评估患者眼部用药史及药物过敏史。

准 备 —— **护士准备** 衣帽整洁、洗手、戴口罩。
—— **物品准备** 治疗盘、开睑器、有齿镊、玻璃棒、无菌棉签、表面麻醉剂、抗生素类滴眼剂及眼膏剂。
—— **环境准备** 整洁、安静、舒适、光线适宜。

操作步骤 —— **身份识别** 携用物至患者旁,采用两种以上方法识别患者身份,核对眼位。
—— **治疗体位** 协助患者取仰卧位。
—— **眼部清洁** 清洁眼部分泌物。
—— **局部麻醉** 给予表面麻醉。
—— **牵 开** 用开睑器轻轻撑开上下眼睑,嘱患者向所需按摩直肌相反的方向注视,并保持固视状态。
—— **按 摩** 用涂抗生素眼膏剂的玻璃棒沿麻痹肌解剖位往返滑动按摩 25～30 次。再用有齿镊子夹住麻痹肌止端处或患侧角膜缘,牵引眼球按照麻痹肌作用方向往返转动 15～20 次。操作完毕,轻轻取下开睑器,患眼滴入抗生素类滴眼剂,嘱患者闭眼休息。

整 理 —— 协助患者恢复舒适体位。
—— 处理用物,分类放置。
—— 洗手,处理医嘱。

指导要点 —— 操作结束后告知患者 30 分钟内切勿揉眼,以免引起角膜上皮擦伤。
—— 患者结膜充血较重,可嘱患者遵医嘱休息 1～2 天再继续治疗。
—— 指导患者每日进行眼球运动,方向为所按摩麻痹肌的方向。

评 价 —— 眼肌按摩方法是否正确。
—— 操作过程中是否与患者有效沟通。
—— 用物处理是否规范。

（六）注意事项

1. 先用玻璃棒按摩,并择取有齿镊再予以牵拉。

2. 按摩部位要准确,上下斜肌麻痹时须择取有齿镊夹住角膜缘,否则无法达到牵拉效果。

3. 操作过程动作轻柔,嘱患者切勿转动眼球和瞬目,以免损伤角膜。

4. 操作结束后告知患者 30 分钟内切勿揉眼,以免引起角膜上皮擦伤。

（七）健康指导

1. 眼肌按摩一个疗程为 10 天,如患者结膜充血较重,可嘱患者遵医嘱休息 1～2 天再继续治疗。

2. 嘱患者每日进行眼球运动,方向为所按摩麻痹肌的方向。

3. 保持心情愉悦,避免情绪激动。

4. 及时进行相关疾病的检查治疗。

（八）评价

1. 按摩方法是否正确。

2. 操作过程中是否与患者有效沟通。

3. 用物处理是否规范。

（九）知识链接

眼肌麻痹是一种眼科常见疾病,发病前多有感染或脑血管病基础,以及糖尿病、肿瘤、周围神经病变等诱因,中老年人多见。眼肌麻痹以复视为主要症状,多伴有头晕、头痛、恶心、呕吐和精神紊乱等症状,临床症状类同,但病因不同,需要进行鉴别。诊断需要结合影像学检查和实验室检查,防止误诊误治。病因多为缺血、外伤、炎症以及退行性病变等。目前尚无公认的有效药物治疗方法,早期多采用皮质激素、B 族维生素及扩血管药物治疗,或采用针灸、理疗等辅助手段治疗。临床上曾用单纯眼肌按摩法治疗直肌麻痹,收到很好的效果。

郭宇等设计了复方樟柳碱太阳穴注射的同时,联合眼肌按摩治疗,取得了显著疗效。按摩麻痹肌肉可刺激损伤的神经与眼球运动中枢的兴奋性,直接加速受损神经肌肉组织的血液循环及恢复。并且,眼肌按摩可以防止麻痹肌萎缩和直接拮抗肌的挛缩,也减少了并发症的出现。特别是通过按摩方法的改进,观察到此法不仅对单条直肌麻痹有效,而且对斜肌及多条肌肉麻痹也有明显效果。

应用眼肌按摩联合复方樟柳碱太阳穴注射治疗后天性眼肌麻痹可明显缩短治疗时间,避免长期麻痹导致的不可逆神经损伤,减少患者痛苦,也可大大降低后天性眼肌麻痹的手术率,降低经济负担,同时操作简单、安全,是一种值得推广的临床治疗方法。

三、眼球按摩技术

眼球按摩是通过自上而下或自下而上的力量推压眼球,对眼球壁施压的一项眼科临床护理技术。临床上多应用于青光眼手术后,保持滤过道通畅,维持良好的前房,较好地控制术后眼压,有助于形成具有良好的滤过功能的滤过泡(图 3-5-4)。

（一）目的

1. 促进抗青光眼术后功能性滤过泡的形成。

2. 促进房水排出,降低眼压。

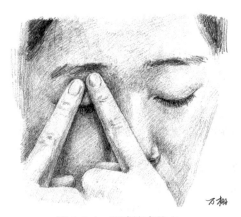

图 3-5-4　眼球按摩技术

（二）适应证

适用于抗青光眼术后眼压正常或略高、滤过泡未隆起者。

（三）评估

1. 评估患者病情、自理能力、合作程度。

2. 根据检查结果评估前房眼底情况。

3. 评估患者眼部用药史及药物过敏史。

（四）准备

1. 护士准备　衣帽整洁、洗手、戴口罩。

2. 用物准备　治疗盘、无菌棉签、抗生素类滴眼剂。

3. 环境准备　环境整洁、安静、舒适、光线适宜。

（五）操作

1. 步骤

（1）核对医嘱。

（2）身份识别：携用物至患者旁，采用两种以上方法识别患者身份，核对眼位，向患者解释操作目的、配合方法。

（3）治疗体位：协助患者取舒适坐位，背部紧贴座椅靠背。

（4）按摩：清洁眼部分泌物。嘱患者向上方注视轻闭双眼，护士右手轻托患者头枕后部，左手拇指指腹于患眼下睑皮肤向眼球中心施压，按摩至滤过泡隆起；嘱患者向下方注视，双手示指在上睑滤过泡相应处，交替轻轻按摩使滤过泡弥散。按摩完毕，患眼滴入抗生素类滴眼剂。

（5）协助患者恢复舒适体位。

（6）洗手、处理医嘱、整理用物。

2. 流程图

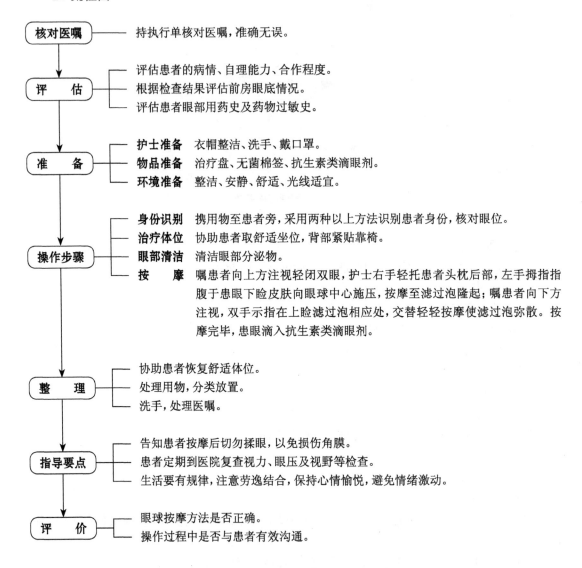

核对医嘱 ——— 持执行单核对医嘱，准确无误。

评 估
- 评估患者的病情、自理能力、合作程度。
- 根据检查结果评估前房眼底情况。
- 评估患者眼部用药史及药物过敏史。

准 备
- **护士准备** 衣帽整洁、洗手、戴口罩。
- **物品准备** 治疗盘、无菌棉签、抗生素类滴眼剂。
- **环境准备** 整洁、安静、舒适、光线适宜。

操作步骤
- **身份识别** 携用物至患者旁，采用两种以上方法识别患者身份，核对眼位。
- **治疗体位** 协助患者取舒适坐位，背部紧贴靠椅。
- **眼部清洁** 清洁眼部分泌物。
- **按 摩** 嘱患者向上方注视轻闭双眼，护士右手轻托患者头枕后部，左手拇指指腹于患眼下睑皮肤向眼球中心施压，按摩至滤过泡隆起；嘱患者向下方注视，双手示指在上睑滤过泡相应处，交替轻轻按摩使滤过泡弥散。按摩完毕，患眼滴入抗生素类滴眼剂。

整 理
- 协助患者恢复舒适体位。
- 处理用物，分类放置。
- 洗手，处理医嘱。

指导要点
- 告知患者按摩后切勿揉眼，以免损伤角膜。
- 患者定期到医院复查视力、眼压及视野等检查。
- 生活要有规律，注意劳逸结合，保持心情愉悦，避免情绪激动。

评 价
- 眼球按摩方法是否正确。
- 操作过程中是否与患者有效沟通。

（六）注意事项

1. 手指压迫的力度切勿过大，尤其是年龄偏大、结膜薄、晶状体悬韧带松的患者，否则易造成前房积血。

2. 操作时指端不要近睑缘，以防损伤角膜。

（七）健康指导

1. 告知患者按摩后勿用手揉眼睛，以免损伤角膜。

2. 患者定期到医院复查视力、眼压及视野等检查。

3. 生活要有规律，注意劳逸结合，保持心情愉悦，避免情绪激动。

（八）评价

1. 眼球按摩方法是否正确。

2. 操作过程中是否与患者有效沟通。

（九）知识链接

青光眼是眼科常见病和多发症，我国盲人中约 20% 为青光眼所致。随着显微技术的广泛应用，小梁切除术的成功率明显提高，其目的为将新型房水引流渠道建立后降低眼压，使其恢复正常水平，使滤过泡满足要求，保证手术顺利地完成。不过由于围手术阶段大量影响因素的存在，滤过泡瘢痕等并发症很容易发生，造成预后不良。特别是随着抗代谢药物广泛应用于青光眼手术，各种眼内炎症的发生是手术最严重的并发症之一，常累及滤过手术成功、眼压控制良好的患者，可对患者的视功能造成严重的损害。

眼球按摩是对眼球壁施压，作为一种治疗滤过泡功能不良的有效手段，该方式可以通过对手术切口的按摩加快患者前房内房水的排出，有利于尽早冲开患者滤过道内发生牢固粘连的瘢痕组织。另外，通过按摩可以将堵塞患者的滤过道口的渗出物及血凝块冲出并使其发生扩散、吸收，使巩膜瓣错位发生变形并致使巩膜瓣的缝线缓慢松开，通过延缓患者的巩膜切口愈合，起到降低巩膜瓣处瘢痕形成的作用。

此外，通过对患者行眼球按摩可以有效解决患者滤过通道阻塞的问题，对功能性滤过泡的形成具有积极的意义，且可以加速患眼房水流出还可以抑制纤维增殖，阻碍巩膜间隙的愈合。排出的房水可以通过破坏胶原纤维促使患者的巩膜出现永久性的渗滤、开放，从而起到隔离巩膜与球结膜组织、延缓巩膜瓣愈合的效果，最终加速患者形成滤过功能良好的滤过泡。因此，在青光眼滤过术后早期对患者的眼球进行按摩对功能性过滤泡的维持以及眼压的控制都有着非常重要的作用。眼球按摩不失为青光眼滤过术后简便、经济、能够有效辅助治疗的康复方法。

（谢　玮　刘　靖）

第六节　眼部穴位按摩技术

眼部穴位按摩技术是根据推拿和经络学说的原理，通过按摩，刺激一定的穴位、运动相应眼部组织，从而调整人体功能，使眼内气血通畅，改善视神经营养的辅助外治疗法（图3-6-1）。

（一）目的

1. 养血生气，通络解郁，缓解眼疲劳。

2. 提高交感及副交感神经的兴奋性及其相互作用，增强视功能。

（二）适应证

1. 视网膜色素变性等视功能低下的眼底病。

2. 视疲劳。

（三）评估

1. 评估患者病情、自理能力、合作程度等。

2. 评估患者眼睑部皮肤情况。

3. 评估患者眼部用药史及药物过敏史。

（四）准备

1. 护士准备　衣帽整洁，洗手、戴口罩。

2. 物品准备　无菌棉球、按摩油。

3. 环境准备　环境整洁、安静、舒适、光线适宜。

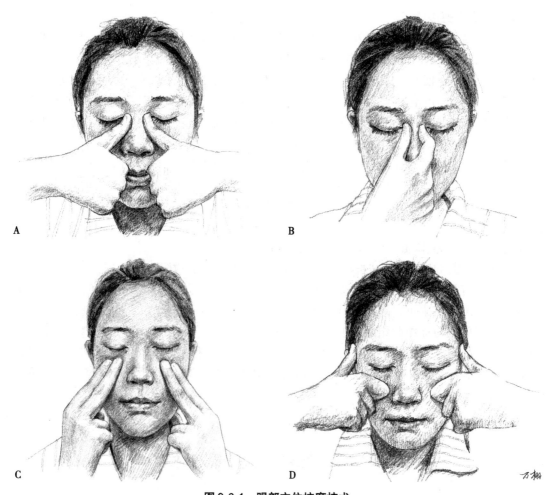

图 3-6-1 眼部穴位按摩技术
A. 天应穴 B. 睛明穴 C. 四白穴 D. 太阳穴及轮刮眼眶

（五）操作

1. 步骤

（1）核对医嘱。

（2）身份识别：携用物至患者旁，采用两种以上方法识别患者身份，核对眼位，向患者解释操作目的、配合方法。

（3）治疗体位：协助患者取坐位头部后仰并固定或仰卧位。

（4）护士手上均匀涂抹按摩油，嘱患者放松，轻轻闭眼。

1）揉天应穴：以左右大拇指指腹轻轻按揉左右眉头下的上眶角处。其他四指散开弯曲如弓状，支撑在前额上。

2）挤按睛明穴：以左手或右手大拇指与示指挤按鼻根，先向下按，然后向上挤。

3）按揉四白穴：先以左右示指与中指并拢，放在紧靠鼻翼两侧，大拇指支撑在下颌骨凹陷处，然后放下中指，在面颊中央部（眼睛下缘正中直下一横指处）按揉。

4）按太阳穴及轮刮眼眶：拳起四指，以左右大拇指指腹按住左右太阳穴，以左右示指

第二节内侧面轻刮眼眶一周,先上后下(即按内上、外上、外下、内下的方向运转),使眼睛的一些穴位如攒竹穴、鱼腰穴、丝竹空、瞳子髎、承泣穴等穴位都受到刺激。每种按摩手法做20～30次。

(5)按摩完毕,协助患者清洁面部。

(6)协助患者恢复舒适体位。

(7)洗手,处理医嘱,整理用物。

2.流程图

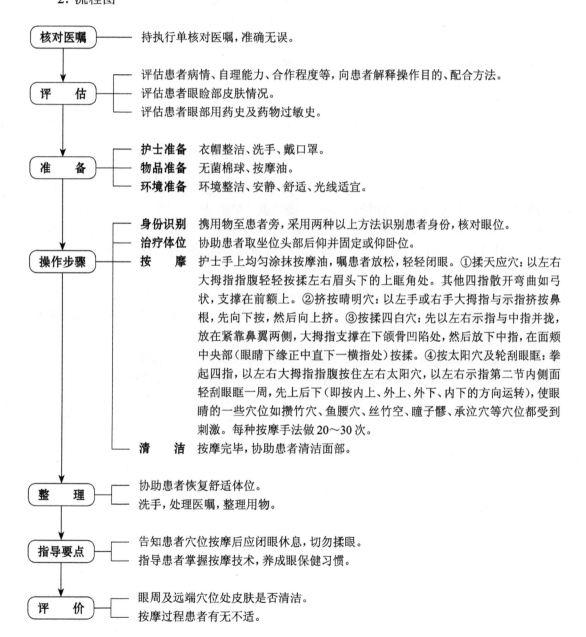

核对医嘱 —— 持执行单核对医嘱,准确无误。

评 估 —— 评估患者病情、自理能力、合作程度等,向患者解释操作目的、配合方法。
—— 评估患者眼睑部皮肤情况。
—— 评估患者眼部用药史及药物过敏史。

准 备 —— **护士准备** 衣帽整洁、洗手、戴口罩。
—— **物品准备** 无菌棉球、按摩油。
—— **环境准备** 环境整洁、安静、舒适、光线适宜。

操作步骤 —— **身份识别** 携用物至患者旁,采用两种以上方法识别患者身份,核对眼位。
—— **治疗体位** 协助患者取坐位头部后仰并固定或仰卧位。
—— **按 摩** 护士手上均匀涂抹按摩油,嘱患者放松,轻轻闭眼。①揉天应穴:以左右大拇指指腹轻轻按揉左右眉头下的上眶角处。其他四指散开弯曲如弓状,支撑在前额上。②挤按晴明穴:以左手或右手大拇指与示指挤按鼻根,先向下按,然后向上挤。③按揉四白穴:先以左右示指与中指并拢,放在紧靠鼻翼两侧,大拇指支撑在下颌骨凹陷处,然后放下中指,在面颊中央部(眼睛下缘正中直下一横指处)按揉。④按太阳穴及轮刮眼眶:拳起四指,以左右大拇指指腹按住左右太阳穴,以左右示指第二节内侧面轻刮眼眶一周,先上后下(即按内上、外上、外下、内下的方向运转),使眼睛的一些穴位如攒竹穴、鱼腰穴、丝竹空、瞳子髎、承泣穴等穴位都受到刺激。每种按摩手法做20～30次。
—— **清 洁** 按摩完毕,协助患者清洁面部。

整 理 —— 协助患者恢复舒适体位。
—— 洗手,处理医嘱,整理用物。

指导要点 —— 告知患者穴位按摩后应闭眼休息,切勿揉眼。
—— 指导患者掌握按摩技术,养成眼保健习惯。

评 价 —— 眼周及远端穴位处皮肤是否清洁。
—— 按摩过程患者有无不适。

（六）注意事项

1. 穴位按摩应选在饭前或饭后1小时以上操作，避免引发不适。

2. 操作前护士应温暖双手，避免因操作者手冷触及患者皮肤，引起肌肉紧张，影响疗效；同时注意剪短指甲，防止划伤患者。

3. 按摩要轻缓，力度适中，以患者感到酸胀为度。

4. 操作过程中需避开破损皮肤及硬节处。

5. 眼外伤及颜面部有创伤等特殊情况不宜进行穴位按摩操作。

6. 操作中如果患者出现不适，应及时中止操作，并通知主管医生。

（七）健康指导

1. 告知患者穴位按摩后应闭眼休息，切勿揉眼。

2. 指导患者掌握按摩技术，养成眼保健习惯。

（八）评价

1. 眼周及远端穴位处皮肤是否清洁。

2. 按摩过程患者有无不适。

（九）知识链接

眼睛是人体经脉汇聚的一大中枢，如睛明穴就有五条经脉相交汇（手足太阳经、足阳明经、阴跷脉、阳跷脉），故眼睛周围的许多穴位能够调动脏腑功能，按摩这些穴位的过程可以使眼部气血通畅，改善视力状况。早在《诸病源候论》中就有"鸡鸣以两手相摩令热，以熨目三行，以指抑目左右，有神光，令目明不病痛"之说，证明眼部穴位按摩可治疗眼病。

常用的眼科按摩技巧包括：

1. 推法 操作者双手在患者身上的特定部位往来推动，并稍加压力。

2. 按法 操作者以手指、手掌或握拳时手指的背屈侧，用轻重不同的力度在特定的穴位上进行按压。

3. 拈 操作者以大拇指和示指的指腹轻轻拈起患者需要治疗的特定部位。

4. 拧 在特定部位或穴位上，操作者以示指和中指屈曲或拇指指腹和示指二、三指关节钳夹着应拧部位的皮肤，向外拉提到一定程度后，再松开手指，皮肤因弹性而恢复原状。

（孙 杰 侯 芳）

第 二 篇

眼科急救护理技术

第四章
眼外伤急救护理技术

≡ 第一节　眼睑皮肤裂伤急救护理技术 ≡

眼睑皮肤裂伤是眼外伤中一类常见眼科急症。因致伤物及伤口方向、长度、深度、部位不一，眼睑皮肤伤口愈合时间、效果存在差异。眼睑皮肤裂伤需尽早进行清创处理，清创水平直接关系到患者眼睑皮肤修复效果。

（一）目的

1. 清除污物及坏死组织，防止感染。

2. 术前急救处理，促进受损组织修复。

（二）适应证

适用于眼睑皮肤裂伤。

（三）评估

1. 评估患者病情、自理能力、合作程度。

2. 评估眼部伤口是否清洁、有无异物、分泌物、皮肤裂伤程度等。

3. 评估患者眼部用药史及药物过敏史。

（四）准备

1. 护士准备　衣帽整洁、洗手、戴口罩。

2. 用物准备　治疗盘、无菌手套、无菌棉签、无菌敷料、医用胶布、生理氯化钠溶液、皮肤消毒剂、双氧水等。

3. 环境准备　环境整洁、安静、舒适、光线适宜。

（五）操作

1. 步骤

（1）核对医嘱。

（2）身份识别：携用物至患者旁，采用两种以上方法识别患者身份，核对眼位，向患者解释操作目的、配合方法。

（3）治疗体位：协助患者取仰卧位。

（4）清创：护士佩戴无菌手套，根据伤口情况，可先用生理氯化钠溶液冲洗伤口周围的血渍和污渍。若伤口较为表浅，用皮肤消毒剂消毒周围皮肤即可；若伤口较深且污染较重，可用双氧水清洗伤口。若为爆炸伤、碎玻璃扎伤等伤口破碎不齐，除清洗伤口外，需仔细清除异物，必要时可扩创清洗。请医生再次检查，并给予相应处理。

（5）遵医嘱采用正确方法包扎患眼，预防感染。

（6）协助患者恢复舒适体位。

（7）洗手、处理医嘱、整理用物。

2. 流程图

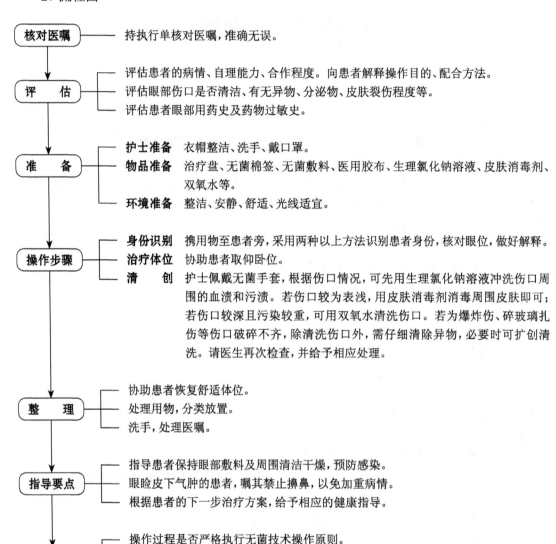

（六）注意事项

1. 操作过程应严格执行无菌技术操作原则。

2. 清创过程不可轻易剪除组织。

3. 仔细检查伤口内有无异物存留及其深度与范围，为后续治疗方案的确立提供依据。

（七）健康指导

1. 指导患者保持眼部敷料及周围清洁干燥，预防感染，遵医嘱按时用药。

2. 眼睑皮下气肿的患者，嘱其禁止擤鼻，以免加重病情。

3. 根据患者的下一步治疗方案，给予相应的健康指导。

（八）评价

1. 操作过程是否严格执行无菌技术操作原则。

2. 伤口周围皮肤清创消毒是否彻底。

3. 操作过程中是否与患者有效沟通。

（九）知识链接

眼睑组织松软，皮肤薄弱，血管丰富，受到外力击打时容易发生出血、肿胀、破裂。眼睑皮肤裂伤多由锐器（物）刺破、划伤造成，也可由钝性外力牵拉作用或外力与眶骨相互作用而致眼睑皮肤裂伤。主要的临床表现为眼睑皮肤破裂出血，伤口可能整齐，亦可能不整齐，伤口可能深达眼睑全层或深达眼眶骨膜，有时伤口可能累及球结膜，伤口内也可能有异物存留，这些情况均应在临床上仔细处理。

受伤后早期对症急救处理，对眼睑皮肤伤口的修复至关重要。对于创面不整、深浅不一的眼睑皮肤擦伤，创面多有渗血、渗出；且往往伴有污物掺杂其中，导致可能无法缝合。对于此种眼睑外伤，需施以清创换药技术，以清除污物和坏死组织，维持伤口干燥，防止感染。在清创的过程中，除完全坏死及污染组织，严禁轻易清除组织，以避免组织缺损导致的眼睑畸形愈合。对于全层眼睑裂伤患者，需将创缘完全恢复至解剖位置，防止畸形愈合。

（谢 玮）

第二节 泪小管断裂急救护理技术

泪小管断裂伤多为内眦侧的眼睑切断或撕裂所导致，下泪小管裂伤较为多见，上、下泪小管同时受累较少见。泪小管断裂修复原则上越早越好，急救护理的关键在于清创处理，为进一步检查、手术奠定基础。

（一）目的

1. 清洁创面。

2. 为医生进一步检查受伤部位情况、实施泪小管吻合手术做准备。

（二）适应证

适用于内眦部眼睑损伤造成的泪小管断裂。

（三）评估

1. 评估患者病情、自理能力、心理状态、合作程度等，如患者合并多处损伤，应优先对发生在颅脑、胸部、腹部等部位的危及生命的损伤进行抢救。

2. 了解患者致伤时间、致伤原因、致伤物体。

3．评估患者受伤处眼睑和泪小管情况，可遵医嘱协助患者完成 CT 或 X 线检查，确定有无异物及骨折片存留。

4．评估患者眼部用药史及药物过敏史。

（四）准备

1．护士准备　衣帽整洁，洗手、戴口罩。

2．用物准备　无菌棉签、无菌敷料、粘膏、绷带、无菌手套、皮肤消毒剂、生理氯化钠溶液等。

3．环境准备　环境整洁、安静、舒适、光线适宜。

（五）操作步骤

1．步骤

（1）核对医嘱。

（2）身份识别：携用物至患者旁，采用两种以上方法识别患者身份，核对眼位，向患者解释操作目的、配合方法。

（3）治疗体位：协助患者取仰卧位。

（4）根据患者伤口情况，酌情进行清创处理。护士佩戴无菌手套，先用生理氯化钠溶液清洗患眼伤口周围的血污及泥沙等污物，而后观察创面性质及伤口深度，如为表浅伤口应使用皮肤消毒剂彻底清创消毒，如为深度创面还需使用过氧化氢溶液消毒，以防止厌氧菌感染，同时请医生进行探查。对疑有眼眶骨折、眼球内异物或后巩膜裂伤者，应进行影像学检查。

（5）遵医嘱采用正确方法包扎患眼，预防感染。

（6）协助患者恢复舒适体位。

（7）洗手、处理医嘱、整理用物。

2. 流程图

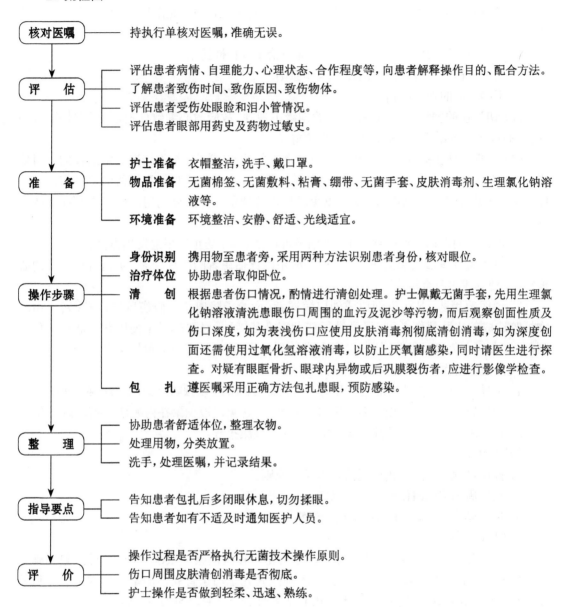

核对医嘱 —— 持执行单核对医嘱,准确无误。

评 估 ——
- 评估患者病情、自理能力、心理状态、合作程度等,向患者解释操作目的、配合方法。
- 了解患者致伤时间、致伤原因、致伤物体。
- 评估患者受伤处眼睑和泪小管情况。
- 评估患者眼部用药史及药物过敏史。

准 备 ——
- **护士准备** 衣帽整洁,洗手、戴口罩。
- **物品准备** 无菌棉签、无菌敷料、粘膏、绷带、无菌手套、皮肤消毒剂、生理氯化钠溶液等。
- **环境准备** 环境整洁、安静、舒适、光线适宜。

操作步骤 ——
- **身份识别** 携用物至患者旁,采用两种方法识别患者身份,核对眼位。
- **治疗体位** 协助患者取仰卧位。
- **清 创** 根据患者伤口情况,酌情进行清创处理。护士佩戴无菌手套,先用生理氯化钠溶液清洗患眼伤口周围的血污及泥沙等污物,而后观察创面性质及伤口深度,如为表浅伤口应使用皮肤消毒剂彻底清创消毒,如为深度创面还需使用过氧化氢溶液消毒,以防止厌氧菌感染,同时请医生进行探查。对疑有眼眶骨折、眼球内异物或后巩膜裂伤者,应进行影像学检查。
- **包 扎** 遵医嘱采用正确方法包扎患眼,预防感染。

整 理 ——
- 协助患者舒适体位,整理衣物。
- 处理用物,分类放置。
- 洗手,处理医嘱,并记录结果。

指导要点 ——
- 告知患者包扎后多闭眼休息,切勿揉眼。
- 告知患者如有不适及时通知医护人员。

评 价 ——
- 操作过程是否严格执行无菌技术操作原则。
- 伤口周围皮肤清创消毒是否彻底。
- 护士操作是否做到轻柔、迅速、熟练。

（六）注意事项

1．对有眼睑活动性出血者应先用无菌敷料包扎压迫止血，然后再配合医生做必要的辅助检查以正确评估伤情。

2．对于泪小管裂伤的儿童，清创操作前应给予保护性约束。

3．操作过程应严格执行无菌技术操作原则。

4．不同创面的处理原则

（1）切裂伤的创缘齐整，而撕裂伤的创缘不规则，故应耐心细致处理，尽量保持原有的皮肤、肌肉等各种组织，使其功能恢复得更好。

（2）猫狗等动物抓咬造成的伤口应进行彻底的冲洗、消毒，根据情况再行后续的外科处置。伤口冲洗应使用肥皂水和一定压力的流动清水，交替清洗咬伤和抓伤的每处伤口至少15分钟，再用生理氯化钠溶液冲洗，以免肥皂水等残留。冲洗后选用皮肤消毒剂涂擦或消毒伤口内部。

5．进行清创消毒时动作宜轻柔，血痂不可盲目清除，防止出现继发出血及损伤。

6．对于意外事故引起的眼外伤，护士应正确评估患者的心理状态，实施有针对性的心理护理，使其积极配合治疗。

7．遵医嘱用药：凡污染创口或创口较深者，应给予肌肉注射破伤风抗毒素；对于由动物抓咬造成的皮肤裂伤者，应尽早进行狂犬病疫苗接种，必要时尽早使用狂犬病被动免疫制剂（狂犬病人免疫球蛋白、抗狂犬病血清）；为预防感染，可应用适量抗生素。

（七）健康指导

1．指导患者注意保持眼部敷料及周围皮肤清洁、干燥，以预防感染，并遵医嘱按时用药。

2．指导患者接受清创处理后需采取患侧卧位，避免泪液积聚在内眦部影响伤口愈合。

3．根据患者的下一步治疗方案，给予相应的健康指导。

（八）评价

1．操作过程是否严格执行无菌技术操作原则。

2．伤口周围皮肤清创消毒是否彻底。

3．护士操作是否做到轻柔、迅速、熟练。

（九）知识链接

泪小管损伤是泪器损伤中最为常见的，可由直接或间接的眼睑或面部损伤（包括筛骨骨折）导致，利器和钝器均可致伤。猫狗的抓咬是儿童泪小管裂伤的常见原因。有报道显示，在眼睑损伤中16%有泪小管损伤，其中以下泪小管为主（>50%～75%）。

治疗泪小管断裂首先要清洁创面，尽量一期吻合断裂的泪小管。泪小管内置入支撑物需留置2～4周后方可拔除，常见的支撑物包括丝线、肠线、聚乙烯小管、硅胶或塑料管等。

清创消毒所使用的皮肤消毒剂是指用于人体皮肤上消毒的制剂，完整皮肤常用消毒剂的种类包括醇类、碘类、胍类、季铵盐类、酚类、过氧化物类等；破损皮肤常用消毒剂的种类包括季铵盐类、胍类消毒剂以及过氧化氢、碘附、三氯羟基二苯醚、酸性氧化电位水等。

（张　蕊　李继红）

第三节 前房积血急救护理技术

前房积血主要由虹膜大血管破裂而引起,可分为原发性积血与继发性积血两类。前者指受伤时随即出血,后者指伤后2～5天发生的出血。此项护理技术适用于原发性积血的急救处置。

(一)目的

1. 防止继续出血。
2. 促进前房积血吸收,避免积血在瞳孔区形成机化膜或引发虹膜后粘连。
3. 防止血块阻塞房角,引发高眼压等并发症。

(二)适应证

适用于原发性前房积血。

(三)评估

1. 评估患者的病情、自理能力、合作程度等。
2. 评估患者眼部状况、前房积血的程度、视力及眼压情况。
3. 评估患者的眼部用药史及药物过敏史。

(四)准备

1. 护士准备 衣帽整洁,洗手、戴口罩。
2. 物品准备 无菌敷料、纱布绷带、抗生素类眼膏剂、止血药及降眼压药。
3. 环境准备 环境整洁、安静、舒适、光线适宜。

(五)操作

1. 步骤

(1)核对医嘱。

(2)身份识别:携用物至患者旁,采用两种以上方法识别患者身份,核对眼位,向患者解释操作目的、配合方法。

(3)治疗体位:协助患者取坐位,利于包扎操作。

(4)患眼包扎:遵医嘱患眼涂抗生素类眼膏剂,嘱患者闭眼,以无菌敷料遮盖固定,并用纱布绷带进行包扎。

(5)协助患者取半卧位,促使积血沉于前房下方。

(6)遵医嘱给予止血药物及降压眼药物治疗。

(7)洗手、处理医嘱、整理用物。

2. 流程图

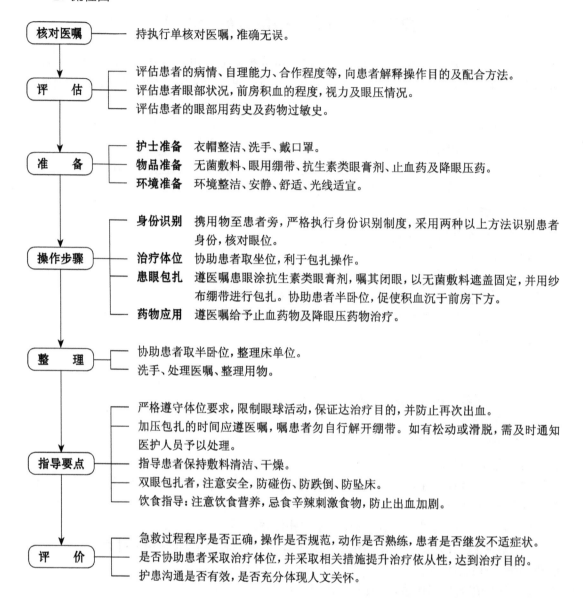

核对医嘱 —— 持执行单核对医嘱,准确无误。

评　估
—— 评估患者的病情、自理能力、合作程度等,向患者解释操作目的及配合方法。
—— 评估患者眼部状况,前房积血的程度,视力及眼压情况。
—— 评估患者的眼部用药史及药物过敏史。

准　备
—— **护士准备** 衣帽整洁、洗手、戴口罩。
—— **物品准备** 无菌敷料、眼用绷带、抗生素类眼膏剂、止血药及降眼压药。
—— **环境准备** 环境整洁、安静、舒适、光线适宜。

操作步骤
—— **身份识别** 携用物至患者旁,严格执行身份识别制度,采用两种以上方法识别患者身份,核对眼位。
—— **治疗体位** 协助患者取坐位,利于包扎操作。
—— **患眼包扎** 遵医嘱患眼涂抗生素类眼膏剂,嘱其闭眼,以无菌敷料遮盖固定,并用纱布绷带进行包扎。协助患者半卧位,促使积血沉于前房下方。
—— **药物应用** 遵医嘱给予止血药物及降眼压药物治疗。

整　理
—— 协助患者取半卧位,整理床单位。
—— 洗手、处理医嘱、整理用物。

指导要点
—— 严格遵守体位要求,限制眼球活动,保证达治疗目的,并防止再次出血。
—— 加压包扎的时间应遵医嘱,嘱患者勿自行解开绷带。如有松动或滑脱,需及时通知医护人员予以处理。
—— 指导患者保持敷料清洁、干燥。
—— 双眼包扎者,注意安全,防碰伤、防跌倒、防坠床。
—— 饮食指导:注意饮食营养,忌食辛辣刺激食物,防止出血加剧。

评　价
—— 急救过程程序是否正确,操作是否规范,动作是否熟练,患者是否继发不适症状。
—— 是否协助患者采取治疗体位,并采取相关措施提升治疗依从性,达到治疗目的。
—— 护患沟通是否有效,是否充分体现人文关怀。

(六) 注意事项

1. 包扎时不可过紧,以免导致局部循环障碍,引起患者头痛、头晕及其他不适症状;亦不可过松致无法达到固定作用。

2. 包扎后应在 24 小时后予以更换敷料,以免因局部温度升高,引起细菌繁殖及分泌物排出受限。

3. 加压包扎时不可压迫耳郭、鼻孔和健眼。

4. 加压包扎后,患者自理能力受限,易产生焦虑情绪,需给予充分生活护理及心理护理,减轻患者不适感受,促进康复。

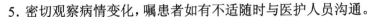

5. 密切观察病情变化,嘱患者如有不适随时与医护人员沟通。

(七)健康指导

1. 包扎后指导患者严格遵守体位要求,限制眼球活动,保证达到治疗目的,并防止再次出血。

2. 加压包扎的时间应遵医嘱,嘱患者勿自行解开绷带。如有松动或滑脱,需及时通知医护人员予以处理。

3. 指导患者保持敷料清洁、干燥。

4. 双眼包扎者,注意安全,防碰伤、跌倒、坠床。

5. 饮食指导:注意饮食营养,忌食辛辣刺激食物,防止出血加剧。

(八)评价

1. 急救过程中程序是否正确,操作是否规范,动作是否熟练,患者是否继发不适症状。

2. 是否协助患者采取治疗体位,并采取相关措施提升治疗依从性,达到治疗目的。

3. 护患沟通是否有效,是否充分体现人文关怀。

(九)知识链接

在眼外伤中,眼内出血常积聚于前房中,引起眼压升高、角膜血染、虹膜前后粘连、白内障及相关病理改变。由于外伤性前房积血会导致严重视力下降,必须及时作出诊断和处理。在大多数病例中,积血清除后有无后遗症及视力的预后都与其眼部的损伤程度相关。

少量出血仅见房水中出现红细胞,较多出血时血液积于前房呈一平面。出血量的评估根据积血占前房的容量可分为 3 级:少于 1/3 为 I 级;1/3～2/3 为 II 级;多于 2/3 为 III 级。一般前房积血多能自行吸收,但积血量大或多次继发性出血者则难以吸收,且容易出现继发性青光眼,使其角膜内皮损伤。当引起角膜血染时,角膜基质呈现棕黄色,中央呈盘状浑浊,以后渐变为黄白色,长期难以消退。

因此,掌握前房积血的急救护理技术对促进出血吸收、避免后遗症的出现至关重要。

(徐征华 王 璐)

第四节 眶内出血急救护理技术

眶内出血分为自发性和外伤性两类,常由眶内血管破裂引发。临床上常表现为出现眶后急剧胀痛、眼球突出及运动受限、眼睑紧绷等症状。外伤引起的眶内出血处理需根据受伤情况来决定,此急救处理方法适用于临床上偶有发生的球后注射不当引起的眶内出血。

(一)目的

1. 紧急止血,防止出血加剧。

2. 防止因眶内出血对患者视力造成损伤。

(二)适应证

适用于眶内血管破裂引发的眶内出血。

(三)评估

1. 评估患者病情、自理能力、合作程度等。

2. 评估患者的眼部情况:出血位置、出血量等。

3. 评估患者的眼部用药史及药物过敏史。

(四)准备

1. 护士准备　衣帽整洁,洗手、戴口罩。
2. 物品准备　无菌棉签或棉片、无菌敷料、医用四头带、止血药。
3. 环境准备　环境整洁、安静、舒适、光线适宜。

(五)操作

鉴于眶内出血为球后注射过程中发生的一种紧急情况,以此为例,对其急救处理予以详细阐述。

1. 步骤

(1)注射过程中发现患者眼球迅速突出,主诉眼部胀痛,须迅速拔出针头。

(2)取无菌敷料覆盖于患眼处,适当用力,以大鱼际肌按压于注射点上,压迫止血,每10分钟检查一次,同时通知医生。

(3)确认出血停止后,用医用四头带予以单眼包扎。

(4)根据压迫止血情况,遵医嘱应用止血药物。

(5)协助患者恢复舒适体位。

(6)洗手、记录处理过程、整理用物。

2. 流程图

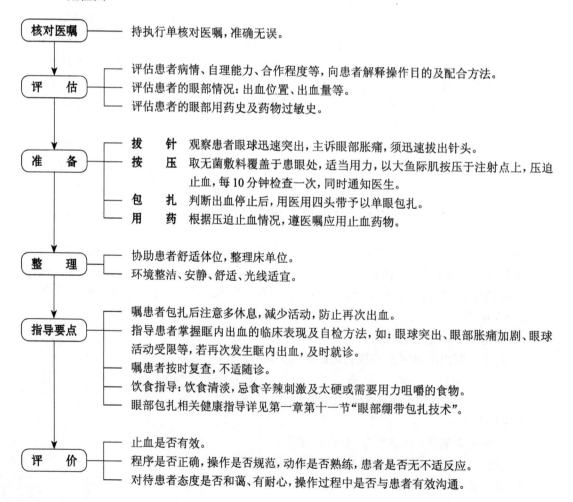

| 核对医嘱 | 持执行单核对医嘱,准确无误。 |

| 评　估 | 评估患者病情、自理能力、合作程度等,向患者解释操作目的及配合方法。
评估患者的眼部情况:出血位置、出血量等。
评估患者的眼部用药史及药物过敏史。 |

| 准　备 | 拔　针　观察患者眼球迅速突出,主诉眼部胀痛,须迅速拔出针头。
按　压　取无菌敷料覆盖于患眼处,适当用力,以大鱼际肌按压于注射点上,压迫止血,每10分钟检查一次,同时通知医生。
包　扎　判断出血停止后,用医用四头带予以单眼包扎。
用　药　根据压迫止血情况,遵医嘱应用止血药物。 |

| 整　理 | 协助患者舒适体位,整理床单位。
环境整洁、安静、舒适、光线适宜。 |

| 指导要点 | 嘱患者包扎后注意多休息,减少活动,防止再次出血。
指导患者掌握眶内出血的临床表现及自检方法,如:眼球突出、眼部胀痛加剧、眼球活动受限等,若再次发生眶内出血,及时就诊。
嘱患者按时复查,不适随诊。
饮食指导:饮食清淡,忌食辛辣刺激及太硬或需要用力咀嚼的食物。
眼部包扎相关健康指导详见第一章第十一节"眼部绷带包扎技术"。 |

| 评　价 | 止血是否有效。
程序是否正确,操作是否规范,动作是否熟练,患者是否无不适反应。
对待患者态度是否和蔼、有耐心,操作过程中是否与患者有效沟通。 |

（六）注意事项

1. 压迫止血时，须用力适度，以患者能接受为宜。

2. 出血时应注意患者情绪变化，缓解其紧张、恐惧情绪，给予相关心理指导。

3. 条件允许下，拆除敷料后为患者进行视力监测，检查是否有视功能损伤。

4. 止血后观察病情，止血后患者情况平稳后方可离院。

5. 眼部包扎相关注意事项详见第一章第十一节"眼部绷带包扎技术"。

（七）健康指导

1. 嘱患者包扎后注意多休息，减少活动，防止再次出血。

2. 指导患者掌握眶内出血的临床表现及自检方法，如出现眼球突出、眼部胀痛加剧、眼球活动受限等，若再次发生眶内出血，及时就诊。

3. 嘱患者按时复查，不适随诊。

4. 饮食指导：饮食清淡，忌食辛辣刺激及太硬或需要用力咀嚼的食物。

5. 眼部包扎相关健康指导详见第一章第十一节"眼部绷带包扎技术"。

（八）评价

1. 止血是否有效。

2. 程序是否正确，操作是否规范，动作是否熟练，患者是否无不适反应。

3. 对待患者是否态度和蔼、有耐心，操作过程中是否与患者有效沟通。

（九）知识链接

出现紧急的眶内出血，若是处理不当，将导致视网膜中央动脉阻塞或缺血性视神经病变，造成视力障碍甚至视力丧失，所以需要紧急处理。

球后注射过程中易发生眶内出血的情况，所以要准确掌握球后注射的方法。进行球后注射时，应先消毒手术野皮肤，嘱患者向鼻上方注视，用球后注射针头在眶下缘中外 1/3 交界稍上方皮肤处进针约 1cm，到达眶隔组织稍有抵抗感穿透后有明显落空感，此时将针头向鼻上方倾斜，继续进针约 2.5cm，针尖抵达肌椎内，固定针头抽吸无回血，缓慢将药液注入。

（徐征华　王　璐）

第五节　眼球穿通伤急救护理技术

眼球穿通伤是指由锐器刺入、切割造成眼球壁的全层裂开，伴或不伴有眼内损伤或组织脱出，预后取决于伤口部位、范围和损伤程度，有无感染等并发症，所以紧急救治尤为重要。

（一）目的

1. 眼球穿通伤紧急处理。

2. 防止感染，减轻并发症。

（二）适应证

适用于眼球穿通伤的患者。

（三）评估

1. 评估患者病情、自理能力、合作程度等。

2. 评估患者的全身情况，如合并多处损伤，应优先对发生于颅脑、胸部、腹部等将危及生命的损伤进行抢救。详细了解并记录患者受伤的时间、环境、致伤物体以及受伤后的处置情况。

3. 评估患者眼部伤口部位、范围和损伤程度,视患者眼部损伤情况,酌情为患者检查视力、测量眼压并记录。

4. 评估患者眼部用药史及药物过敏史。

(四)准备

1. 护士准备　衣帽整洁,洗手、戴口罩。

2. 物品准备　无菌棉签、无菌敷料、胶布、无菌手套、医用四头带、生理氯化钠溶液、抗生素类滴眼剂、表面麻醉剂。

3. 环境准备　环境整洁、安静、舒适、光线适宜。

(五)操作

1. 步骤

(1)核对医嘱。

(2)身份识别:携用物至患者旁,采用两种以上方法识别患者身份,核对眼位,向患者解释操作目的、配合方法。

(3)治疗体位:协助患者取仰卧位。

(4)清洁伤口:护士佩戴无菌手套,用浸有生理氯化钠溶液的无菌棉签为患者彻底清洁眼周及面部皮肤的血渍、污渍,协助医生为患者进行初步检查,为进一步治疗做准备。

(5)眼部包扎:遵医嘱为患眼滴入抗生素滴眼剂,嘱患者闭眼,以无菌敷料遮盖并固定,并用医用四头带单眼包扎,等待进一步的治疗。

(6)如需进行急诊手术,即刻遵医嘱施行术前准备。

(7)如需住院,即刻和病房医生联系并进行相关的入院检查。

(8)根据患者情况及时注射破伤风抗毒素。

(9)洗手、处理医嘱、整理用物。

2. 流程图

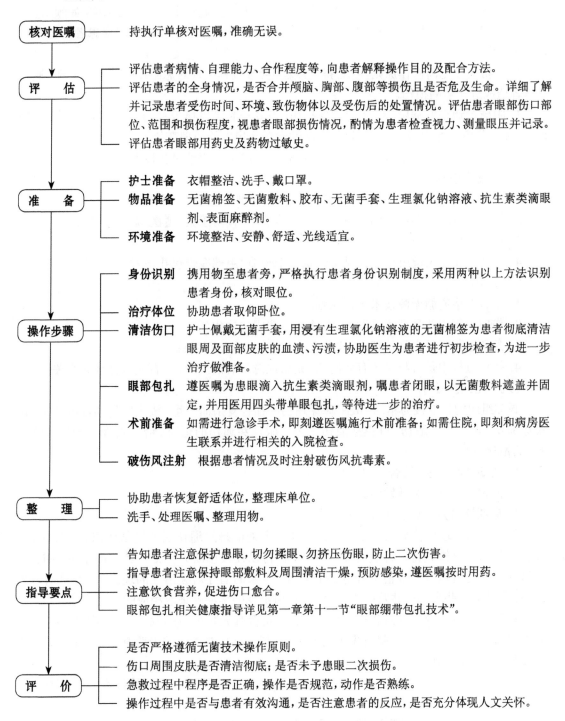

核对医嘱 —— 持执行单核对医嘱,准确无误。

评　估
- 评估患者病情、自理能力、合作程度等,向患者解释操作目的及配合方法。
- 评估患者的全身情况,是否合并颅脑、胸部、腹部等损伤且是否危及生命。详细了解并记录患者受伤时间、环境、致伤物体以及受伤后的处置情况。评估患者眼部伤口部位、范围和损伤程度,视患者眼部损伤情况,酌情为患者检查视力、测量眼压并记录。
- 评估患者眼部用药史及药物过敏史。

准　备
- **护士准备** 衣帽整洁、洗手、戴口罩。
- **物品准备** 无菌棉签、无菌敷料、胶布、无菌手套、生理氯化钠溶液、抗生素类滴眼剂、表面麻醉剂。
- **环境准备** 环境整洁、安静、舒适、光线适宜。

操作步骤
- **身份识别** 携用物至患者旁,严格执行患者身份识别制度,采用两种以上方法识别患者身份,核对眼位。
- **治疗体位** 协助患者取仰卧位。
- **清洁伤口** 护士佩戴无菌手套,用浸有生理氯化钠溶液的无菌棉签为患者彻底清洁眼周及面部皮肤的血渍、污渍,协助医生为患者进行初步检查,为进一步治疗做准备。
- **眼部包扎** 遵医嘱为患眼滴入抗生素类滴眼剂,嘱患者闭眼,以无菌敷料遮盖并固定,并用医用四头带单眼包扎,等待进一步的治疗。
- **术前准备** 如需进行急诊手术,即刻遵医嘱施行术前准备;如需住院,即刻和病房医生联系并进行相关的入院检查。
- **破伤风注射** 根据患者情况及时注射破伤风抗毒素。

整　理
- 协助患者恢复舒适体位,整理床单位。
- 洗手、处理医嘱、整理用物。

指导要点
- 告知患者注意保护患眼,切勿揉眼、勿挤压伤眼,防止二次伤害。
- 指导患者注意保持眼部敷料及周围清洁干燥,预防感染,遵医嘱按时用药。
- 注意饮食营养,促进伤口愈合。
- 眼部包扎相关健康指导详见第一章第十一节"眼部绷带包扎技术"。

评　价
- 是否严格遵循无菌技术操作原则。
- 伤口周围皮肤是否清洁彻底;是否未予患眼二次损伤。
- 急救过程中程序是否正确,操作是否规范,动作是否熟练。
- 操作过程中是否与患者有效沟通,是否注意患者的反应,是否充分体现人文关怀。

（六）注意事项

1.严重的眼外伤可能伴有全身多发性外伤,应先抢救危及生命的损伤部位,如颅脑、胸部、腹部。若无明显威胁生命的伤口,在处理眼外伤的过程中也要密切观察患者的全身状态和病情变化。

2.严格遵守无菌操作原则,执行操作规程,处理过程中针对患眼损伤情况来处理,避免对患者造成进一步的损伤。

3.眼球穿通伤发病突然,多为意外损伤,患者一时难以接受视力下降甚至眼球丧失的事实,多有焦虑及悲观心理,诊治过程中应注意关注患者的心理变化。

4.眼部包扎相关注意事项详见第一章第十一节"眼部绷带包扎技术"。

（七）健康指导

1.告知患者注意保护患眼,切勿揉眼、勿挤压伤眼,防止二次伤害。

2.指导患者注意保持眼部敷料及周围清洁干燥,预防感染,遵医嘱按时用药。

3.注意饮食营养,促进伤口愈合。

4.眼部包扎相关健康指导详见第一章第十一节"眼部绷带包扎技术"。

（八）评价

1.是否严格遵循无菌技术操作原则。

2.伤口周围皮肤是否清洁彻底;是否未予患眼二次损伤。

3.急救过程中程序是否正确,操作是否规范,动作是否熟练。

4.操作过程中是否与患者有效沟通,是否注意患者的反应,是否充分体现人文关怀。

（九）知识链接

眼球组织的构造极为精细,故眼球穿通伤的损害复杂而严重,按照发生部位可分为:角膜穿通伤、角巩膜穿通伤、巩膜穿通伤三类。眼球穿通伤的适时、恰当处理对预后非常重要,其治疗原则是:

1.初期及时清创、缝合伤口。

2.防治伤后感染和并发症。

3.后期针对并发症选择合适的手术。

随着视网膜玻璃体显微手术技术的进步以及对眼球穿通伤病理机制认识的不断提高,开放性眼伤诊疗模式得以持续转变与更新,使得以往被诊断为无治疗希望的眼睛,拥有治疗指征。对重度机械性眼前节开放伤的处理,专家们倡导后续治疗的理念,不是针对并发症,而是针对某些会形成并发症的伤痕,在伤口出现的早期就采取相应的治疗措施。

在处理眼球穿通伤的过程中,需严密监测是否有无眼内炎的发生,并时刻观察外伤眼和健眼视力的变化,一旦健眼发生不明原因的眼部充血、视力下降及眼痛,要警惕交感性眼炎发生,及时予以处理。

（徐征华　王　璐）

第六节　眼部烧伤急救护理技术

眼部烧伤属非机械性眼外伤,其成因除热烧伤、化学烧伤,还包括电烧伤和辐射烧伤（电离辐射伤、非电离辐射伤和微波辐射伤）。

一、化学性眼灼伤急救护理技术

化学性眼灼伤是以酸、碱为主的化学物质所致的腐蚀性眼损伤，主要发生在化工厂、实验室及施工场所，其预后取决于治疗的速度、眼部与化学物质接触的时间、化学物质的成分等。作为眼科急症，急救护理应以快速、彻底为原则，择取正确冲洗液大量冲洗患眼，予以紧急处理。

（一）目的

1. 彻底清除残留于患眼的化学物质、异物等。

2. 及时处置，降低组织损伤程度。

（二）适应证

适用于因接触化学物质而造成的眼部急性突发损伤。

（三）评估

1. 评估患者病情、自理能力、心理状态、合作程度等。

2. 了解患者致伤物质、致伤时间、致伤原因。

3. 评估患者患侧眼部状况，包括眼睑、周围皮肤、结膜及角膜情况。

4. 评估患者眼部用药史及药物过敏史。

（四）准备

1. 护士准备　衣帽整洁，洗手，戴口罩。

2. 用物准备　集液装置、眼科镊、无菌棉球、无菌棉签、无菌输液器、pH 检测试纸、无菌手套、冲洗液（生理氯化钠溶液、平衡液或中和液等）、表面麻醉剂。

3. 环境准备　环境整洁、安静、舒适、光线适宜。

（五）操作步骤

1. 步骤

（1）核对医嘱。

（2）身份识别：携用物至患者旁，采用两种以上方法识别患者身份，核对眼位，向患者解释操作目的，配合方法。

（3）治疗体位：协助患者取坐位或仰卧位，头略偏向患侧。

（4）使用 pH 检测试纸测量结膜囊内泪液 pH 值，判定酸碱度并记录。

（5）将输液器与冲洗液相连，悬挂于输液架上，弃去输液器针头部分。

（6）护士佩戴无菌手套，将集液装置紧贴于患眼侧的脸颊上，一手拇指与示指轻轻分开患眼的上下眼睑，着力于上下眶缘，充分暴露眼球，另一手持输液器前端，出水口距眼部以5～6cm 为宜，打开水止，持续滴注生理氯化钠溶液或遵医嘱使用的冲洗液冲洗结膜囊。先用少量冲洗液冲洗眼睑和颊部皮肤，使患者适应冲洗过程。冲洗过程中嘱患者转动眼球，向上、下、左、右各方向转动，必要时可以在冲洗上穹窿部时嘱患者向下看，轻轻翻转上眼睑，示指着力于上眶缘，拇指轻轻下拉下眼睑，着力于下眶缘，充分暴露，冲洗结膜囊。冲洗完毕后协助患者闭合患眼，用无菌棉球擦去眼睑皮肤水滴，移除集液装置。

（7）再次使用 pH 检测试纸测量结膜囊内泪液 pH 值以评估冲洗的有效性，如 pH 超出正常范围（即 7.3～7.7），须继续予以冲洗。

（8）检查有无残留在穹窿部的颗粒（如石灰或水泥）并去除。

（9）协助患者恢复舒适体位。

（10）洗手、处理医嘱、整理用物。

2. 流程图

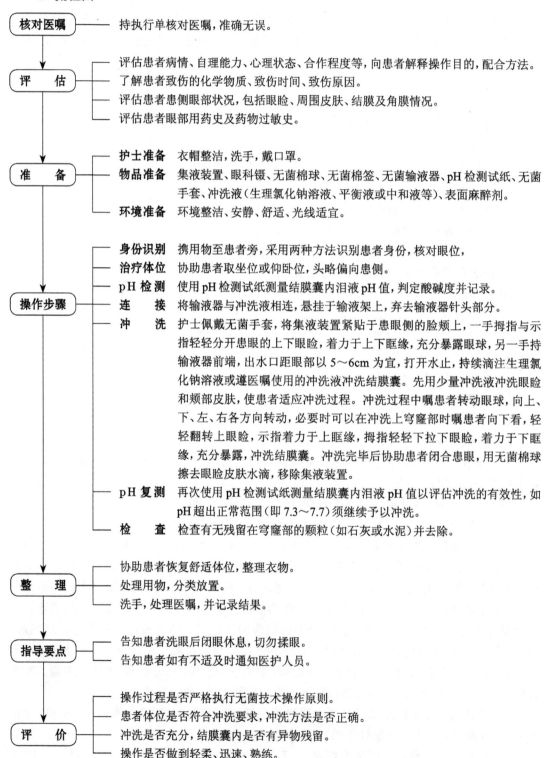

核对医嘱 —— 持执行单核对医嘱，准确无误。

评　估
—— 评估患者病情、自理能力、心理状态、合作程度等，向患者解释操作目的，配合方法。
—— 了解患者致伤的化学物质、致伤时间、致伤原因。
—— 评估患者患侧眼部状况，包括眼睑、周围皮肤、结膜及角膜情况。
—— 评估患者眼部用药史及药物过敏史。

准　备
—— **护士准备** 衣帽整洁，洗手，戴口罩。
—— **物品准备** 集液装置、眼科镊、无菌棉球、无菌棉签、无菌输液器、pH 检测试纸、无菌手套、冲洗液（生理氯化钠溶液、平衡液或中和液等）、表面麻醉剂。
—— **环境准备** 环境整洁、安静、舒适、光线适宜。

操作步骤
—— **身份识别** 携用物至患者旁，采用两种方法识别患者身份，核对眼位。
—— **治疗体位** 协助患者取坐位或仰卧位，头略偏向患侧。
—— **pH 检测** 使用 pH 检测试纸测量结膜囊内泪液 pH 值，判定酸碱度并记录。
—— **连　接** 将输液器与冲洗液相连，悬挂于输液架上，弃去输液器针头部分。
—— **冲　洗** 护士佩戴无菌手套，将集液装置紧贴于患眼侧的脸颊上，一手拇指与示指轻轻分开患眼的上下眼睑，着力于上下眶缘，充分暴露眼球，另一手持输液器前端，出水口距眼部以 5～6cm 为宜，打开水止，持续滴注生理氯化钠溶液或遵医嘱使用的冲洗液冲洗结膜囊。先用少量冲洗液冲洗眼睑和颊部皮肤，使患者适应冲洗过程。冲洗过程中嘱患者转动眼球，向上、下、左、右各方向转动，必要时可以在冲洗上穹窿部时嘱患者向下看，轻轻翻转上眼睑，示指着力于上眶缘，拇指轻轻下拉下眼睑，着力于下眶缘，充分暴露，冲洗结膜囊。冲洗完毕后协助患者闭合患眼，用无菌棉球擦去眼睑皮肤水滴，移除集液装置。
—— **pH 复测** 再次使用 pH 检测试纸测量结膜囊内泪液 pH 值以评估冲洗的有效性，如 pH 超出正常范围（即 7.3～7.7）须继续予以冲洗。
—— **检　查** 检查有无残留在穹窿部的颗粒（如石灰或水泥）并去除。

整　理
—— 协助患者恢复舒适体位，整理衣物。
—— 处理用物，分类放置。
—— 洗手，处理医嘱，并记录结果。

指导要点
—— 告知患者洗眼后闭眼休息，切勿揉眼。
—— 告知患者如有不适及时通知医护人员。

评　价
—— 操作过程是否严格执行无菌技术操作原则。
—— 患者体位是否符合冲洗要求，冲洗方法是否正确。
—— 冲洗是否充分，结膜囊内是否有异物残留。
—— 操作是否做到轻柔、迅速、熟练。

（六）注意事项

1. 化学物质在眼内停留的时间与损害程度呈正相关。因此，化学性眼灼伤的急救处理要争分夺秒，尽快开展。

2. 评估眼部损伤情况时应注意检查有无异物残留、有无眼球穿通伤，如果遭受爆炸伤比如汽车电瓶爆炸所致，在进行操作前一定要评估眼球的完整性。

3. 因生石灰引起的烧伤，冲洗前要先清扫沾在眼睑及周围皮肤上的石灰粉，再用大量生理氯化钠溶液冲洗，以免石灰遇水生热加重烧伤。同时，因石灰造成的眼部损伤，石灰颗粒常会残留在结膜穹窿部，在冲洗前可用浸有 1% EDTA（依地酸钠）的棉签进行清洁。

4. 化学性眼灼伤冲洗时间不得少于 15 分钟，冲洗液量需在 500～1 000ml，或遵医嘱酌情调整冲洗时间及冲洗液量。冲洗液可以是生理氯化钠溶液、平衡液或中和液。由于强碱可迅速穿透眼部组织，且将在伤后很长时间内引起持续性损伤，需延长冲洗时间，并反复检测 pH 值。

5. 冲洗液严禁直接冲洗角膜，避免加重刺激、损伤，引起角膜穿孔。根据眼部损伤程度，可酌情增加输液器前端出水口与眼部的距离，加大冲洗力度。

6. 冲洗时应使患眼处于低位，避免将冲洗后带有化学物质的水流入健眼而造成损害。

7. 严重的眼睑痉挛可向结膜囊内滴入表面麻醉剂或使用开睑器。

8. 对于Ⅲ～Ⅳ度眼部严重碱烧伤的患者，护士应协助医生行球结膜切开冲洗，尽量消除深层组织中的碱性物质，从而减轻结膜和巩膜组织损伤。

9. 化学性眼灼伤易导致角膜上皮受损，冲洗不当时极易造成角膜上皮脱落，故在操作和检查过程中，须动作轻柔，避免压迫眼球，尽可能减少因操作而造成的继发损伤。

10. 因化学性眼灼伤的患者多为意外所致，患者和家属存在恐惧、焦虑心理，故护士在为患者进行操作处理的过程中，应沉着冷静、动作熟练、迅速，同时注意观察患者反应，给予有针对性的心理护理。

（七）健康指导

1. 指导患者在冲洗后切勿揉眼，防止角膜穿孔。

2. 告知患者冲洗后如眼部有任何不适，应及时通知医护人员。

3. 鼓励患者进食清淡、易消化、富含蛋白质和维生素的食物，忌烟酒、浓茶、咖啡等刺激性食物，少食多餐，加强营养摄入，以增强抵抗力，防止各类并发症发生，促进患者恢复。

4. 向患者讲解用眼卫生及眼外伤的预防知识。

（八）评价

1. 操作过程是否严格执行无菌技术操作原则。

2. 患者体位是否符合冲洗要求，冲洗方法是否正确。

3. 冲洗是否充分，结膜囊内是否有异物残留。

4. 操作是否做到轻柔、迅速、熟练。

（九）知识链接

化学性眼灼伤属需立即进行处理的眼科急症，因眼组织较为脆弱，耐受力较身体其他部位差，受伤程度往往较为严重，故争分夺秒地在现场进行彻底冲洗眼部是处理中最重要的一步，及时彻底冲洗能将烧伤程度减到最小。应立即就地取材，用大量清水或其他水源反复冲洗，冲洗时应翻转眼睑，转动眼球，暴露穹窿部，将结膜囊内的化学物质彻底洗出，应至少冲洗 30 分钟,切忌未做任何处理就忙于送医就诊。医护人员应做好宣传及急救方法的普及,将损伤程度降至最低。

到达医院后,用生理氯化钠溶液冲洗结膜囊,迅速彻底清除化学物质。也可根据致伤物质用中和液冲洗。如为酸性烧伤可用 2% 磺胺嘧啶钠 1～2ml、2%～3% 碳酸氢钠溶液冲洗;如为碱性烧伤可用 1%～2% 醋酸、1% 乳酸、3% 硼酸等溶液冲洗;生石灰烧伤,可先将石灰块除去,虽然是碱性,但不用酸性液冲洗,因中性钙盐可沉着于角膜内,可用大量 1%～2% 依地酸盐(EDTA)液或生理氯化钠溶液冲洗,然后每小时再用此液滴眼一次。后期应根据病情完成药物治疗及手术治疗。

二、非电离辐射性光损伤急救护理技术

电磁辐射为电磁波的一种,按照辐射粒子是否能够引起传播介质的电离,将辐射分为两大类:一类是电离辐射,包括 α 射线、β 射线、γ 射线、X 射线、中子射线等;另一类是非电离辐射,包括紫外线、可见光线、红外线、微波等。紫外线是非电离辐射中与人们生活最为密切相关的,其中短波长紫外线辐射暴露引起的电光性眼炎为临床常见的非电离辐射性光损伤,因其具有起病急、常在夜间发生且多双眼同时发病等特点成为需要进行紧急处置的眼科急症。急救护理的关键在于减轻疼痛等对症处置。

(一)目的

1. 减轻眼部疼痛。

2. 预防感染。

3. 减少摩擦,促进角膜上皮愈合。

(二)适应证

适用于眼部异物、刺痛、畏光、流泪等症状明显者。

(三)评估

1. 评估患者病情、自理能力、心理状态、合作程度等。

2. 了解患者辐射线接触史及致伤病因。

3. 评估患者结膜及角膜情况。

4. 评估患者眼部用药史及药物过敏史。

(四)准备

1. 护士准备 衣帽整洁,洗手、戴口罩。

2. 用物准备 无菌棉签、无菌敷料、粘膏、绷带、表面麻醉剂、抗生素类滴眼剂及眼膏剂。

3. 环境准备 环境整洁、安静、舒适、光线适宜。

(五)操作

1. 步骤

(1)核对医嘱。

(2)身份识别:携用物至患者旁,采用两种以上方法识别患者身份,核对眼位,向患者解释操作目的、配合方法。

(3)治疗体位:协助患者取仰卧位或仰头坐位。

(4)观察眼部情况,持无菌棉签清除眼部分泌物。

(5)遵医嘱滴入表面麻醉剂,观察止痛效果。

（6）遵医嘱滴入抗生素类滴眼剂及眼膏剂等药物。

（7）遵医嘱采用正确方法包扎患眼。

（8）协助患者恢复舒适体位。

（9）洗手、处理医嘱、整理用物。

2. 流程图

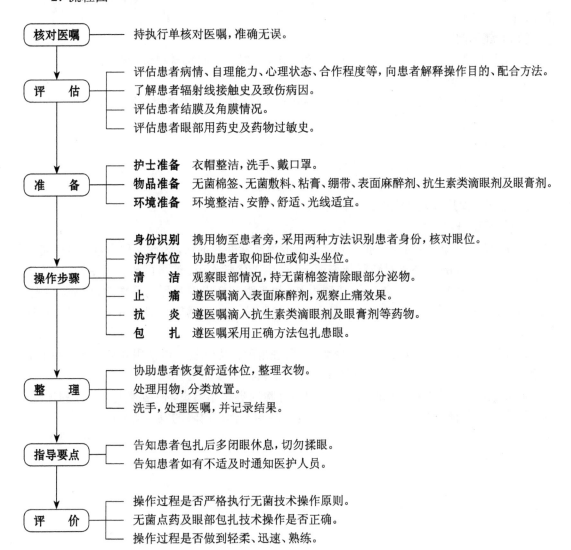

核对医嘱 —— 持执行单核对医嘱，准确无误。

评　估 —— 评估患者病情、自理能力、心理状态、合作程度等，向患者解释操作目的、配合方法。
　　　　 了解患者辐射线接触史及致伤病因。
　　　　 评估患者结膜及角膜情况。
　　　　 评估患者眼部用药史及药物过敏史。

准　备 —— **护士准备**　衣帽整洁，洗手、戴口罩。
　　　　 物品准备　无菌棉签、无菌敷料、粘膏、绷带、表面麻醉剂、抗生素类滴眼剂及眼膏剂。
　　　　 环境准备　环境整洁、安静、舒适、光线适宜。

操作步骤 —— **身份识别**　携用物至患者旁，采用两种方法识别患者身份，核对眼位。
　　　　 治疗体位　协助患者取仰卧位或仰头坐位。
　　　　 清　洁　观察眼部情况，持无菌棉签清除眼部分泌物。
　　　　 止　痛　遵医嘱滴入表面麻醉剂，观察止痛效果。
　　　　 抗　炎　遵医嘱滴入抗生素类滴眼剂及眼膏剂等药物。
　　　　 包　扎　遵医嘱采用正确方法包扎患眼。

整　理 —— 协助患者恢复舒适体位，整理衣物。
　　　　 处理用物，分类放置。
　　　　 洗手，处理医嘱，并记录结果。

指导要点 —— 告知患者包扎后多闭眼休息，切勿揉眼。
　　　　 告知患者如有不适及时通知医护人员。

评　价 —— 操作过程是否严格执行无菌技术操作原则。
　　　　 无菌点药及眼部包扎技术操作是否正确。
　　　　 操作过程是否做到轻柔、迅速、熟练。

（六）注意事项

1. 操作过程应严格遵循无菌技术操作原则。

2. 操作中应动作轻柔，避免加重患者疼痛，并进行心理疏导。

3. 治疗目的为促进损伤恢复和预防继发感染。可遵医嘱局部应用表面麻醉剂、抗生素类滴眼剂及眼膏剂。鉴于表面麻醉剂对角膜上皮再生的抑制作用，故只能作为急救的权宜措施，不可多次使用。

（七）健康指导

1. 指导患者包扎后切勿揉眼，遵照医嘱要求，按时去除眼部敷料进行药物治疗。

2. 指导患者遵照医嘱要求进行复诊。

3. 向患者讲解造成非电离辐射性光损伤的主要原因，指导患者根据情况做好个人防护，有效避免再次损伤。

（八）评价

1. 操作过程是否严格执行无菌技术操作原则。

2. 无菌点药及眼部包扎技术操作是否正确。

3. 操作过程是否做到轻柔、迅速、熟练。

（九）知识链接

工业电焊、高原、雪地及水面反光都可造成眼部紫外线损伤，因此又称为电光性眼炎或雪盲。220～310nm 紫外线对角膜损伤明显，产生光化学作用，使蛋白质凝固变性，角膜上皮坏死脱落，一般在照射后的 3～8 小时发作，患者眼部会出现强烈的异物感、刺痛、畏光、流泪及眼睑痉挛，结膜混合充血，角膜上皮点状脱落。如无感染一般经 6～8 小时自行缓解，24～48 小时完全消退。

治疗原则是止痛、预防感染、减少摩擦、促进角膜上皮恢复。可使用 0.5%～1% 的丁卡因滴眼液，抗生素类滴眼剂，促进角膜上皮生长的滴眼剂及眼膏剂。

此外，长期反复的紫外线照射，可引起慢性睑缘炎和结膜炎，使结膜失去弹性和光泽、色素增生；近紫外线即长波紫外线，其辐射与年龄相关性白内障的发生明显相关。

（张　蕊）

第五章
眼内科急症急救护理技术

═ 第一节　急性闭角型青光眼急救护理技术 ═

急性闭角型青光眼发病机制主要是瞳孔阻滞导致房角突然大部分或全部关闭，导致眼压急剧增高、眼球坚硬如石。眼压骤然升高可造成视盘充血、水肿，及角膜水肿、浑浊，甚至伴有视盘周围血管出血。急性发作时进行及时的抢救，在最短时间内控制高眼压，对减少视功能损害、防止房角形成永久性粘连具有重要意义。

（一）目的

1. 降低眼压。

2. 减少眼压急剧增高造成的视功能的损害。

3. 缓解由于高眼压造成的不适症状。

（二）适应证

适用于急性闭角型青光眼。

（三）评估

1. 评估患者的病情、自理能力、合作程度等。

2. 评估患者眼部情况，检查视力、眼压等并准确记录。

3. 评估患者疼痛程度。

4. 评估患者眼部用药史及药物过敏史。

（四）准备

1. 护士准备　衣帽整洁，洗手、戴口罩。

2. 物品准备　无菌棉签、无菌敷料、硝酸毛果芸香碱、高渗脱水剂、碳酸酐酶抑制剂、β肾上腺能受体阻滞剂、糖皮质激素制剂、表面麻醉剂、1ml无菌注射器。

3. 环境准备　环境整洁、安静、舒适、光线适宜。

（五）操作

1. 步骤

（1）核对医嘱。

（2）身份识别：携用物至患者旁，采用两种以上方法识别患者身份，核对眼位，向患者解释操作目的、配合方法。

（3）治疗体位：协助患者取坐位或仰卧位。

（4）遵医嘱用药，迅速降低眼压

1）眼部给予拟胆碱能神经药物，开放房角降低眼压，如硝酸毛果芸香碱；眼部给予β肾上腺能受体阻滞剂和碳酸酐酶抑制剂，减少房水生成，降低眼压。

2）全身给予β肾上腺能受体阻滞剂、碳酸酐酶抑制剂和/或高渗脱水剂，临床常用药有乙酰唑胺、50%甘油果糖氯化钠注射液、20%甘露醇注射液等。

（5）减轻炎症反应：若发作眼充血及前房炎症较重者，可局部或全身给予糖皮质激素制剂，利于炎症消退，减少房角粘连的发生。炎症得到控制、角膜透明后利于进一步的检查。

（6）术前准备：若上述措施后高眼压仍不能控制，需急诊进行前房穿刺术，遵医嘱即刻进行术前准备。

（7）全身症状严重者，可给予镇痛、止吐、镇静、安眠的药物。

（8）协助患者恢复舒适体位。

（9）洗手、处理医嘱、整理用物。

2.流程图

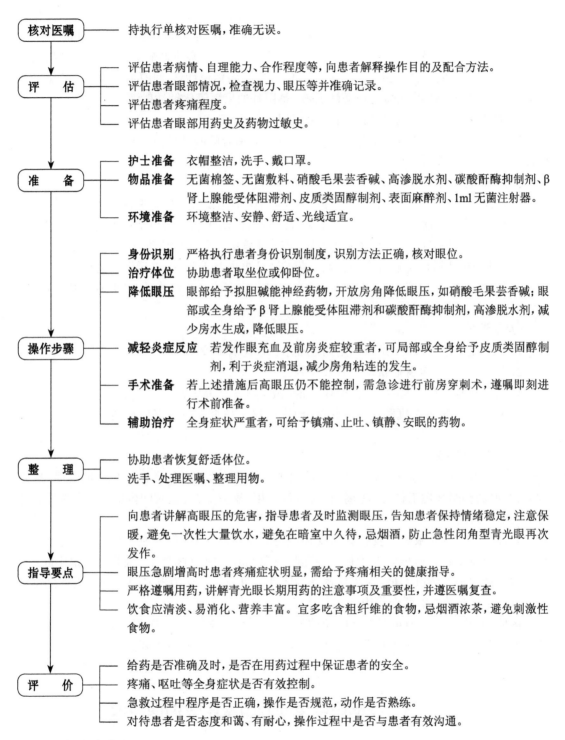

核对医嘱 —— 持执行单核对医嘱,准确无误。

评　估 ——
- 评估患者病情、自理能力、合作程度等,向患者解释操作目的及配合方法。
- 评估患者眼部情况,检查视力、眼压等并准确记录。
- 评估患者疼痛程度。
- 评估患者眼部用药史及药物过敏史。

准　备 ——
- **护士准备** 衣帽整洁,洗手、戴口罩。
- **物品准备** 无菌棉签、无菌敷料、硝酸毛果芸香碱、高渗脱水剂、碳酸酐酶抑制剂、β肾上腺能受体阻滞剂、皮质类固醇制剂、表面麻醉剂、1ml无菌注射器。
- **环境准备** 环境整洁、安静、舒适、光线适宜。

操作步骤 ——
- **身份识别** 严格执行患者身份识别制度,识别方法正确,核对眼位。
- **治疗体位** 协助患者取坐位或仰卧位。
- **降低眼压** 眼部给予拟胆碱能神经药物,开放房角降低眼压,如硝酸毛果芸香碱;眼部或全身给予β肾上腺能受体阻滞剂和碳酸酐酶抑制剂,高渗脱水剂,减少房水生成,降低眼压。
- **减轻炎症反应** 若发作眼充血及前房炎症较重者,可局部或全身给予皮质类固醇制剂,利于炎症消退,减少房角粘连的发生。
- **手术准备** 若上述措施后高眼压仍不能控制,需急诊进行前房穿刺术,遵嘱即刻进行术前准备。
- **辅助治疗** 全身症状严重者,可给予镇痛、止吐、镇静、安眠的药物。

整　理 ——
- 协助患者恢复舒适体位。
- 洗手、处理医嘱、整理用物。

指导要点 ——
- 向患者讲解高眼压的危害,指导患者及时监测眼压,告知患者保持情绪稳定,注意保暖,避免一次性大量饮水,避免在暗室中久待,忌烟酒,防止急性闭角型青光眼再次发作。
- 眼压急剧增高时患者疼痛症状明显,需给予疼痛相关的健康指导。
- 严格遵嘱用药,讲解青光眼长期用药的注意事项及重要性,并遵医嘱复查。
- 饮食应清淡、易消化、营养丰富。宜多吃含粗纤维的食物,忌烟酒浓茶,避免刺激性食物。

评　价 ——
- 给药是否准确及时,是否在用药过程中保证患者的安全。
- 疼痛、呕吐等全身症状是否有效控制。
- 急救过程中程序是否正确,操作是否规范,动作是否熟练。
- 对待患者是否态度和蔼、有耐心,操作过程中是否与患者有效沟通。

(六)注意事项

1.遵医嘱予以硝酸毛果芸香碱频点患者,应随时监测患者眼压情况并调节用药,防止用量过多引起不良反应。

2. 使用高渗脱水剂时应注意老年患者,尤其是有高血压和心功能、肾功能不全以及电解质紊乱患者的全身状况,以免发生意外。用药前讲解快速脱水利尿的情况,全身状况不良者内科会诊确认能够用药;协助其提前去卫生间。用药时嘱患者尽量卧床,随时关注用药反应;快速静滴高渗脱水剂会有静脉刺激现象,可局部热敷来减轻。用药后会有头痛症状,可卧床一段时间后再起身,且要防止起身太快,预防体位性低血压的发生。

3. 糖尿病患者慎用 20% 甘露醇注射液,禁用甘油果糖氯化钠注射液。

4. 加强巡视,密切观察药物使用效果、有无不良反应等。

5. 由于发病突然且疼痛剧烈,护士应正确评估患者的心理状态,实施有针对性的心理护理,使其积极配合治疗。

(七)健康指导

1. 向患者讲解高眼压的危害,指导患者及时监测眼压,告知患者保持情绪稳定,注意保暖,避免一次性大量饮水,避免在暗室中久待,忌烟酒,防止急性闭角型青光眼再次发作。

2. 眼压急剧增高时患者疼痛症状明显,需给予疼痛相关的健康指导。

3. 严格遵嘱用药,讲解青光眼长期用药的注意事项及重要性,并遵医嘱复查。

4. 饮食指导:饮食应清淡、易消化、营养丰富。宜多吃含粗纤维的食物,保持排便通畅,忌烟酒、浓茶等刺激性食物。

(八)评价

1. 给药是否准确及时,是否在用药过程中保证患者的安全。

2. 疼痛、呕吐等全身症状是否有效控制。

3. 急救过程中程序是否正确,操作是否规范,动作是否熟练。

4. 对待患者是否态度和蔼、有耐心,操作过程中是否与患者有效沟通,是否体现人文关怀。

(九)知识链接

急性闭角型青光眼起病急、症状明显、对视功能影响大,好发于 40 岁以上的女性,情绪激动、长时间在暗环境工作、近距离阅读、气候变化、季节交替、短时间内摄入大量液体等都可能是发病诱因。

急性闭角型青光眼急性发作会对视神经造成损伤,关于损伤机制主要有两种学说:机械学说和缺血学说。机械学说指视神经在眼压急剧升高时直接受压,轴浆流被迫中断;缺血学说强调视神经供血不足,对眼压耐受性降低。目前一般认为青光眼视神经损害机制可能是机械压迫和缺血的联合作用。

因此,在进行急性闭角型青光眼急救治疗时,应迅速解除瞳孔阻滞,降低眼压,保证视神经的供血,这对减少视功能损害、防止房角形成永久性粘连具有重要意义。

(王 璐 徐征华)

第二节 视网膜中央动脉阻塞急救护理技术

视网膜中央动脉阻塞发病突然,对视力影响巨大,可突发单眼无痛性急剧视力下降甚至无光感,属于眼科急症,应尽早、尽快予以抢救性治疗,同时应积极查找并治疗原发病。

（一）目的

1. 解除视网膜中央动脉阻塞。

2. 抢救视力。

3. 改善视网膜急性缺血症状，减少对视功能造成的严重损害。

（二）适应证

适用于视网膜中央动脉阻塞。

（三）评估

1. 评估患者病情、自理能力、合作程度等。

2. 评估患者的全身病史。

3. 评估患者眼部情况，检查视力、眼压并记录。

4. 评估患者眼部用药史及药物过敏史。

（四）准备

1. 护士准备　衣帽整洁、洗手、戴口罩。

2. 物品准备　吸氧装置、无菌注射器、球后针头、无菌输液器、皮肤消毒剂、无菌敷料、血管扩张剂、碳酸酐酶抑制剂、β肾上腺能受体阻滞剂、糖皮质激素、纤溶制剂、5% 葡萄糖注射液或氯化钠注射液。

3. 环境准备　环境整洁、安静、舒适、光线适宜。

（五）操作

1. 步骤

（1）核对医嘱。

（2）身份识别：携用物至患者旁，采用两种以上方法识别患者身份，核对眼位，向患者解释操作目的、配合方法。

（3）治疗体位：协助患者取坐位或仰卧位。

（4）血管扩张剂：即刻给予起效快的血管扩张药物，如吸入亚硝酸异戊酯，舌下含服硝酸甘油，球后注射阿托品或山莨菪碱，静脉滴注葛根素、丹参等药物。

（5）降低眼压：按摩眼球至少 15 分钟，使眼压下降，改善眼部血管灌注；局部或全身给予降眼压药物，如碳酸酐酶抑制剂、β肾上腺能受体阻滞剂；必要时需行前房穿刺术，协助医生做好术前准备，迅速降低眼压。

（6）纤溶制剂：如纤维蛋白原增高或正常，静脉滴注尿激酶或口服纤溶制剂。

（7）糖皮质激素：疑有血管炎者，可给予糖皮质激素。

（8）吸氧：连接氧气装置，高浓度吸氧（95% 氧气与 5% 二氧化碳混合气体）可缓解视网膜缺氧状态。

（9）根据病因治疗，降低血压及血黏度等。

（10）全身情况严重者，应检查和观察生命体征的变化。

（11）协助患者恢复舒适体位。

（12）洗手、处理医嘱、整理用物。

2. 流程图

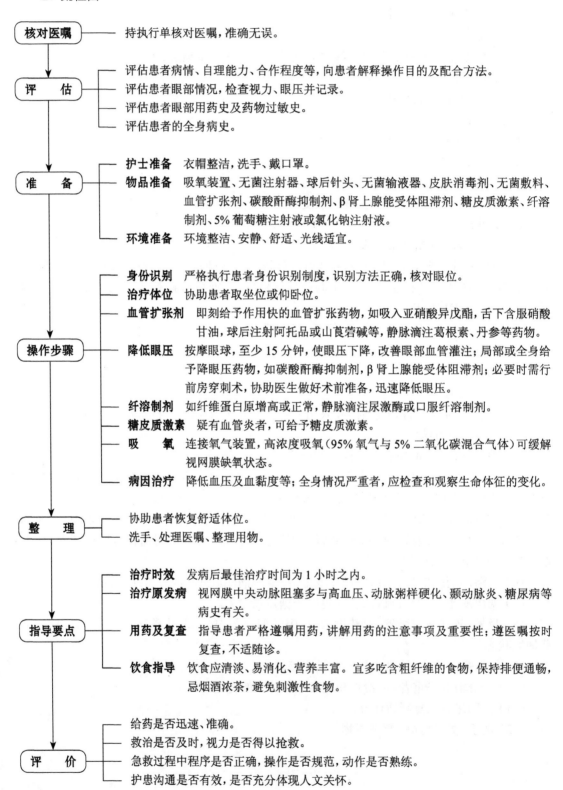

核对医嘱 —— 持执行单核对医嘱,准确无误。

评　估
- 评估患者病情、自理能力、合作程度等,向患者解释操作目的及配合方法。
- 评估患者眼部情况,检查视力、眼压并记录。
- 评估患者眼部用药史及药物过敏史。
- 评估患者的全身病史。

准　备
- **护士准备** 衣帽整洁,洗手、戴口罩。
- **物品准备** 吸氧装置、无菌注射器、球后针头、无菌输液器、皮肤消毒剂、无菌敷料、血管扩张剂、碳酸酐酶抑制剂、β肾上腺能受体阻滞剂、糖皮质激素、纤溶制剂、5%葡萄糖注射液或氯化钠注射液。
- **环境准备** 环境整洁、安静、舒适、光线适宜。

操作步骤
- **身份识别** 严格执行患者身份识别制度,识别方法正确,核对眼位。
- **治疗体位** 协助患者取坐位或仰卧位。
- **血管扩张剂** 即刻给予作用快的血管扩张药物,如吸入亚硝酸异戊酯,舌下含服硝酸甘油,球后注射阿托品或山莨菪碱等,静脉滴注葛根素、丹参等药物。
- **降低眼压** 按摩眼球,至少15分钟,使眼压下降,改善眼部血管灌注;局部或全身给予降眼压药物,如碳酸酐酶抑制剂,β肾上腺能受体阻滞剂;必要时需行前房穿刺术,协助医生做好术前准备,迅速降低眼压。
- **纤溶制剂** 如纤维蛋白原增高或正常,静脉滴注尿激酶或口服纤溶制剂。
- **糖皮质激素** 疑有血管炎者,可给予糖皮质激素。
- **吸　氧** 连接氧气装置,高浓度吸氧(95%氧气与5%二氧化碳混合气体)可缓解视网膜缺氧状态。
- **病因治疗** 降低血压及血黏度等;全身情况严重者,应检查和观察生命体征的变化。

整　理
- 协助患者恢复舒适体位。
- 洗手、处理医嘱、整理用物。

指导要点
- **治疗时效** 发病后最佳治疗时间为1小时之内。
- **治疗原发病** 视网膜中央动脉阻塞多与高血压、动脉粥样硬化、颞动脉炎、糖尿病等病史有关。
- **用药及复查** 指导患者严格遵嘱用药,讲解用药的注意事项及重要性;遵医嘱按时复查,不适随诊。
- **饮食指导** 饮食应清淡、易消化、营养丰富。宜多吃含粗纤维的食物,保持排便通畅,忌烟酒浓茶,避免刺激性食物。

评　价
- 给药是否迅速、准确。
- 救治是否及时,视力是否得以抢救。
- 急救过程中程序是否正确,操作是否规范,动作是否熟练。
- 护患沟通是否有效,是否充分体现人文关怀。

（六）注意事项

1. 患者发生视网膜中央动脉阻塞时，应立即抢救、及时用药、分秒必争。

2. 眼球按摩时，应确保患者角膜安全，防止角膜擦伤。

3. 嘱患者勿自行调节氧流量。

4. 加强巡视，严密观察全身情况及用药反应。

5. 注意做好与患者及其家属的沟通工作，及时解释和说明病情，通过多种形式及时了解患者的心理活动及需求并予以满足，以取得患者对治疗和护理的配合。

（七）健康指导

1. 视网膜动脉阻塞的预后与阻塞的部位、程度、血管的状况关系密切，特别重要的是开始治疗的时间，发病后 1 小时以内阻塞得以缓解者，有可能恢复部分视力，发病时间长则很难恢复。

2. 视网膜中央动脉阻塞多与高血压、动脉粥样硬化、颞动脉炎、糖尿病等病史有关，指导患者积极参与查找病因，治疗原发病。

3. 指导患者严格遵嘱用药，讲解用药的注意事项及重要性；遵医嘱按时复查，不适随诊。

4. 饮食指导：饮食应清淡、易消化、营养丰富。宜多吃含粗纤维的食物，保持排便通畅，忌烟酒浓茶，避免刺激性食物。

（八）评价

1. 给药是否迅速、准确。

2. 救治是否及时，视力是否得以抢救。

3. 急救过程中程序是否正确，操作是否规范，动作是否熟练。

4. 护患沟通是否有效，是否充分体现人文关怀。

（九）知识链接

视网膜动脉阻塞（RAO）是急性发作、严重损害视力的眼底病，依据血管的分类，可分为视网膜中央动脉阻塞、视网膜分支动脉阻塞、视网膜睫状动脉和视网膜毛细血管前小动脉的阻塞。

视网膜动脉阻塞多见于患动脉粥样硬化、高血压者，亦可见于手术中或术后的高眼压、眶内高压等情况。患者多为患心血管病的老年人，较少见于年轻患者。导致血管阻塞的原因大多数为各种类型的栓子。栓子的来源最常见于颈动脉粥样硬化斑块，其次为心脏瓣膜。视网膜动脉内血栓形成也是视网膜中央动脉阻塞（CRAO）发病的主要原因。筛板是 CRAO 的好发部位。

视网膜动脉阻塞是眼科致盲急症，阻塞在 1 小时解除，视功能多可恢复；阻塞 3～4 小时，中心视力多数不能恢复，因此一经确诊，必须分秒必争配合医生进行抢救。如果能在视网膜缺血、坏死等不可逆损害之前恢复血液循环、改善缺氧状况，视力有望迅速提高。注意观察视力变化，急救期（12 小时内）应 1～2 小时检查 1 次，急救期后每天检查 2 次。视力改变及时报告医生做好相应的处理。

（王　璐　徐征华）

附录 A　眼科治疗器械图示

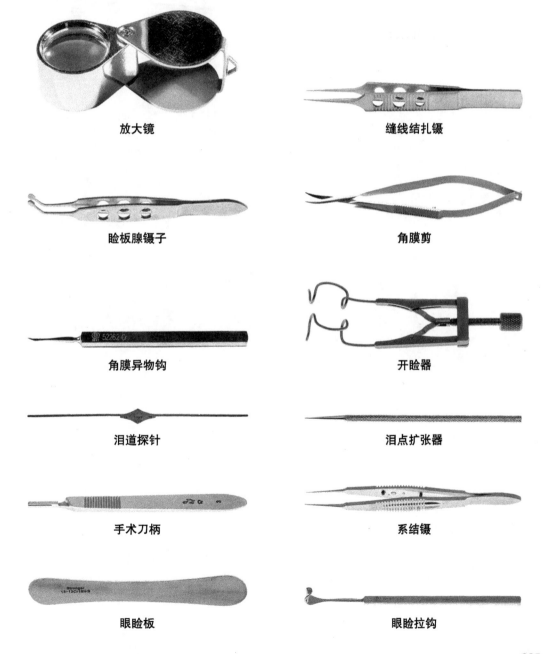

放大镜

缝线结扎镊

睑板腺镊子

角膜剪

角膜异物钩

开睑器

泪道探针

泪点扩张器

手术刀柄

系结镊

眼睑板

眼睑拉钩

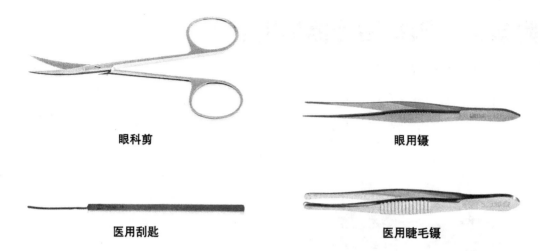

眼科剪

眼用镊

医用刮匙

医用睫毛镊

附录 B 眼科临床护理技术评分标准

1. 远视力检查技术评分标准

项目	标准分	操作标准	分值	扣分项	备注
核对医嘱	5	严格执行查对制度，执行单与医嘱内容核对准确无误	5		
评估	10	准确评估患者病情、自理能力、合作程度，向患者解释操作目的及配合方法	2		
		准确评估眼部情况，有无分泌物、佩戴眼镜情况	6		
		询问眼部用药史	2		
护士准备	5	护士仪容仪表符合要求	5		
用物准备	5	用物准备齐全，摆放有序	5		
环境准备	5	环境整洁、安静、舒适、光线适宜操作	5		
操作步骤	50	严格执行患者身份识别制度，识别方法正确	5		
		严格执行查对制度，医嘱、眼别的查对符合规范	5		
		协助安置检查体位，取坐位或站位	3		
		指导患者配合方法，双眼保持向正前方注视	8		
		指导患者使用挡眼板，完全遮挡非测眼	8		
		视标杆自上而下指示视力表方法正确	8		
		指导患者3秒内说出或用手势表示视标开口方向后换下一行，直至患者无法辨认为止，准确记录	6		
		协助患者离开	2		
		操作完毕，有针对性给予患者相关健康指导	5		
整理	5	处理用物，符合规范	2		
		洗手，处理医嘱	3		
相关知识	5	能正确回答相关理论知识	5		
综合评价	10	测量结果准确	4		
		程序正确，操作规范，动作熟练	4		
		护患沟通有效，充分体现人文关怀	2		
总分	100		100		

2. 近视力检查技术评分标准

项目	标准分	操作标准	分值	扣分项	备注
核对医嘱	5	严格执行查对制度,执行单与医嘱内容核对准确无误	5		
评估	10	准确评估患者病情、自理能力、合作程度,向患者解释操作目的及配合方法	2		
		准确评估眼部情况,有无分泌物、佩戴眼镜情况	6		
		询问眼部用药史	2		
护士准备	5	护士仪容仪表符合要求	5		
用物准备	5	用物准备齐全,摆放有序	5		
环境准备	5	环境整洁、安静、舒适、光线适宜操作	5		
操作步骤	50	严格执行患者身份识别制度,识别方法正确	5		
		严格执行查对制度,医嘱、眼别的查对符合规范	5		
		协助安置检查体位,取坐位	3		
		指导患者配合,双眼保持向前方注视	8		
		指导患者用挡眼板,完全挡住未测眼	8		
		自上而下指示视力表方法正确	8		
		指导患者3秒内说出或用手势表示视标开口方向,后换下一行,直至患者无法辨认为止,准确记录	6		
		协助患者离开	2		
		操作完毕,有针对性给予患者相关健康指导	5		
整理	5	处理用物,符合规范	2		
		洗手,处理医嘱	3		
相关知识	5	能正确回答相关理论知识	5		
综合评价	10	测量结果准确	4		
		程序正确,操作规范,动作熟练	4		
		护患沟通有效,充分体现人文关怀	2		
总分	100				

3. 儿童视力检查技术评分标准

项目	标准分	操作标准	分值	扣分项	备注
核对医嘱	5	严格执行查对制度,执行单与医嘱内容核对准确无误	5		
评估	10	准确评估儿童病情、自理能力、合作程度,向儿童家属解释操作目的及配合方法	2		
		准确评估眼部情况,有无分泌物、佩戴眼镜情况	6		
		询问眼部用药史、了解儿童散、缩瞳情况	2		
护士准备	5	护士仪容仪表符合要求	5		
用物准备	5	用物准备齐全,摆放有序	5		
环境准备	5	环境整洁、安静、舒适、光线适宜操作	5		
操作步骤	50	严格执行儿童身份识别制度,识别方法正确	5		
		严格执行查对制度,医嘱、眼别的查对符合规范	5		
		协助安置检查体位,取坐位或站位,使 1.0 视标高度与眼部等高	3		
		耐心指导儿童配合,双眼保持向正前方注视	8		
		指导儿童用挡眼板,完全挡住非测眼	8		
		视标杆自上而下指示视力表方法正确	8		
		指导儿童 3 秒内说出视标图案,后换下一行,直至儿童无法辨认为止,准确记录	6		
		协助儿童离开	2		
		操作完毕,有针对性给予儿童及家属相关健康指导	5		
整理	5	处理用物,符合规范	2		
		洗手,处理医嘱	3		
相关知识	5	能正确回答相关理论知识	5		
综合评价	10	测量结果准确	4		
		程序正确,操作规范,动作熟练	4		
		护患沟通有效,充分体现人文关怀	2		
总分	100		100		

4. 光感监测技术评分标准

项目	标准分	操作标准	分值	扣分项	备注
核对医嘱	5	严格执行查对制度,执行单与医嘱内容核对准确无误	5		
评估	10	准确评估患者病情、自理能力、合作程度,向患者解释操作目的及配合方法	5		
		准确评估术眼纱布绷带包扎松紧度,包扎处有无渗血渗液及周围皮肤血运情况	5		
护士准备	5	护士仪容仪表符合要求	5		
用物准备	5	用物准备齐全,摆放有序	5		
环境准备	5	环境整洁、安静、舒适、光线适宜操作	5		
操作步骤	50	严格执行患者身份识别制度,识别方法正确	5		
		严格执行查对制度,医嘱、眼别的查对符合规范	5		
		协助患者采取仰卧位或坐位	3		
		建立暗室环境	5		
		用挡眼板遮挡健眼	5		
		将手电筒置于术眼无菌敷料颞侧,调节至聚光模式	5		
		向术眼方向平移光源,嘱患者有光感时予以告知。移开光源,同样方法操作 3 次	5		
		监测毕恢复环境自然光线	5		
		准确判断是否存在光感	5		
		协助患者恢复舒适体位	2		
		操作完毕,有针对性给予患者相关健康指导	5		
整理	5	处理用物,符合规范	2		
		洗手,处理医嘱,准确记录	3		
相关知识	5	能正确回答相关理论知识	5		
综合评价	10	程序正确,操作规范,动作熟练	4		
		光感监测结果准确	4		
		护患沟通有效,充分体现人文关怀	2		
总分	100		100		

5. 对比敏感度检查技术评分标准

项目	标准分	操作标准	分值	扣分项	备注
核对医嘱	5	严格执行查对制度,执行单与医嘱内容核对准确无误	5		
评估	10	准确评估患者病情、自理能力、合作程度,向患者解释操作目的及配合方法	4		
		评估患者眼部情况,有无创面	4		
		询问眼部用药史、药物过敏史	2		
护士准备	5	护士仪容仪表符合要求	5		
用物准备	5	用物准备齐全,摆放有序	5		
环境准备	5	环境整洁、安静、舒适、光线适宜操作	5		
操作步骤	50	严格执行患者身份识别制度,识别方法正确	5		
		严格执行查对制度,医嘱、药物、眼别的查对符合规范	5		
		根据不同测量方法,协助患者取站位或坐位	3		
		指导患者辨识检测表下方的视标模式	10		
		嘱患者从 A 行开始,由 1~9 逐个辨认视标条纹的方向,完整进行 A~E,1~9 的测量,直至无法辨认	10		
		同法测试对侧眼	10		
		协助患者恢复舒适体位	2		
		操作完毕,有针对性给予患者相关健康指导	5		
整理	5	处理用物,符合规范	2		
		洗手,处理医嘱,准确记录	3		
相关知识	5	能正确回答相关理论知识	5		
综合评价	10	测试结果准确有效	4		
		程序正确,操作规范,动作熟练	4		
		护患沟通有效,充分体现人文关怀	2		
总分	100		100		

6. 暗适应检查技术评分标准

项目	标准分	操作标准	分值	扣分项	备注
核对医嘱	5	严格执行查对制度,执行单与医嘱内容核对准确无误	5		
评估	10	准确评估患者病情、自理能力、合作程度,向患者解释操作目的及配合方法	4		
		评估患者眼部情况,有无创面	4		
		询问眼部用药史、药物过敏史	2		
护士准备	5	护士仪容仪表符合要求	5		
用物准备	5	用物准备齐全,摆放有序	5		
环境准备	5	环境整洁、安静、舒适、光线适宜操作	5		
操作步骤	50	严格执行患者身份识别制度,识别方法正确	5		
		严格执行查对制度,医嘱、药物、眼别的查对符合规范	5		
		协助患者取坐位	3		
		视觉刺激器的亮光下适应5分钟后,关掉室内所有光源	15		
		指导患者固视,发现视觉刺激器内有亮光即按应答键,检查持续40～50分钟	15		
		协助患者恢复舒适体位	2		
		操作完毕,有针对性给予患者相关健康指导	5		
整理	5	处理用物,符合规范	2		
		洗手,处理医嘱,准确记录	3		
相关知识	5	能正确回答相关理论知识	5		
综合评价	10	测试结果准确有效	4		
		程序正确,操作规范,动作熟练	4		
		护患沟通有效,充分体现人文关怀	2		
总分	100		100		

7. 色觉检查技术评分标准

项目	标准分	操作标准	分值	扣分项	备注
核对医嘱	5	严格执行查对制度,执行单与医嘱内容核对准确无误	5		
评估	10	准确评估患者病情、自理能力、合作程度,向患者解释操作目的及配合方法	4		
		评估患者眼部情况,有无创面	4		
		询问眼部用药史、药物过敏史	2		
护士准备	5	护士仪容仪表符合要求	5		
用物准备	5	用物准备齐全,摆放有序	5		
环境准备	5	环境整洁、安静、舒适、光线适宜操作	5		
操作步骤	50	严格执行患者身份识别制度,识别方法正确	5		
		严格执行查对制度,医嘱、药物、眼别的查对符合规范	5		
		协助患者取坐位	3		
		指导患者正确识别"示教图"	15		
		展开检查图,受检者双眼距离图面 60～100cm 后,任选一组图让患者识别出图上数字或图形	15		
		协助患者恢复舒适体位	2		
		操作完毕,有针对性给予患者相关健康指导	5		
整理	5	处理用物,符合规范	2		
		洗手,处理医嘱,准确记录	3		
相关知识	5	能正确回答相关理论知识	5		
综合评价	10	测试结果准确有效	4		
		程序正确,操作规范,动作熟练	4		
		护患沟通有效,充分体现人文关怀	2		
总分	100		100		

8. 压陷式眼压计测量技术评分标准

项目	标准分	操作标准	分值	扣分项	备注
核对医嘱	5	严格执行查对制度,执行单与医嘱内容核对准确无误	5		
评估	10	准确评估患者病情、自理能力、合作程度,向患者解释操作目的及配合方法	2		
		评估患者眼部情况,有无外眼急性炎症、严重的角膜上皮损伤、眼球开放性损伤等	6		
		询问眼部用药史及药物过敏史	2		
护士准备	5	护士仪容仪表符合要求	5		
用物准备	5	用物准备齐全,摆放有序	5		
环境准备	5	环境整洁、安静、舒适、光线适宜操作	5		
操作步骤	50	严格执行患者身份识别制度,识别方法正确	5		
		严格执行查对制度,医嘱、药物、眼别的查对符合规范	5		
		协助安置检查体位,取仰卧位	3		
		给予表面麻醉剂,充分麻醉,告知药物作用	5		
		仪器校准方法正确,校准后数值准确	5		
		指导患者配合,嘱其双眼注视天花板并固定不动	5		
		护士固定眼睑方法正确,眼压计放置位置正确,力度适中,动作轻柔	5		
		砝码选择适当,读取数据准确,两次度数差值不超过0.5刻度值	5		
		测量后给予抗生素类滴眼剂	5		
		协助患者恢复舒适体位	2		
		操作完毕,有针对性给予患者相关健康指导	5		
整理	5	处理用物,符合规范	2		
		洗手,处理医嘱,准确记录	3		
相关知识	5	能正确回答相关理论知识	5		
评价	10	眼压数值测量准确,未发生角膜上皮损伤	4		
		程序正确,操作规范,动作熟练	4		
		护患沟通有效,充分体现人文关怀	2		
总分	100		100		

9. 接触式眼压计测量技术评分标准

项目	标准分	操作标准	分值	扣分项	备注
核对医嘱	5	严格执行查对制度,执行单与医嘱内容核对准确无误	5		
评估	10	准确评估患者病情、自理能力、合作程度,向患者解释操作目的及配合方法	2		
		评估患者眼部情况,有无外眼急性炎症、严重的角膜上皮损伤、眼球开放性损伤等	6		
		询问眼部用药史及药物过敏史	2		
护士准备	5	护士仪容仪表符合要求	5		
用物准备	5	用物准备齐全,摆放有序	5		
环境准备	5	环境整洁、安静、舒适、光线适宜操作	5		
操作步骤	50	严格执行患者身份识别制度,识别方法正确	5		
		严格执行查对制度,医嘱、药物、眼别的查对符合规范	5		
		协助安置检查体位,取坐位	3		
		给予表面麻醉剂,充分麻醉,告知药物作用	2		
		荧光素钠溶液或荧光素钠试纸染色充分	3		
		座椅、检查台等高度适合,患者头部放置位置正确	5		
		指导患者配合,嘱患者双眼向正前方注视,角膜暴露充分	5		
		眼压计调节方法正确,动作轻柔	5		
		读取数据准确,两次结果相差不大于 0.5mmHg	5		
		测量后给予抗生素类滴眼剂	5		
		协助患者恢复舒适体位	2		
		操作完毕,有针对性给予患者相关健康指导	5		
整理	5	处理用物,符合规范	2		
		洗手,处理医嘱,准确记录	3		
相关知识	5	能正确回答相关理论知识	5		
评价	10	眼压数值测量准确,未发生角膜上皮损伤	4		
		程序正确,操作规范,动作熟练	4		
		护患沟通有效,充分体现人文关怀	2		
总分	100		100		

10. 非接触式眼压计测量技术评分标准

项目	标准分	操作标准	分值	扣分项	备注
核对医嘱	5	严格执行查对制度,执行单与医嘱内容核对准确无误	5		
评估	10	准确评估患者病情、自理能力、合作程度,向患者解释操作目的及配合方法	2		
		评估患者眼部情况,有无外眼急性炎症、严重的角膜上皮损伤、眼球开放性损伤等	6		
		询问眼部用药史及药物过敏史	2		
护士准备	5	护士仪容仪表符合要求	5		
用物准备	5	用物准备齐全,摆放有序	5		
环境准备	5	环境整洁、安静、舒适、光线适宜操作	5		
操作步骤	50	严格执行患者身份识别制度,识别方法正确	5		
		严格执行查对制度,医嘱、药物、眼别的查对符合规范	5		
		协助安置检查体位,取坐位	5		
		协助患者头部定位准确,仪器高度调节正确	5		
		自动测量正确或手动测量时,护士调节仪器方法正确	10		
		测量数据准确	10		
		协助患者恢复舒适体位	5		
		操作完毕,有针对性给予患者相关健康指导	5		
整理	5	处理用物,符合规范	2		
		洗手,处理医嘱	3		
相关知识	5	能正确回答相关理论知识	5		
综合评价	10	眼压数值测量准确	4		
		程序正确,操作规范,动作熟练	4		
		护患沟通有效,充分体现人文关怀	2		
总分	100		100		

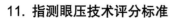

11. 指测眼压技术评分标准

项目	标准分	操作标准	分值	扣分项	备注
核对医嘱	5	严格执行查对制度,执行单与医嘱内容核对准确无误	5		
评估	10	准确评估患者病情、自理能力、合作程度,向患者解释操作目的及配合方法	5		
		准确评估眼部情况,有无分泌物、眼内有无创口、角膜有无病变,内容齐全并有针对性	5		
护士准备	9	护士仪容仪表符合要求	8		
环境准备	6	环境整洁、安静、舒适、光线适宜操作	7		
操作步骤	50	严格执行患者身份识别制度,识别方法正确	5		
		严格执行查对制度,医嘱、眼别的查对符合规范	5		
		协助安置检查体位,取坐位或仰卧位	3		
		嘱患者向下注视,轻轻闭合双眼	5		
		单眼眼压测量:护士双手示指指尖放于上眼睑皮肤面,两指交替向眼球中心轻压眼球	10		据病情需要选择
		双眼眼压同时测量:护士双手的示指与中指放于双眼上睑皮肤面,同时分别触诊两眼			
		一指轻压眼球时,另一指即可感触眼球的波动感,借指尖的感觉估量眼球波动的张力,以估计眼球的软硬度,进而估计眼压的高低	15		
		协助患者恢复舒适体位	2		
		操作完毕,有针对性给予患者相关健康指导	5		
整理	5	洗手,处理医嘱,准确记录	5		
相关知识	5	能正确回答相关理论知识	5		
综合评价	10	判断眼压范围正确	4		
		程序正确,操作规范,动作熟练	4		
		护患沟通有效,充分体现人文关怀	2		
总分	100		100		

12. 刮片法标本采集技术评分标准

项目	标准分	操作标准	分值	扣分项	备注
核对医嘱	5	严格执行查对制度,执行单与医嘱内容核对准确无误	5		
评估	6	准确评估患者病情、自理能力、合作程度,向患者解释操作目的及配合方法	2		
		评估患者眼部情况,有无分泌物、眼内有无创口等	2		
		询问眼部用药史、药物过敏史	2		
护士准备	5	护士仪容仪表符合要求	5		
用物准备	5	用物准备齐全,摆放有序	5		
环境准备	5	环境整洁、安静、舒适、光线适宜操作	5		
操作步骤	54	严格执行患者身份识别制度,识别方法正确	5		
		严格执行查对制度,医嘱、药物、眼别的查对符合规范	5		
		协助安置检查体位	3		
		表面麻醉给予充分	7		
		充分暴露待采集部位并固定	5		
		选择正确的刮取部位	5		
		刮取角度、力度符合要求	8		
		将刮取的标本置于贴有化验标签的无菌转运管中	2		
		刮取完毕,给予用抗生素类滴眼剂	7		
		协助患者恢复舒适体位	2		
		操作完毕,有针对性给予患者相关健康指导	5		
整理	5	处理用物,符合规范	2		
		洗手,处理医嘱,准确记录	2		
		标本送检	1		
相关知识	5	能正确回答相关理论知识	5		
综合评价	10	严格遵循无菌技术操作原则	2		
		正确采集标本且部位选择准确	4		
		程序正确,操作规范,动作熟练	2		
		护患沟通有效,充分体现人文关怀	2		
总分	100		100		

13. 拭子涂抹法标本采集技术评分标准

项目	标准分	操作标准	分值	扣分项	备注
核对医嘱	5	严格执行查对制度,执行单与医嘱内容核对准确无误	5		
评估	6	准确评估患者病情、自理能力、合作程度,向患者解释操作目的及配合方法	2		
		评估患者眼部情况,有无分泌物、眼内有无创口等	2		
		询问眼部用药史、药物过敏史	2		
护士准备	5	护士仪容仪表符合要求	5		
用物准备	5	用物准备齐全,摆放有序	5		
环境准备	5	环境整洁、安静、舒适、光线适宜操作	5		
操作步骤	54	严格执行患者身份识别制度,识别方法正确	5		
		严格执行查对制度,医嘱、药物、眼别的查对符合规范	5		
		协助安置检查体位	3		
		表面麻醉给予充分	7		
		充分暴露待采集部位并固定	5		
		选择正确的涂抹部位	5		
		涂抹角度、方式符合要求	8		
		将采集的标本置于贴有化验标签的无菌转运管中	2		
		涂抹完毕,给予用抗生素类滴眼剂	7		
		协助患者恢复舒适体位	2		
		操作完毕,有针对性给予患者相关健康指导	5		
整理	5	处理用物,符合规范	2		
		洗手,处理医嘱,准确记录	2		
		标本送检	1		
相关知识	5	能正确回答相关理论知识	5		
综合评价	10	严格遵循无菌技术操作原则	2		
		正确采集标本且部位选择准确	4		
		程序正确,操作规范,动作熟练	2		
		护患沟通有效,充分体现人文关怀	2		
总分	100		100		

14. 泪液分泌试验技术评分标准

项目	标准分	操作标准	分值	扣分项	备注
核对医嘱	5	严格执行查对制度,执行单与医嘱内容核对准确无误	5		
评估	10	准确评估患者病情、自理能力、合作程度,向患者解释操作目的及配合方法	4		
		评估患者眼部情况,有无创面	4		
		询问眼部用药史、药物过敏史	2		
护士准备	5	护士仪容仪表符合要求	5		
用物准备	5	用物准备齐全,摆放有序	5		
环境准备	5	环境整洁、安静、舒适、光线适宜操作	5		
操作步骤	50	严格执行患者身份识别制度,识别方法正确	5		
		严格执行查对制度,医嘱、药物、眼别的查对符合规范	5		
		协助患者取坐位	3		
		Schirmer I 试验:指导患者向上固视,轻拉下睑,将测试条顶端 3～5mm 下折,置于患者下眼睑外 1/3 处,嘱其闭眼。其中基础 Schirmer 试验,给予表面麻醉	20		
		SchirmerⅡ试验:指导患者向上固视,轻拉下睑,将测试条顶端 3～5mm 下折,置于患者下眼睑外 1/3 处,嘱其闭眼。用棉签刺激鼻黏膜 10～15 秒			
		调好定时器,以确保结果准确性	5		
		到时间后取下测试条,观察测试条被泪液浸湿的长度并记录	5		
		协助患者恢复舒适体位	2		
		操作完毕,有针对性给予患者相关健康指导	5		
整理	5	处理用物,符合规范	2		
		洗手,处理医嘱,准确记录	3		
相关知识	5	能正确回答相关理论知识	5		
综合评价	10	测试结果是否准确有效	4		
		程序正确,操作规范,动作熟练	4		
		护患沟通有效,充分体现人文关怀	2		
总分	100		100		

15. 泪膜破裂时间监测技术评分标准

项目	标准分	操作标准	分值	扣分项	备注
核对医嘱	5	严格执行查对制度,执行单与医嘱内容核对准确无误	5		
评估	10	准确评估患者病情、自理能力、合作程度,向患者解释操作目的及配合方法	4		
		评估患者眼部情况	4		
		询问眼部用药史、药物过敏史	2		
护士准备	5	护士仪容仪表符合要求	5		
用物准备	5	用物准备齐全,摆放有序	5		
环境准备	5	环境整洁、安静、舒适、光线适宜操作	5		
操作步骤	50	严格执行患者身份识别制度,识别方法正确	5		
		严格执行查对制度,医嘱、药物、眼别的查对符合规范	5		
		协助安置坐位	3		
		轻拉下眼睑,在结膜囊内滴入 1% 荧光素钠注射液	5		
		指导患者进行一次完整瞬目后停止瞬目动作,睁大受检眼,固视前方,并开始计时	5		
		配合医生在裂隙灯显微镜下持续观察角膜情况,直至角膜表面出现第一个深蓝痕迹为止,准确记录下时间	10		
		连续测量 3 次,取平均值。以同样方法测量对侧眼	10		
		协助患者恢复舒适体位	2		
		操作完毕,有针对性给予患者相关健康指导	5		
整理	5	处理用物,符合规范	2		
		洗手,处理医嘱,准确记录	3		
相关知识	5	能正确回答相关理论知识	5		
综合评价	10	测试结果是否准确有效	4		
		程序正确,操作规范,动作熟练	4		
		护患沟通有效,充分体现人文关怀	2		
总分	100		100		

16. 有色溶液排泄试验技术评分标准

项目	标准分	操作标准	分值	扣分项	备注
核对医嘱	5	严格执行查对制度,执行单与医嘱内容核对准确无误	5		
评估	10	准确评估患者病情、自理能力、合作程度,向患者解释操作目的及配合方法	2		
		评估患者眼部情况,有无分泌物、眼睑及结膜有无充血、水肿、有无眼痛	6		
		询问眼部用药史、药物过敏史	2		
护士准备	5	护士仪容仪表符合要求	5		
用物准备	5	用物准备齐全,摆放有序	5		
环境准备	5	环境整洁、安静、舒适、光线适宜操作	5		
点药步骤	45	严格执行患者身份识别制度,识别方法正确	5		
		严格执行查对制度,医嘱、药物、眼别的查对符合规范	5		
		协助安置检查体位,取坐位	3		
		清洁、拭去眼部分泌物	5		
		核对有色溶液,向结膜囊滴入有色溶液	5		
		擦干溢出药液、泪液	5		
		擤鼻观察、判断泪道情况	10		
		协助患者恢复舒适体位	2		
		操作完毕,有针对性给予患者相关健康指导	5		
整理	5	处理用物,符合规范	2		
		洗手,处理医嘱,准确记录	3		
相关知识	10	能正确回答相关理论知识	10		
综合评价	10	泪道情况判断准确	4		
		程序正确,操作规范,动作熟练	4		
		护患沟通有效,充分体现人文关怀	2		
总分	100		100		

17. 泪道造影技术评分标准

项目	标准分	操作标准	分值	扣分项	备注
核对医嘱	5	严格执行查对制度,执行单与医嘱内容核对准确无误	5		
评估	10	准确评估患者病情、自理能力、合作程度,向患者解释操作目的及配合方法	4		
		准确评估眼部情况,泪点处无分泌物、脓液,泪道有无活动性创口	4		
		询问眼部用药史、药物过敏史	2		
护士准备	5	护士仪容仪表符合要求	5		
用物准备	5	用物准备齐全,摆放有序	5		
环境准备	5	环境整洁、安静、舒适、光线适宜操作	5		
操作步骤	50	药物配制方法正确	5		
		严格执行患者身份识别制度,识别方法正确	5		
		严格执行查对制度,医嘱、药物、眼别的查对符合规范	5		
		协助安置检查体位,取坐位或仰卧位	3		
		给予表面麻醉	5		
		给予泪道冲洗后挤压泪囊区,排空分泌物、脓液	5		
		遵医嘱注入适量造影剂	5		
		协助患者进行造影检查	5		
		再次给予泪道冲洗,清除泪囊内残余造影剂	5		
		协助患者恢复舒适体位	2		
		操作完毕,有针对性给予患者相关健康指导	5		
整理	5	处理用物,符合规范	2		
		洗手,处理医嘱,准确记录	3		
相关知识	5	能正确回答相关理论知识	5		
综合评价	10	严格遵循无菌技术操作原则	2		
		造影剂有效注入泪道	4		
		程序正确,操作规范,动作熟练	2		
		护患沟通有效,充分体现人文关怀	2		
总分	100		100		

18. 剪睫毛技术评分标准

项目	标准分	操作标准	分值	扣分项	备注
核对医嘱	5	严格执行查对制度,执行单与医嘱内容核对准确无误	5		
评估	10	准确评估患者病情、自理能力、合作程度,向患者解释操作目的及配合方法	2		
		评估患者眼部及眼周皮肤情况,如睫毛排列是否整齐,皮肤有无破损、褶皱等	6		
		询问眼部用药史、药物过敏史	2		
护士准备	5	护士仪容仪表符合要求	5		
用物准备	5	用物准备齐全,摆放有序	5		
环境准备	5	环境整洁、安静、舒适、光线适宜操作	5		
操作步骤	50	严格执行患者身份识别制度,识别方法正确	5		
		严格执行查对制度,医嘱、药物、眼别的查对符合规范	5		
		协助安置治疗体位,取仰卧位	3		
		护士持眼科弯剪,尖端向上,将抗生素类眼膏剂均匀涂抹于眼科弯剪刀刃上,备用	4		
		嘱患者双眼向其脚尖方向固视	4		
		护士一手持无菌棉签轻提上眼睑皮肤,使上睑缘轻度外翻	3		
		另一手持眼科弯剪沿睫毛根部予以剪除	2		
		剪除睫毛后,用生理氯化钠溶液冲洗结膜囊,清除残留在结膜囊内的睫毛	5		
		协助患者恢复舒适体位	2		
		操作完毕,有针对性给予患者相关健康指导	5		
		剪下睑睫毛时,嘱患者双眼向其头顶方向固视,护士一手持无菌棉签轻压下眼睑皮肤并稍向下推,将下睑缘轻度外翻,以同样方式剪除睫毛	12		
整理	5	处理用物,符合规范	2		
		洗手,处理医嘱,准确记录	3		
相关知识	5	能正确回答相关理论知识	5		
综合评价	10	剪除睫毛后符合手术要求	4		
		程序正确,操作规范,动作熟练	4		
		护患沟通有效,充分体现人文关怀	2		
总分	100		100		

19. 剃除眉毛技术评分标准

项目	标准分	操作标准	分值	扣分项	备注
核对医嘱	5	严格执行查对制度,执行单与医嘱内容核对准确无误	5		
评估	10	准确评估患者病情、自理能力、合作程度,向患者解释操作目的及配合方法	2		
		评估患者眉弓部皮肤完整性,是否有破损、瘢痕等	6		
		询问眼部用药史、药物过敏史	2		
护士准备	5	护士仪容仪表符合要求	5		
用物准备	5	用物准备齐全,摆放有序	5		
环境准备	5	环境整洁、安静、舒适、光线适宜操作	5		
操作步骤	50	严格执行患者身份识别制度,识别方法正确	5		
		严格执行查对制度,医嘱、药物、眼别的查对符合规范	5		
		协助安置治疗体位,取仰卧位或坐位头后仰	3		
		使用前应认真阅读脱毛剂说明书	8		
		为患者进行医用脱毛剂皮肤过敏试验	5		
		脱毛剂法: 将脱毛剂涂抹在待剃除眉毛上,确保其与眉毛根部充分接触,达到作用时间后 清洁脱落的眉毛和残留脱毛剂 用温水浸湿的清洁敷料再次擦拭眉弓及额部	17		两种选择一个
		刮除法: 先用棉签蘸取医用皂液涂抹于眉弓周围皮肤 使用一次性备皮刀从左到右,从上到下进行剃除 取清洁敷料拭去剃除眉毛 用温水浸湿的清洁敷料擦拭眉弓及额部即可	17		
		协助患者恢复舒适体位	2		
		操作完毕,有针对性给予患者相关健康指导	5		
整理	5	处理用物,符合规范	2		
		洗手,处理医嘱,准确记录	3		
相关知识	5	能正确回答相关理论知识	5		
综合评价	10	眉弓部毛发剃除彻底、无残留,皮肤完整性良好,无破损	4		
		程序正确,操作规范,动作熟练	4		
		护患沟通有效,充分体现人文关怀	2		
总分	100		100		

20. 剪鼻毛技术评分标准

项目	标准分	操作标准	分值	扣分项	备注
核对医嘱	5	严格执行查对制度,执行单与医嘱内容核对准确无误	5		
评估	10	准确评估患者病情、自理能力、合作程度,向患者解释操作目的及配合方法	2		
		评估鼻黏膜情况、是否有充血结痂等	6		
		询问眼部用药史、药物过敏史	2		
护士准备	5	护士仪容仪表符合要求	5		
用物准备	5	用物准备齐全,摆放有序	5		
环境准备	5	环境整洁、安静、舒适、光线适宜操作	5		
操作步骤	50	严格执行患者身份识别制度,识别方法正确	5		
		严格执行查对制度,医嘱、药物、眼别的查对符合规范	5		
		协助安置治疗体位,仰卧位或坐位	3		
		协助患者清理鼻腔	5		
		护士一手拇指及示指向上轻抬鼻翼,其他手指固定于额面部	8		
		另一手持眼科弯剪,尖端向上由内向外延根部剪除鼻毛,(也可选择使用电动鼻毛器由内向外剃除鼻毛)用棉签擦拭	10		
		用手持光源检查鼻孔内有无残留鼻毛	7		
		协助患者恢复舒适体位	2		
		操作完毕,有针对性给予患者相关健康指导	5		
整理	5	处理用物,符合规范	2		
		洗手,处理医嘱,准确记录	3		
相关知识	5	能正确回答相关理论知识	5		
综合评价	10	鼻毛剪除干净,鼻黏膜完整无破损	4		
		程序正确,操作规范,动作熟练	4		
		护患沟通有效,充分体现人文关怀	2		
总分	100		100		

21. 耳后备皮技术评分标准

项目	标准分	操作标准	分值	扣分项	备注
核对医嘱	5	严格执行查对制度,执行单与医嘱内容核对准确无误	5		
评估	10	准确评估患者病情、自理能力、合作程度,向患者解释操作目的及配合方法	2		
		评估患者皮肤完整情况,是否有破损、瘢痕等	6		
		询问有无皮肤过敏史	2		
护士准备	5	护士仪容仪表符合要求	5		
用物准备	5	用物准备齐全,摆放有序	5		
环境准备	5	环境整洁、安静、舒适、光线适宜操作	5		
操作步骤	50	严格执行患者身份识别制度,识别方法正确	5		
		严格执行查对制度,医嘱、药物、眼别的查对符合规范	5		
		协助安置治疗体位,取坐位或侧卧位	3		
		将患者耳后备皮区头发剪短至1cm左右	5		
		使用前认真阅读医用脱毛剂说明书	5		
		脱毛剂法: 将医用皮肤脱毛剂涂抹在耳后备皮处,确保其与毛发根部充分接触 作用时间充分 拭去脱落的毛发和残留的脱毛剂 用温水浸湿的清洁敷料擦拭耳后皮肤	20		两种选择一种
		刮除法: 用棉签蘸取医用皂液涂抹于耳后皮肤 用备皮刀从左到右、自上而下依次将毛发刮除 用清洁敷料拭去刮掉的毛发 用温水湿的清洁敷料擦拭耳后皮肤	20		
		协助患者恢复舒适体位	2		
		操作完毕,有针对性给予患者相关健康指导	5		
整理	5	处理用物,符合规范	2		
		洗手,处理医嘱,准确记录	3		
相关知识	5	能正确回答相关理论知识	5		
综合评价	10	毛发刮除干净、彻底,皮肤无损伤	6		
		程序正确,操作规范,动作熟练	2		
		护患沟通有效,充分体现人文关怀	2		
总分	100		100		

22. 唇黏膜术前准备技术评分标准

项目	标准分	操作标准	分值	扣分项	备注
核对医嘱	5	严格执行查对制度,执行单与医嘱内容核对准确无误	5		
评估	10	准确评估患者病情、自理能力、合作程度,向患者解释操作目的及配合方法	2		
		评估口腔黏膜完整情况,是否有破损、溃疡等	6		
		询问有无皮肤过敏史	2		
护士准备	5	护士仪容仪表符合要求	5		
用物准备	5	用物准备齐全,摆放有序	5		
环境准备	5	环境整洁、安静、舒适、光线适宜操作	5		
操作步骤	50	严格执行患者身份识别制度,识别方法正确	5		
		严格执行查对制度,医嘱、药物、眼别的查对符合规范	5		
		协助安置治疗体位,取舒适坐位	3		
		指导患者用定量生理氯化钠溶液或含漱液漱口	10		
		漱口完毕用清洁敷料擦拭口周	10		
		健康指导全面	10		
		协助患者恢复舒适体位	2		
		操作完毕,有针对性给予患者相关健康指导	5		
整理	5	处理用物,符合规范	2		
		洗手,处理医嘱,准确记录	3		
相关知识	5	能正确回答相关理论知识	5		
综合评价	10	唇黏膜准备正确,符合手术要求	6		
		程序正确,操作规范,动作熟练	2		
		护患沟通有效,充分体现人文关怀	2		
总分	100		100		

23. 眼部手术野消毒技术评分标准

项目	标准分	操作标准	分值	扣分项	备注
核对医嘱	5	严格执行查对制度,手术前安全核查准确无误	5		
评估	10	准确评估患者病情、自理能力、合作程度,向患者解释操作目的及配合方法	4		
		准确评估患者手术野皮肤完整性、清洁程度	4		
		询问眼部用药史、药物过敏史	2		
护士准备	5	护士仪容仪表符合要求	5		
用物准备	5	用物准备齐全,摆放有序	5		
环境准备	5	环境整洁、安静、舒适、光线适宜操作	5		
操作步骤	50	严格执行患者身份识别制度,识别方法正确	5		
		严格执行查对制度,医嘱、药物、眼别的查对符合规范	5		
		协助安置手术体位,取仰卧位	3		
		无菌棉签蘸取皮肤消毒液方法正确	5		
		每个部位更换无菌棉签	5		
		消毒时,轻压眼睑,充分暴露睫毛根部	5		
		消毒顺序以术眼睫毛根部为中心,消毒眼周皮肤扩大至面部皮肤	10		
		消毒范围上达发际,内侧至对侧眼中线,下方达上唇平面,外侧至耳根部	5		
		协助患者继续保持手术体位	2		
		操作完毕,有针对性给予意识清醒患者相关健康指导	5		
整理	5	处理用物,符合规范	2		
		洗手,处理医嘱,准确记录	3		
相关知识	5	能正确回答相关理论知识	5		
综合评价	10	严格遵循无菌技术操作原则	2		
		手术野皮肤消毒彻底	4		
		程序正确,操作规范,动作熟练	2		
		护患沟通有效,充分体现人文关怀	2		
总分	100		100		

24. 眼垫遮盖技术评分标准

项目	标准分	操作标准	分值	扣分项	备注
核对医嘱	5	严格执行查对制度,执行单与医嘱内容核对准确无误	5		
评估	10	准确评估患者病情、自理能力、合作程度,向患者解释操作目的及配合方法	2		
		准确评估眼部情况,有无分泌物、眼内有无创口、佩戴眼镜情况	6		
		询问眼部用药史及药物过敏史	2		
护士准备	5	护士仪容仪表符合要求	5		
用物准备	5	用物准备齐全,摆放有序	5		
环境准备	5	环境整洁、安静、舒适、光线适宜操作	5		
操作步骤	50	严格执行患者身份识别制度,识别方法正确	5		
		严格执行查对制度,医嘱、眼别的查对符合规范	5		
		协助患者安置治疗体位,取仰卧位或坐位	3		
		指导患者配合,遵医嘱为患者滴滴眼剂或涂眼膏剂	10		
		嘱患者闭眼,以无菌敷料遮盖	10		
		无菌敷料妥善固定	10		
		协助患者恢复舒适体位	2		
		操作完毕,有针对性给予患者相关健康指导	5		
整理	5	处理用物,符合规范	2		
		洗手,处理医嘱,准确记录	3		
相关知识	5	能正确回答相关理论知识	5		
综合评价	10	严格遵循无菌技术操作原则	4		
		程序正确,操作规范,动作熟练	4		
		护患沟通有效,充分体现人文关怀	2		
总分	100		100		

25. 纱布绷带包扎技术评分标准

项目	标准分	操作标准	分值	扣分项	备注
核对医嘱	5	严格执行查对制度，执行单与医嘱内容核对准确无误	5		
评估	10	准确评估患者病情、自理能力、合作程度，向患者解释操作目的及配合方法	4		
		准确评估患者眼部情况，如眼周皮肤有无伤口等	4		
		询问眼部用药史、药物过敏史	2		
护士准备	5	护士仪容仪表符合要求	5		
用物准备	5	用物准备齐全，摆放有序	5		
环境准备	5	环境整洁、安静、舒适、光线适宜操作	5		
操作步骤	50	严格执行患者身份识别制度，识别方法正确	5		
		严格执行查对制度，医嘱、药物、眼别的查对符合规范	5		
		协助安置治疗体位，取坐位或仰卧位	3		
		长发患者后枕部平坦，无发髻	2		
		为患者正确点药并嘱其闭眼	5		
		以无菌敷料遮盖患眼并妥善固定	5		
		根据病情采用正确方式包扎患眼，为单眼或双眼	5		
		患眼包裹完全，未压迫耳郭；单眼包扎时未遮挡健眼	10		
		协助患者恢复舒适体位	5		
		操作完毕，有针对性给予患者相关健康指导	5		
整理	5	处理用物，符合规范	2		
		洗手，处理医嘱，准确记录	3		
相关知识	5	能正确回答相关理论知识	5		
综合评价	10	严格遵循无菌技术操作原则	2		
		包扎方法正确、熟练，固定牢固、松紧适度	4		
		程序正确，操作规范，动作熟练	2		
		护患沟通有效，充分体现人文关怀	2		
总分	100		100		

26. 四头带包扎技术评分标准

项目	标准分	操作标准	分值	扣分项	备注
核对医嘱	5	严格执行查对制度,执行单与医嘱内容核对准确无误	5		
评估	10	准确评估患者病情、自理能力、合作程度,向患者解释操作目的及配合方法	4		
		准确评估患者眼部情况,如眼周皮肤有无伤口等	4		
		询问眼部用药史、药物过敏史	2		
护士准备	5	护士仪容仪表符合要求	5		
用物准备	5	用物准备齐全,摆放有序	5		
环境准备	5	环境整洁、安静、舒适、光线适宜操作	5		
操作步骤	50	严格执行患者身份识别制度,识别方法正确	5		
		严格执行查对制度,医嘱、药物、眼别的查对符合规范	5		
		协助安置治疗体位,取坐位或仰卧位	3		
		长发患者后枕部平坦,无发髻	2		
		为患者正确点药并嘱其闭眼	5		
		以无菌敷料遮盖患眼并妥善固定	5		
		根据病情采用正确方式包扎患眼,为单眼或双眼	5		
		患眼包裹完全,未压迫耳郭;单眼包扎时未遮挡健眼	10		
		协助患者恢复舒适体位	5		
		操作完毕,有针对性给予患者相关健康指导	5		
整理	5	处理用物,符合规范	2		
		洗手,处理医嘱,准确记录	3		
相关知识	5	能正确回答相关理论知识	5		
综合评价	10	严格遵循无菌技术操作原则	2		
		包扎方法准确、熟练,固定牢固、松紧适度	4		
		程序正确,操作规范,动作熟练	2		
		护患沟通有效,充分体现人文关怀	2		
总分	100		100		

27. 眼部加压包扎技术评分标准

项目	标准分	操作标准	分值	扣分项	备注
核对医嘱	5	严格执行查对制度,执行单与医嘱内容核对准确无误	5		
评估	10	准确评估患者病情、自理能力、合作程度,向患者解释操作目的及配合方法	2		
		准确评估眼部情况,眼睑、结膜、角膜有无异常及双眼视力,内容齐全并有针对性	6		
		询问眼部用药史、药物过敏史	2		
护士准备	5	护士仪容仪表符合要求	5		
用物准备	5	用物准备齐全,摆放有序	5		
环境准备	5	环境整洁、安静、舒适、光线适宜操作	5		
操作步骤	50	严格执行患者身份识别制度,识别方法正确	5		
		严格执行查对制度,医嘱、药物、眼别的查对符合规范	5		
		协助安置治疗体位,取坐位或仰卧位	3		
		清洁眼部分泌物	5		
		根据医嘱换药	3		
		将无菌敷料对折盖于眼睑上,整边在眉弓下,散边向下	5		
		根据需要增加无菌敷料的数量,使其略高于眶缘	5		
		对折的无菌敷料外再包封一块无菌敷料并固定	2		
		根据病情采用正确方式包扎患眼且包扎方法正确	10		
		协助患者恢复舒适体位	2		
		操作完毕,有针对性给予患者相关健康指导	5		
整理	5	处理用物,符合规范	2		
		洗手,处理医嘱,准确记录	3		
相关知识	5	能正确回答相关理论知识	5		
综合评价	10	严格遵循无菌技术操作原则	2		
		加压包扎力度适宜,达到加压效果,外观美观	4		
		程序正确,操作规范,动作熟练	2		
		护患沟通有效,充分体现人文关怀	2		
总分	100		100		

28. 眼部换药技术评分标准

项目	标准分	操作标准	分值	扣分项	备注
核对医嘱	5	严格执行查对制度,执行单与医嘱内容核对准确无误	5		
评估	10	准确评估患者病情、自理能力、合作程度,向患者解释操作目的及配合方法	2		
		准确评估患者眼部情况,有无分泌物,伤口愈合情况,内容齐全并有针对性	6		
		询问眼部用药史、药物过敏史	2		
护士准备	5	护士仪容仪表符合要求	5		
用物准备	5	用物准备齐全,摆放有序	5		
环境准备	5	环境整洁、安静、舒适、光线适宜操作	5		
操作步骤	50	严格执行患者身份识别制度,识别方法正确	5		
		严格执行查对制度,医嘱、药物、眼别的查对符合规范	5		
		协助安置治疗体位,取坐位或仰卧位	3		
		取下伤口敷料,如敷料与伤口粘连,应轻轻揭去;粘连严重时,应先用生理氯化钠溶液浸湿敷料	5		
		眼部皮肤手术者换药:先以生理氯化钠溶液清理伤口,清洁眼部分泌物,再以皮肤消毒剂消毒伤口 眼内手术者换药:以抗生素类滴眼剂冲洗结膜囊,清除眼部分泌物	5		据病情需要选择
		观察伤口愈合情况	5		
		遵医嘱换药	10		
		遵医嘱采用正确方法包扎患眼	5		
		协助患者恢复舒适体位	2		
		操作完毕,有针对性给予患者相关健康指导	5		
整理	5	处理用物,符合规范	2		
		洗手,处理医嘱,准确记录	3		
相关知识	5	能正确回答相关理论知识	5		
综合评价	10	严格遵循无菌技术操作原则	2		
		皮肤伤口(结膜囊内)清洁消毒彻底	4		
		程序正确,操作规范,动作熟练	2		
		护患沟通有效,充分体现人文关怀	2		
总分	100		100		

29. 皮肤缝线拆除技术评分标准

项目	标准分	操作标准	分值	扣分项	备注
核对医嘱	5	严格执行查对制度,执行单与医嘱内容核对准确无误	5		
评估	10	准确评估患者病情、自理能力、合作程度,向患者解释操作目的及配合方法	2		
		准确评估眼部皮肤愈合情况,是否存在感染迹象,明确拆线日期,内容齐全并有针对性	6		
		询问眼部用药史、药物过敏史	2		
护士准备	5	护士仪容仪表符合要求	5		
用物准备	5	用物准备齐全,摆放有序	5		
环境准备	5	环境整洁、安静、舒适、光线适宜操作	5		
操作步骤	50	严格执行患者身份识别制度,识别方法正确	5		
		严格执行查对制度,医嘱、药物、眼别的查对符合规范	5		
		协助安置治疗体位,取坐位或仰卧位	3		
		浸湿缝线并清洁分泌物	3		
		消毒伤口及周围皮肤	5		
		一手持平镊夹住线结并稍用力提起,另一手持弯剪在线结下紧贴皮肤处剪断缝线	10		
		向缝线断端一侧轻轻抽出缝线	5		
		缝线拆除后,应再次检查伤口情况,必要时请医生会诊	4		
		最后再次消毒伤口,遵医嘱采用正确方法包扎患眼	3		
		协助患者恢复舒适体位	2		
		操作完毕,有针对性给予患者相关健康指导	5		
整理	5	处理用物,符合规范	2		
		洗手,处理医嘱	3		
相关知识	5	能正确回答相关理论知识	5		
综合评价	10	严格遵循无菌技术操作原则	2		
		拆线时机准确,拆线方法正确,缝线拆除彻底,伤口无裂开	4		
		程序正确,操作规范,动作熟练	2		
		护患沟通有效,充分体现人文关怀	2		
总分	100		100		

30. 结膜缝线拆除技术评分标准

项目	标准分	操作标准	分值	扣分项	备注
核对医嘱	5	严格执行查对制度，执行单与医嘱内容核对准确无误	5		
评估	10	准确评估患者病情、自理能力、合作程度，向患者解释操作目的及配合方法	2		
		准确评估眼部情况，有无分泌物；结膜的愈合情况，有无充血、水肿及感染迹象，内容齐全并有针对性	6		
		询问眼部用药史、药物过敏史	2		
护士准备	5	护士仪容仪表符合要求	5		
用物准备	5	用物准备齐全，摆放有序	5		
环境准备	5	环境整洁、安静、舒适、光线适宜操作	5		
操作步骤	50	严格执行患者身份识别制度，识别方法正确	5		
		严格执行查对制度，医嘱、药物、眼别的查对符合规范	5		
		协助安置治疗体位，取仰卧位	3		
		给予表面麻醉	5		
		以开睑器轻轻撑开上下睑	2		
		嘱患者向拆线位置的相反方向注视	3		
		一手以显微平镊夹住线头一端提起，另一手持角膜剪将缝线根部剪断，夹出缝线	10		据缝线方法而定
		连续缝线者，先剪断缝线一端线结，然后由另一端轻轻抽拉缝线			
		检查有无遗漏的缝线，观察伤口有无出血，必要时请医生会诊	4		
		缝线拆除后，取下开睑器	2		
		给予抗生素类滴眼剂或眼膏剂	2		
		采用正确方法包扎患眼	2		
		协助患者恢复舒适体位	2		
		操作完毕，有针对性给予患者相关健康指导	5		
整理	5	处理用物，符合规范	2		
		洗手，处理医嘱	3		
相关知识	5	能正确回答相关理论知识	5		
综合评价	10	严格遵循无菌技术操作原则	2		
		结膜缝线拆除方法正确，伤口无出血、裂开	4		
		程序正确，操作规范，动作熟练	2		
		护患沟通有效，充分体现人文关怀	2		
总分	100		100		

31. 盲人扶助技术评分标准

项目	标准分	操作标准	分值	扣分项	备注
评估	10	准确评估患者病情、自理能力、合作程度、肢体活动能力，向患者解释配合要求和注意事项	4		
		准确评估患者眼部状况，有无纱布包扎，双眼暴露者评估视力，内容齐全并有针对性	6		
护士准备	5	护士仪容仪表符合要求	5		
用物准备	5	助行器选择正确，处于备用状态	5		
环境准备	5	环境整洁、安静、舒适、光线适宜、通道无障碍	5		
操作步骤	55	严格执行患者身份识别制度，识别方法正确	5		
		站姿：患者手臂放松，弯曲90°，护士紧握患者手臂内侧，站于患者旁边靠前约半步	5		
		行走：手臂握法同站姿，速度保持一致，提示患者前方路面状况，引领患者绕开障碍物	5		
		通过门口：护士先将手放在门把上，让患者顺着护士手臂去摸门把手，提示其应该拉门还是推门，开门走进去，护士在前患者在后	5		
		狭窄通道：告知将要通过狭窄通道，护士在前患者在后，患者将双手搭在护士双肩，护士双手扶住患者手背，引导患者通过狭窄通道	5		
		上下楼梯：告知楼梯走向，让患者扶住扶手，护士靠前一步走，保持步调一致，在最后一阶处告知患者，站到平地时，嘱患者松开扶手	5		
		上下电梯：告知电梯走向，提醒患者扶住电梯扶手同时走上电梯，将要到达时确认患者扶着护士的手臂，提醒患者已经到达，向前迈步同时松开扶手	5		
		坐下：告知患者椅子的位置，将患者的手放在椅背或座位上，让患者摸索椅子坐下	5		
		乘坐轮椅：将轮椅推至患者身后，制动，抬起脚踏，将患者的一只手放在扶手上，用另一只手摸索椅面坐下，嘱患者抬脚，护士放下脚踏，协助其坐好并扶住扶手，解除轮椅制动，推轮椅进退或转弯时务必告诉患者	5		
		操作完毕，有针对性给予患者相关健康指导	10		
整理	5	助行器使用后处置方法符合规范	3		
		洗手	2		
相关知识	5	能正确回答相关理论知识	5		
综合评价	10	患者掌握动作要领	3		
		患者处于安全状态	3		
		程序正确，操作规范，动作熟练	2		
		护患沟通有效，充分体现人文关怀	2		
总分	100		100		

32. 滴眼药技术评分标准

项目	标准分	操作标准	分值	扣分项	备注
核对医嘱	5	严格执行查对制度,执行单与医嘱内容核对准确无误	5		
评估	10	准确评估患者病情、自理能力、合作程度,向患者解释操作目的及配合方法	2		
		准确评估患者眼部状况,眼睑、结膜、角膜有无异常,患者有无不适,内容齐全并有针对性	6		
		询问眼部用药史、药物过敏史	2		
护士准备	5	护士仪容仪表符合要求	5		
用物准备	5	用物准备齐全,摆放有序	5		
环境准备	5	环境整洁、安静、舒适、光线适宜操作	5		
操作步骤	50	严格执行患者身份识别制度,识别方法正确	5		
		严格执行查对制度,医嘱、药物、眼别的查对符合规范	5		
		协助患者仰卧位或坐位	3		
		擦除眼周分泌物	4		
		分开下睑,充分暴露下穹隆部	4		
		挤出适量滴眼剂冲洗瓶口	4		
		嘱患者向上注视	3		
		将适量滴眼剂准确滴入下穹隆部结膜囊内,勿污染瓶口	4		
		轻提上睑使药液充分弥散	4		
		嘱患者闭眼	3		
		拭干流出的药液	4		
		协助患者恢复舒适体位	2		
		操作完毕,有针对性给予患者相关健康指导	5		
整理	5	处理用物,符合规范	2		
		洗手,处理医嘱	3		
相关知识	5	能正确回答相关理论知识	5		
综合评价	10	严格遵循无菌技术操作原则	2		
		滴滴眼剂的方法正确	4		
		程序正确,操作规范,动作熟练	2		
		护患沟通有效,充分体现人文关怀	2		
总分	100		100		

33. 涂眼膏技术评分标准

项目	标准分	操作标准	分值	扣分项	备注
核对医嘱	5	严格执行查对制度,执行单与医嘱内容核对准确无误	5		
评估	10	准确评估患者病情、自理能力、合作程度,向患者解释操作目的及配合方法	2		
		准确评估患者眼部状况,眼睑、结膜、角膜有无异常,患者有无不适,内容齐全并有针对性	6		
		询问眼部用药史、药物过敏史	2		
护士准备	5	护士仪容仪表符合要求	5		
用物准备	5	用物准备齐全,摆放有序	5		
环境准备	5	环境整洁、安静、舒适、光线适宜操作	5		
操作步骤	50	严格执行患者身份识别制度,识别方法正确	5		
		严格执行查对制度,医嘱、药物、眼别的查对符合规范	5		
		协助患者仰卧位或坐位	3		
		擦除眼周分泌物	4		
		分开下睑,充分暴露下穹隆部	4		
		嘱患者向上注视	4		
		软管法:将管口眼膏剂挤掉少许,将适量眼膏剂准确挤入下穹隆部结膜囊内,勿污染管口	7		两种方法选其一
		玻璃棒法:玻璃棒蘸适量眼膏剂与睑裂平行,自颞侧涂入下穹隆部,松开下睑,转动玻璃棒从水平方向轻轻抽出			
		轻提上睑使眼膏剂充分弥散	4		
		嘱患者闭眼	3		
		擦净溢出的眼膏剂	4		
		协助患者恢复舒适体位	2		
		操作完毕,有针对性给予患者相关健康指导	5		
整理	5	处理用物,符合规范	2		
		洗手,处理医嘱	3		
相关知识	5	能正确回答相关理论知识	5		
综合评价	10	严格遵循无菌技术操作原则	2		
		涂眼膏剂的方法正确	4		
		程序正确,操作规范,动作熟练	2		
		护患沟通有效,充分体现人文关怀	2		
总分	100		100		

34. 结膜囊冲洗技术评分标准

项目	标准分	操作标准	分值	扣分项	备注
核对医嘱	5	严格执行查对制度,执行单与医嘱内容核对准确无误	5		
评估	10	准确评估患者病情、自理能力、合作程度,向患者解释操作目的及配合方法	4		
		准确评估眼部情况,有无红肿、分泌物、表浅异物等	4		
		询问眼部用药史、药物过敏史	2		
护士准备	5	护士仪容仪表符合要求	5		
用物准备	5	用物准备齐全,摆放有序	5		
环境准备	5	环境整洁、安静、舒适、光线适宜操作	5		
操作步骤	50	应用冲洗装置盛装冲洗液方法正确	5		
		严格执行患者身份识别制度,识别方法正确	5		
		严格执行查对制度,医嘱、药物、眼别的查对符合规范	5		
		协助安置治疗体位,取坐位或仰卧位	3		
		集液装置紧贴于患者颞侧脸颊,冲洗液无渗漏	5		
		冲洗时充分暴露穹隆部结膜	5		
		冲洗装置出水口距离患眼 2～3cm	5		
		冲洗完毕,移除集液装置动作轻柔	5		
		正确使用无菌敷料擦干眼部皮肤水渍	5		
		协助患者恢复舒适体位	2		
		操作完毕,有针对性给予患者相关健康指导	5		
整理	5	处理用物,符合规范	2		
		洗手,处理医嘱,准确记录	3		
相关知识	5	能正确回答相关理论知识	5		
综合评价	10	严格遵循无菌技术操作原则	2		
		结膜囊冲洗充分,无残留分泌物	4		
		程序正确,操作规范,动作熟练	2		
		护患沟通有效,充分体现人文关怀	2		
总分	100		100		

35. 球结膜下注射技术评分标准

项目	标准分	操作标准	分值	扣分项	备注
核对医嘱	5	严格执行查对制度,执行单与医嘱内容核对准确无误	5		
评估	6	准确评估患者病情、自理能力、合作程度,向患者解释操作目的及配合方法	2		
		评估患者眼部情况,有无分泌物、眼内有无创口,结膜有无瘢痕等	2		
		询问眼部用药史、药物过敏史	2		
护士准备	5	护士仪容仪表符合要求	5		
用物准备	5	用物准备齐全,摆放有序	5		
环境准备	5	环境整洁、安静、舒适、光线适宜操作	5		
操作步骤	55	药物配制方法正确	5		
		严格执行患者身份识别制度,识别方法正确	5		
		严格执行查对制度,医嘱、药物、眼别的查对符合规范	5		
		协助安置坐位或仰卧位	3		
		结膜囊冲洗符合规范	5		
		表面麻醉给予充分	5		
		选择颞侧下穹隆部结膜作为注射部位,避开血管及结膜瘢痕	5		
		注射针头与睑缘平行,距角膜缘 5～6mm,呈 10～15° 角挑起球结膜,进针 3～4mm,回抽无回血后缓慢注入药物,注射后可见结膜处呈鱼泡状隆起	10		
		遵医嘱用药,并采用正确方法包扎患眼	5		
		协助患者恢复舒适体位	2		
		操作完毕,有针对性给予患者相关健康指导	5		
整理	4	处理用物,符合规范	2		
		洗手,处理医嘱,准确记录	2		
相关知识	5	能正确回答相关理论知识	5		
综合评价	10	严格遵循无菌技术操作原则	2		
		注射后结膜呈鱼泡状隆起且无结膜充血	2		
		自体血清球结膜下注射时,抽取淡黄色血清未混入其他成分	2		
		程序正确,操作规范,动作熟练	2		
		护患沟通有效,充分体现人文关怀	2		
总分	100		100		

36. 球旁注射技术评分标准

项目	标准分	操作标准	分值	扣分项	备注
核对医嘱	5	严格执行查对制度,执行单与医嘱内容核对准确无误	5		
评估	6	准确评估患者病情、自理能力、合作程度,向患者解释操作目的及配合方法	2		
		评估患者眼部球结膜情况,有无分泌物、瘢痕等	2		
		询问眼部用药史、药物过敏史	2		
护士准备	5	护士仪容仪表符合要求	5		
用物准备	5	用物准备齐全,摆放有序	5		
环境准备	5	环境整洁、安静、舒适、光线适宜操作	5		
操作步骤	55	药物配制方法正确	5		
		严格执行患者身份识别制度,识别方法正确	5		
		严格执行查对制度,医嘱、药物、眼别的查对符合规范	5		
		协助安置仰卧位	3		
		结膜囊冲洗符合规范	5		
		表面麻醉给予充分	5		
		选择颞侧下穹隆部作为注射部位,避开血管及结膜瘢痕	5		
		将针头沿颞下方球结膜面紧贴眶壁向视锥方向呈45°角进针1~1.5cm,抽吸无回血后注入药液	10		
		注射完毕,遵医嘱用药,采用正确方法包扎患眼	5		
		协助患者恢复舒适体位	2		
		操作完毕,有针对性给予患者相关健康指导	5		
整理	4	处理用物,符合规范	2		
		洗手,处理医嘱,准确记录	2		
相关知识	5	能正确回答相关理论知识	5		
综合评价	10	严格遵循无菌技术操作原则	2		
		注射完成的效果,结膜无出血	4		
		程序正确,操作规范,动作熟练	2		
		护患沟通有效,充分体现人文关怀	2		
总分	100		100		

37. 半球后注射技术评分标准

项目	标准分	操作标准	分值	扣分项	备注
核对医嘱	5	严格执行查对制度,执行单与医嘱内容核对准确无误	5		
评估	6	准确评估患者病情、自理能力、合作程度,向患者解释操作目的及配合方法	2		
		评估患者眼部情况,皮肤完整性及有无眶壁骨折史	2		
		询问眼部用药史、药物过敏史	2		
护士准备	5	护士仪容仪表符合要求	5		
用物准备	5	用物准备齐全,摆放有序	5		
环境准备	5	环境整洁、安静、舒适、光线适宜操作	5		
操作步骤	55	药物配制方法正确	5		
		严格执行患者身份识别制度,识别方法正确	5		
		严格执行查对制度,医嘱、药物、眼别的查对符合规范	5		
		协助安置仰卧位	3		
		皮肤消毒符合规范,由外向内消毒,直径大于 5cm,待干,共两遍	5		
		选择下睑眶缘中、外 1/3 处作为注射部位	10		
		紧靠眶下壁垂直刺入 1cm,轻轻抽吸,无回血后,将药物缓慢推入	10		
		注射完毕,轻按注射部位 5 分钟	5		
		协助患者恢复舒适体位	2		
		操作完毕,有针对性给予患者相关健康指导	5		
整理	4	处理用物,符合规范	2		
		洗手,处理医嘱,准确记录	2		
相关知识	5	能正确回答相关理论知识	5		
综合评价	10	严格遵循无菌技术操作原则	2		
		注射完成的效果,眼睑皮下无出血情况	4		
		程序正确,操作规范,动作熟练	2		
		护患沟通有效,充分体现人文关怀	2		
总分	100		100		

38. 球后注射技术评分标准

项目	标准分	操作标准	分值	扣分项	备注
核对医嘱	5	严格执行查对制度,执行单与医嘱内容核对准确无误	5		
评估	6	准确评估患者病情、自理能力、合作程度,向患者解释操作目的及配合方法	2		
		评估患者眼部情况,皮肤完整性及有无眶壁骨折史	2		
		询问眼部用药史、药物过敏史	2		
护士准备	5	护士仪容仪表符合要求	5		
用物准备	5	用物准备齐全,摆放有序	5		
环境准备	5	环境整洁、安静、舒适、光线适宜操作	5		
操作步骤	55	药物配制方法正确	5		
		严格执行患者身份识别制度,识别方法正确	5		
		严格执行查对制度,医嘱、药物、眼别的查对符合规范	5		
		协助安置仰卧位	3		
		皮肤消毒符合规范,由外向内消毒,直径大于 5cm,待干,共两遍	5		
		选择下睑眶缘中、外 1/3 处作为穿刺部位	10		
		紧靠眶下壁垂直刺入 1～2cm,沿眶壁走行,向内下方倾斜 30°,针头在外直肌与神经之间向眶尖方向进针 3～3.5cm,固定针头,轻轻抽吸,无回血后,将药物缓慢推入	10		
		注射完毕,遮盖无菌敷料,轻按注射部位 5 分钟	5		
		协助患者恢复舒适体位	2		
		操作完毕,有针对性给予患者相关健康指导	5		
整理	4	处理用物,符合规范	2		
		洗手,处理医嘱,准确记录	2		
相关知识	5	能正确回答相关理论知识	5		
综合评价	10	严格遵循无菌技术操作原则	2		
		注射完成的效果,眼睑皮下无出血情况	4		
		程序正确,操作规范,动作熟练	2		
		护患沟通有效,充分体现人文关怀	2		
总分	100		100		

39. 颞浅动脉旁皮下注射技术评分标准

项目	标准分	操作标准	分值	扣分项	备注
核对医嘱	5	严格执行查对制度,执行单与医嘱内容核对准确无误	5		
评估	6	准确评估患者病情、自理能力、合作程度,向患者解释操作目的及配合方法	2		
		评估患者眼部情况	2		
		询问眼部用药史、药物过敏史	2		
护士准备	5	护士仪容仪表符合要求	5		
用物准备	5	用物准备齐全,摆放有序	5		
环境准备	5	环境整洁、安静、舒适、光线适宜操作	5		
操作步骤	55	药物配制方法正确	5		
		严格执行患者身份识别制度,识别方法正确	5		
		严格执行查对制度,医嘱、药物、眼别的查对符合规范	5		
		协助安置坐位或仰卧位,头偏向一侧	3		
		穿刺点定位准确,眉弓与下眶缘连线的交点,触及颞浅动脉搏动最明显处,避开搏动约 0.5cm,直径范围 2cm	10		
		使用皮肤消毒剂消毒,直径大于 3cm,待干,共两遍	5		
		以 15°～30°进针,刺入皮下 1cm,抽吸无回血后,缓慢推入药物	10		
		注射完毕,轻按注射部位 3～5 分钟	5		
		协助患者恢复舒适体位	2		
		操作完毕,有针对性给予患者相关健康指导	5		
整理	4	处理用物,符合规范	2		
		洗手,处理医嘱,准确记录	2		
相关知识	5	能正确回答相关理论知识	5		
综合评价	10	严格遵循无菌技术操作原则	2		
		皮下无出血等	4		
		程序正确,操作规范,动作熟练	2		
		护患沟通有效,充分体现人文关怀	2		
总分	100		100		

40. 眶上神经阻滞技术评分标准

项目	标准分	操作标准	分值	扣分项	备注
核对医嘱	5	严格执行查对制度,执行单与医嘱内容核对准确无误	5		
评估	6	准确评估患者病情、自理能力、合作程度,向患者解释操作目的及配合方法	2		
		评估患者眼部情况	2		
		询问眼部用药史、药物过敏史	2		
护士准备	5	护士仪容仪表符合要求	5		
用物准备	5	用物准备齐全,摆放有序	5		
环境准备	5	环境整洁、安静、舒适、光线适宜操作	5		
操作步骤	55	药物配制方法正确	5		
		严格执行患者身份识别制度,识别方法正确	5		
		严格执行查对制度,医嘱、药物、眼别的查对符合规范	5		
		协助安置仰卧位	3		
		使用皮肤消毒剂消毒患眼眼眶缘皮肤,直径大于5cm,待干,共两遍	5		
		选择患眼鼻侧眶上缘切迹作为注射部位	10		
		垂直进针约1~1.5cm,抽吸无回血后缓慢推药	10		
		注射完毕,轻按注射部位5分钟	5		
		协助患者恢复舒适体位	2		
		操作完毕,有针对性给予患者相关健康指导	5		
整理	4	处理用物,符合规范	2		
		洗手,处理医嘱,准确记录	2		
相关知识	5	能正确回答相关理论知识	5		
综合评价	10	严格遵循无菌技术操作原则	2		
		皮下无出血等	4		
		程序正确,操作规范,动作熟练	2		
		护患沟通有效,充分体现人文关怀	2		
总分	100		100		

41. 泪道冲洗技术评分标准

项目	标准分	操作标准	分值	扣分项	备注
核对医嘱	5	严格执行查对制度,执行单与医嘱内容核对准确无误	5		
评估	10	准确评估患者病情、自理能力、合作程度,向患者解释操作目的及配合方法	2		
		准确评估患者眼部状况,结膜有无充血,眼部有无分泌物、流泪、溢泪,泪囊区有无红肿,按压泪囊时有无脓液从泪点流出,泪点是否完整,患者有无不适。内容齐全并有针对性	6		
		询问眼部用药史、药物过敏史	2		
护士准备	5	护士仪容仪表符合要求	5		
用物准备	5	用物准备齐全,摆放有序	5		
环境准备	5	环境整洁、安静、舒适、光线适宜操作	5		
操作步骤	50	药物配制方法正确,泪道冲洗液抽入注射器后,放入针垫备用	3		
		严格执行患者身份识别制度,识别方法正确	5		
		严格执行查对制度,医嘱、药物、眼别的查对符合规范	5		
		协助安置治疗体位,取坐位头部后仰或仰卧位	3		
		将浸有表面麻醉剂的无菌棉签置于患者内眦部上下泪点之间给予表面麻醉	3		
		先挤压泪囊,排出泪囊积液	3		
		暴露泪点充分	3		
		注射器垂直插入下泪点,垂直进针 1～2mm,然后将针头朝内眦方向转 90°至水平位置	3		
		针头触及骨壁后稍后退	3		
		一手固定针头,另一手缓慢注入泪道冲洗液	3		
		与患者确认其咽部是否有水流,并观察泪点处是否存在药液溢出现象	3		
		泪点较小患者使用泪点扩张器扩大泪点后,再予以试行	3		
		冲洗完毕后,用无菌棉球为患者擦干眼睛及面部	3		
		协助患者恢复舒适体位	2		
		操作完毕,有针对性给予患者相关健康指导	5		
整理	5	处理用物,符合规范	2		
		洗手,处理医嘱,准确记录	3		
相关知识	5	能正确回答相关理论知识	5		
综合评价	10	严格遵循无菌技术操作原则	2		
		泪道冲洗方法正确	2		
		冲洗记录准确	1		
		泪道阻塞部位判断正确	1		
		程序正确,操作规范,动作熟练	2		
		护患沟通有效,充分体现人文关怀	2		
总分	100		100		

42. 成人泪道探通技术评分标准

项目	标准分	操作标准	分值	扣分项	备注
核对医嘱	5	严格执行查对制度,执行单与医嘱内容核对准确无误	5		
评估	10	准确评估患者病情、自理能力、合作程度,向患者解释操作目的及配合方法	2		
		评估患者眼部泪点情况,了解以往治疗情况以及泪道冲洗结果	6		
		询问眼部用药史、药物过敏史	2		
护士准备	5	护士仪容仪表符合要求	5		
用物准备	5	用物准备齐全,摆放有序	5		
环境准备	5	环境整洁、安静、舒适、光线适宜操作	5		
操作步骤	50	药物配制方法正确	5		
		严格执行患者身份识别制度,识别方法正确	5		
		严格执行查对制度,医嘱、药物、眼别的查对符合规范	5		
		协助安置治疗体位,取仰卧位	3		
		挤压泪囊部,排净黏液或脓液	5		
		滴表面麻醉剂,充分麻醉	5		
		泪道探通方法正确、探通深度正确	7		
		针头留置15~20分钟	5		
		拔探针时,用手指压住泪囊部,然后迅速拔出探针	3		
		协助患者恢复舒适体位	2		
		操作完毕,有针对性给予患者相关健康指导	5		
整理	5	处理用物,符合规范	2		
		洗手,处理医嘱,准确记录	3		
相关知识	5	能正确回答相关理论知识	5		
综合评价	10	泪道探通方法正确、熟练	2		
		泪道探通有效	2		
		程序正确,操作规范,动作熟练	4		
		护患沟通有效,充分体现人文关怀	2		
总分	100		100		

43. 婴幼儿泪道探通技术评分标准

项目	标准分	操作标准	分值	扣分项	备注
核对医嘱	5	严格执行查对制度,执行单与医嘱内容核对准确无误	5		
评估	10	准确评估患儿病情、自理能力、合作程度,向患儿家属解释操作目的及配合方法	2		
		评估患儿眼部泪点情况,了解以往治疗情况以及泪道冲洗结果	6		
		询问眼部用药史、药物过敏史	2		
护士准备	5	护士仪容仪表符合要求	5		
用物准备	5	用物准备齐全,摆放有序	5		
环境准备	5	环境整洁、安静、舒适、光线适宜操作	5		
操作步骤	50	药物配制方法正确	5		
		严格执行患儿身份识别制度,识别方法正确	5		
		严格执行查对制度,医嘱、药物、眼别的查对符合规范	5		
		协助安置治疗体位,取仰卧位	3		
		挤压泪囊部,排净黏液或脓液	5		
		滴表面麻醉剂,充分麻醉	5		
		泪道探通方法正确、探通深度正确,	7		
		针头留置15~20分钟	5		
		拔探针时,用手指压迫泪囊部,迅速拔出探针	3		
		协助患儿恢复舒适体位	2		
		操作完毕,有针对性给予患儿家属相关健康指导	5		
整理	5	处理用物,符合规范	2		
		洗手,处理医嘱,准确记录	3		
相关知识	5	能正确回答相关理论知识	5		
综合评价	10	泪道探通方法是否正确、熟练	2		
		泪道探通是否有效	2		
		程序正确,操作规范,动作熟练	4		
		护患沟通有效,充分体现人文关怀	2		
总分	100		100		

44. 角膜表面异物取出技术评分标准

项目	标准分	操作标准	分值	扣分项	备注
核对医嘱	5	严格执行查对制度,执行单与医嘱内容核对准确无误	5		
评估	10	准确评估患者病情、自理能力、合作程度,向患者解释操作目的及配合方法 外伤性急诊患者,应首先评估是否合并颅脑、胸、腹部损伤,并优先对危及生命的损伤予以抢救	4		
		评估眼部情况,眼内有无创口、角膜有无瘢痕、异物性质等,内容齐全并有针对性	4		
		询问眼部用药史、药物过敏史	2		
护士准备	5	护士仪容仪表符合要求	5		
用物准备	5	用物准备齐全,摆放有序	5		
环境准备	5	环境整洁、安静、舒适、光线适宜操作	5		
操作步骤	50	严格执行患者身份识别制度,识别方法正确	5		
		严格执行查对制度,医嘱、药物、眼别的查对符合规范	5		
		协助安置治疗体位,取仰卧位	3		
		表面麻醉给予充分	7		
		角膜表面的异物可先行结膜囊冲洗或用无菌湿棉签随冲洗液轻轻擦除	8		
		嘱患者注视固定方向	7		
		角膜异物钩自下向上将其剔除	8		
		协助患者恢复舒适体位	2		
		操作完毕,有针对性地给予患者相关健康指导	5		
整理	5	处理用物,符合规范	2		
		洗手,处理医嘱,准确记录	3		
相关知识	5	能正确回答相关理论知识	5		
综合评价	10	严格遵循无菌技术操作原则	2		
		角膜异物取出方法正确、熟练	2		
		角膜异物完全取净	2		
		程序正确,操作规范,动作熟练	2		
		护患沟通有效,充分体现人文关怀	2		
总分	100		100		

45. 结膜异物取出技术评分标准

项目	标准分	操作标准	分值	扣分项	备注
核对医嘱	5	严格执行查对制度,执行单与医嘱内容核对准确无误	5		
评估	10	准确评估患者病情、自理能力、合作程度,向患者解释操作目的及配合方法 外伤性急诊患者,应首先评估是否合并颅脑、胸、腹部损伤,并优先对危及生命的损伤予以抢救	4		
		评估眼部情况,眼内有无创口、结膜有无瘢痕、异物性质等,内容齐全并有针对性	4		
		询问眼部用药史、药物过敏史	2		
护士准备	5	护士仪容仪表符合要求	5		
用物准备	5	用物准备齐全,摆放有序	5		
环境准备	5	环境整洁、安静、舒适、光线适宜操作	5		
操作步骤	50	严格执行患者身份识别制度,识别方法正确	5		
		严格执行查对制度,医嘱、药物、眼别的查对符合规范	5		
		协助安置治疗体位,取仰卧位	3		
		表面麻醉给予充分	7		
		结膜表面的异物可先行结膜囊冲洗,或用无菌湿棉签随冲洗液轻轻擦除	8		
		嘱患者注视固定方向	7		
		结膜异物钩自下向上将其剔除	8		
		协助患者恢复舒适体位	2		
		操作完毕,有针对性给予患者相关健康指导	5		
整理	5	处理用物,符合规范	2		
		洗手,处理医嘱,准确记录	3		
相关知识	5	能正确回答相关理论知识	5		
综合评价	10	严格遵循无菌技术操作原则	2		
		结膜异物取出方法正确、熟练	2		
		结膜异物完全取净	2		
		程序正确,操作规范,动作熟练	2		
		护患沟通有效,充分体现人文关怀	2		
总分	100		100		

46. 角膜烧灼技术评分标准

项目	标准分	操作标准	分值	扣分项	备注
核对医嘱	5	严格执行查对制度,执行单与医嘱内容核对准确无误	5		
评估	10	准确评估患者病情、自理能力、合作程度,向患者解释操作目的及配合方法	4		
		准确评估眼部情况,有无分泌物、眼内有无创口、角膜有无穿孔	4		
		询问眼部用药史、药物过敏史	2		
护士准备	5	护士仪容仪表符合要求	5		
用物准备	5	用物准备齐全,摆放有序	5		
环境准备	5	环境整洁、安静、舒适、光线适宜操作	5		
操作步骤	50	严格执行患者身份识别制度,识别方法正确	5		
		严格执行查对制度,医嘱、药物、眼别的查对符合规范	5		
		协助安置治疗体位,取仰卧位	3		
		给予表面麻醉	5		
		给予结膜囊冲洗	5		
		清除分泌物,吸干溃疡面水分,行溃疡烧灼	10		
		立即冲洗溃疡烧灼处	5		
		遵医嘱给予抗生素类滴眼剂或眼膏剂,采用正确方法包扎患眼	5		
		协助患者恢复舒适体位	2		
		操作完毕,有针对性给予患者相关健康指导	5		
整理	5	处理用物,符合规范	2		
		洗手,处理医嘱,准确记录	3		
相关知识	5	能正确回答相关理论知识	5		
综合评价	10	彻底清除溃疡面坏死组织	4		
		程序正确,操作规范,动作熟练	4		
		护患沟通有效,充分体现人文关怀	2		
总分	100		100		

47. 结膜结石剔除技术评分标准

项目	标准分	操作标准	分值	扣分项	备注
核对医嘱	5	严格执行查对制度,执行单与医嘱内容核对准确无误	5		
评估	10	准确评估患者病情、自理能力、合作程度,向患者解释操作目的及配合方法	2		
		评估患者眼部结膜情况、有无瘢痕、结膜结石数量	6		
		询问眼部用药史、药物过敏史	2		
护士准备	5	护士仪容仪表符合要求	5		
用物准备	5	用物准备齐全,摆放有序	5		
环境准备	5	环境整洁、安静、舒适、光线适宜操作	5		
操作步骤	50	严格执行患者身份识别制度,识别方法正确	5		
		严格执行查对制度,医嘱、药物、眼别的查对符合规范	5		
		协助安置治疗体位,取仰卧位	3		
		给予充分表面麻醉	5		
		护士持眼睑拉钩及无菌棉签,双手配合翻转眼睑,充分暴露睑结膜并固定。嘱患者向患侧眼睑反方向固视,以无菌注射器针头或尖刀片剔除结石	20		
		遵医嘱给予抗生素类滴眼液或眼膏剂,采用正确方法包扎患眼	5		
		协助患者恢复舒适体位	2		
		操作完毕,有针对性给予患者相关健康指导	5		
整理	5	处理用物,符合规范	2		
		洗手,处理医嘱,准确记录	3		
相关知识	5	能正确回答相关理论知识	5		
综合评价	10	操作过程严格执行无菌技术操作原则	2		
		结石剔除有效	4		
		程序正确,操作规范,动作熟练	2		
		护患沟通有效,充分体现人文关怀	2		
总分	100		100		

48. 睑结膜假膜清除技术评分标准

项目	标准分	操作标准	分值	扣分项	备注
核对医嘱	5	严格执行查对制度,执行单与医嘱内容核对准确无误	5		
评估	10	准确评估患者病情、自理能力、合作程度,向患者解释操作目的及配合方法	3		
		准确评估患者眼睑皮肤及结膜情况,确定假膜的位置及范围	5		
		询问眼部用药史及药物过敏史	2		
护士准备	5	护士仪容仪表符合要求	5		
用物准备	5	用物准备齐全,摆放有序	5		
环境准备	5	环境整洁、安静、舒适、光线适宜操作	5		
操作步骤	50	严格执行患者身份识别制度,识别方法正确	5		
		严格执行查对制度,医嘱、药物、眼别的查对符合规范	5		
		协助患者取仰卧位	3		
		充分给予表面麻醉	5		
		佩戴无菌手套	4		
		嘱患者向下注视,一手持无菌棉签翻开患者上眼睑并固定,充分暴露睑结膜	5		
		一手持蘸有生理氯化钠溶液或抗生素类滴眼剂的无菌棉签轻轻将假膜由内眦向外眦方向剥离,擦下眼睑时嘱患者向上注视,方法同前	5		
		施行结膜囊冲洗,清除残留血液及粘脓性分泌物	5		
		遵医嘱给予用抗生素类滴眼剂	5		
		协助患者恢复舒适体位	3		
		操作完毕,有针对性给予患者相关健康指导	5		
整理	5	处理用物,符合规范	2		
		洗手,处理医嘱	3		
相关知识	5	能正确回答相关理论知识	5		
综合评价	10	严格遵循无菌技术操作原则	2		
		程序正确,操作规范,动作熟练	2		
		假膜清除完全	4		
		护患沟通有效,充分体现人文关怀	2		
总分	100		100		

49. 球结膜滤泡剔除技术评分标准

项目	标准分	操作标准	分值	扣分项	备注
核对医嘱	5	严格执行查对制度,执行单与医嘱内容核对准确无误	5		
评估	10	准确评估患者病情、自理能力、合作程度,向患者解释操作目的及配合方法	2		
		评估患者眼部情况,结膜是否有急性炎症	6		
		询问眼部用药史、药物过敏史	2		
护士准备	5	护士仪容仪表符合要求	5		
用物准备	5	用物准备齐全,摆放有序	5		
环境准备	5	环境整洁、安静、舒适、光线适宜操作	5		
操作步骤	45	严格执行患者身份识别制度,识别方法正确	5		
		严格执行查对制度,医嘱、药物、眼别的查对符合规范	5		
		协助安置治疗体位,取仰卧位	3		
		给予结膜囊冲洗,消毒剂消毒眼睑及周围皮肤两遍	5		
		给予表面麻醉	5		
		戴手套	3		
		使用开睑器分开上、下眼睑,充分暴露球结膜滤泡位置	5		
		持无菌注射器,针尖斜面向上,远离角膜方向水平刺入滤泡抽吸液体,剔除滤泡	5		
		遵医嘱给予抗生素类滴眼剂或眼膏剂,采用正确方法包扎患眼	2		
		协助患者恢复舒适体位	2		
		操作完毕,有针对性给予患者相关健康指导	5		
整理	5	处理用物,符合规范	2		
		洗手,处理医嘱,准确记录	3		
相关知识	10	能正确回答相关理论知识	10		
综合评价	10	严格遵循无菌技术操作原则	2		
		滤泡无残留液体	4		
		程序正确,操作规范,动作熟练	2		
		护患沟通有效,充分体现人文关怀	2		
总分	100		100		

50. 机械拔除倒睫技术评分标准

项目	标准分	操作标准	分值	扣分项	备注
核对医嘱	5	严格执行查对制度,执行单与医嘱内容核对准确无误	5		
评估	10	准确评估患者病情、自理能力、合作程度,向患者解释操作目的及配合方法	4		
		评估患者眼部情况,倒睫数量	4		
		询问眼部用药史、药物过敏史	2		
护士准备	5	护士仪容仪表符合要求	5		
用物准备	5	用物准备齐全,摆放有序	5		
环境准备	5	环境整洁、安静、舒适、光线适宜操作	5		
操作步骤	40	严格执行患者身份识别制度,识别方法正确	5		
		严格执行查对制度,医嘱、药物、眼别的查对符合规范	5		
		协助安置治疗体位,取仰卧位	5		
		护士一手持无菌棉签轻拉眼睑,另一手持医用睫毛镊,夹住异常睫毛根部快速拔除	15		
		协助患者恢复舒适体位	5		
		操作完毕,有针对性给予患者相关健康指导	5		
整理	10	处理用物,符合规范	4		
		洗手,处理医嘱,准确记录	6		
相关知识	10	能正确回答相关理论知识	10		
综合评价	10	操作过程严格执行无菌技术操作原则	2		
		倒睫拔除彻底	4		
		程序正确,操作规范,动作熟练	2		
		护患沟通有效,充分体现人文关怀	2		
总分	100		100		

51. 电解眼部毛囊技术评分标准

项目	标准分	操作标准	分值	扣分项	备注
核对医嘱	5	严格执行查对制度,执行单与医嘱内容核对准确无误	5		
评估	10	准确评估患者病情、自理能力、合作程度,向患者解释操作目的及配合方法	4		
		评估患者眼部情况,有无睑内翻、倒睫数量	4		
		询问眼部用药史、药物过敏史	2		
护士准备	5	护士仪容仪表符合要求	5		
用物准备	5	用物准备齐全,摆放有序	5		
环境准备	5	环境整洁、安静、舒适、光线适宜操作	5		
操作步骤	50	严格执行患者身份识别制度,识别方法正确	5		
		严格执行查对制度,医嘱、药物、眼别的查对符合规范	5		
		协助安置治疗体位,取仰卧位	3		
		给予睑缘消毒	4		
		给予表面麻醉后,沿睫毛根部皮下注射盐酸利多卡因注射剂进行局部浸润麻醉	8		
		电解器阳极紧贴于涂抹耦合剂后的患侧颞部皮肤	8		
		护士一手持无菌棉签轻拉眼睑,充分暴露睑缘,另一手持阴极针头沿睫毛方向刺入毛囊根部约 2mm	6		
		通电数秒,待有白色泡沫冒出后拔出针头,用医用睫毛镊轻轻剔除睫毛	4		
		协助患者恢复舒适体位	2		
		操作完毕,有针对性给予患者相关健康指导	5		
整理	5	处理用物,符合规范	2		
		洗手,处理医嘱,准确记录	3		
相关知识	5	能正确回答相关理论知识	5		
综合评价	10	倒睫拔除彻底,周围组织无损伤	4		
		程序正确,操作规范,动作熟练	4		
		护患沟通有效,充分体现人文关怀	2		
总分	100		100		

52. 外睑腺炎脓肿切开技术评分标准

项目	标准分	操作标准	分值	扣分项	备注
核对医嘱	5	严格执行查对制度,执行单与医嘱内容核对准确无误	5		
评估	10	准确评估患者病情、自理能力、合作程度,向患者解释操作目的及配合方法	2		
		评估患者眼部情况,炎症是否局限、有无疼痛、脓肿有无波动感	6		
		询问眼部用药史、药物过敏史	2		
护士准备	5	护士仪容仪表符合要求	5		
用物准备	5	用物准备齐全,摆放有序	5		
环境准备	5	环境整洁、安静、舒适、光线适宜操作	5		
操作步骤	45	严格执行患者身份识别制度,识别方法正确	5		
		严格执行查对制度,医嘱、药物、眼别的查对符合规范	5		
		协助安置治疗体位,取仰卧位	3		
		清洁眼周,用皮肤消毒剂消毒眼睑及周围皮肤两遍	5		
		佩戴无菌手套	5		
		用尖刀做一与睑缘平行切口,切开脓肿	5		
		充分排脓	5		
		遵医嘱给予抗生素类滴眼剂或眼膏剂,采用正确方法包扎患眼	5		
		协助患者恢复舒适体位	2		
		操作完毕,有针对性给予患者相关健康指导	5		
整理	5	处理用物,符合规范	2		
		洗手,处理医嘱,准确记录	3		
相关知识	10	能正确回答相关理论知识	10		
综合评价	10	排脓充分	2		
		切口位置准确、深度适宜	4		
		程序正确,操作规范,动作熟练	2		
		护患沟通有效,充分体现人文关怀	2		
总分	100		100		

53. 内睑腺炎脓肿切开技术评分标准

项目	标准分	操作标准	分值	扣分项	备注
核对医嘱	5	严格执行查对制度,执行单与医嘱内容核对准确无误	5		
评估	10	准确评估患者病情、自理能力、合作程度,向患者解释操作目的及配合方法	2		
		评估患者眼部状况、炎症是否局限	6		
		询问眼部用药史、药物过敏史	2		
护士准备	5	护士仪容仪表符合要求	5		
用物准备	5	用物准备齐全,摆放有序	5		
环境准备	5	环境整洁、安静、舒适、光线适宜操作	5		
操作步骤	50	严格执行患者身份识别制度,识别方法正确	5		
		严格执行查对制度,医嘱、药物、眼别的查对符合规范	5		
		协助安置治疗体位,取仰卧位	3		
		给予结膜囊冲洗,消毒剂消毒眼睑及周围皮肤两遍	5		
		给予表面麻醉	5		
		佩戴无菌手套	5		
		翻转眼睑,充分暴露睑结膜,切开脓肿	5		
		充分排脓	5		
		遵医嘱给予抗生素类滴眼剂或眼膏剂,采用正确方法包扎患眼	5		
		协助患者恢复舒适体位	2		
		操作完毕,有针对性给予患者相关健康指导	5		
整理	5	处理用物,符合规范	2		
		洗手,处理医嘱,准确记录	3		
相关知识	5	能正确回答相关理论知识	5		
综合评价	10	排脓充分	2		
		切口位置准确、深度适宜	4		
		程序正确,操作规范,动作熟练	2		
		护患沟通有效,充分体现人文关怀	2		
总分	100		100		

54. 眼睑脓肿切开技术评分标准

项目	标准分	操作标准	分值	扣分项	备注
核对医嘱	5	严格执行查对制度,执行单与医嘱内容核对准确无误	5		
评估	10	准确评估患者病情、自理能力、合作程度,向患者解释操作目的及配合方法	2		
		评估患者眼部情况,炎症是否局限、有无疼痛、脓肿有无波动感	6		
		询问眼部用药史、药物过敏史	2		
护士准备	5	护士仪容仪表符合要求	5		
用物准备	5	用物准备齐全,摆放有序	5		
环境准备	5	环境整洁、安静、舒适、光线适宜操作	5		
操作步骤	45	严格执行患者身份识别制度,识别方法正确	5		
		严格执行查对制度,医嘱、药物、眼别的查对符合规范	5		
		协助安置治疗体位,取仰卧位	3		
		清洁眼周,用皮肤黏膜消毒剂消毒眼睑及周围皮肤两遍	5		
		佩戴无菌手套	5		
		使用尖刀于脓肿波动最明显且位置相对低点做与皮纹方向一致切口	5		
		使用无菌棉签将脓液充分排出	5		
		遵医嘱给予抗生素类滴眼剂或眼膏剂,采用正确方法包扎	5		
		协助患者恢复舒适体位	2		
		操作完毕,有针对性给予患者相关健康指导	5		
整理	5	处理用物,符合规范	2		
		洗手,处理医嘱,准确记录	3		
相关知识	10	能正确回答相关理论知识	10		
综合评价	10	排脓充分	2		
		切口位置准确、深度适宜	4		
		程序正确,操作规范,动作熟练	2		
		护患沟通有效,充分体现人文关怀	2		
总分	100		100		

55. 眼浴技术评分标准

项目	标准分	操作标准	分值	扣分项	备注
核对医嘱	5	严格执行查对制度,执行单与医嘱内容核对准确无误	5		
评估	10	准确评估患者病情、自理能力、合作程度,向患者解释操作目的及配合方法	4		
		评估患眼皮肤有无破损或红肿,眼部有无分泌物及角膜、结膜充血情况	4		
		询问眼部用药史、药物过敏史	2		
护士准备	5	护士仪容仪表符合要求	5		
用物准备	5	用物准备齐全,摆放有序	5		
环境准备	5	环境整洁、安静、舒适、光线适宜操作	5		
操作步骤	50	药物配制方法正确,遵医嘱配比药液浓度、剂量、温度	5		
		严格执行患者身份识别制度,识别方法正确	5		
		严格执行查对制度,医嘱、药物、眼别的查对符合规范	5		
		协助安置治疗体位,先取头低坐位	3		
		嘱患者睁眼	2		
		下拉下眼睑,将眼浴杯下缘卡在眶缘上,上拉上眼睑,使眼球充分暴露,眼浴杯完全紧贴眼周皮肤,卡于眼眶眶缘内	10		
		一手扶患者头颈部,一手按住眼浴杯底部,协助患者头后仰于垫枕上,操作者按压力度适宜,药液无外溢	10		
		浸于药液中 20 分钟后,协助患者恢复头低坐位,取下眼浴杯,用无菌棉球擦拭眼周皮肤	3		
		协助患者恢复舒适体位	2		
		操作完毕,有针对性给予患者相关健康指导	5		
整理	5	处理用物,符合规范	2		
		洗手,处理医嘱,准确记录	3		
相关知识	5	能正确回答相关理论知识	5		
综合评价	10	严格遵循无菌技术操作原则	2		
		药液的配比浓度、剂量准确,温度适宜	4		
		程序正确,操作规范,动作熟练	2		
		护患沟通有效,充分体现人文关怀	2		
总分	100		100		

56. 热敷技术评分标准

项目	标准分	操作标准	分值	扣分项	备注
核对医嘱	5	严格执行查对制度,执行单与医嘱内容核对准确无误	5		
评估	10	准确评估患者病情、自理能力、合作程度,向患者解释操作目的及配合方法	4		
		评估患者眼睑部皮肤情况	4		
		询问眼部用药史、药物过敏史	2		
护士准备	5	护士仪容仪表符合要求	5		
用物准备	5	用物准备齐全,摆放有序	5		
环境准备	5	环境整洁、安静、舒适、光线适宜操作	5		
操作步骤	50	严格执行患者身份识别制度,识别方法正确	5		
		严格执行查对制度,医嘱、药物、眼别的查对符合规范	5		
		协助安置治疗体位,取仰卧位	3		
		清洁眼部分泌物及眼周皮肤	5		
		嘱患者闭眼,于眼睑涂抹凡士林软膏,用无菌敷料遮盖眼睑,以防烫伤	5		
		根据患者眼睑部宽度,将毛巾折叠成合适大小,放入倒有 45℃～50℃热水的干净容器中,将毛巾浸透后拧半干,以不滴水为宜	10		
		将毛巾覆盖在无菌敷料上,嘱患者睁开眼睛,让热气直接作用于眼球,热敷完毕,协助患者清洁面部	10		
		协助患者恢复舒适体位	2		
		操作完毕,有针对性给予患者相关健康指导	5		
整理	5	处理用物,符合规范	2		
		洗手,处理医嘱,准确记录	3		
相关知识	5	能正确回答相关理论知识	5		
综合评价	10	局部无烫伤	4		
		程序正确,操作规范,动作熟练	4		
		护患沟通有效,充分体现人文关怀	2		
总分	100		100		

57. 冷敷技术评分标准

项目	标准分	操作标准	分值	扣分项	备注
核对医嘱	5	严格执行查对制度,执行单与医嘱内容核对准确无误	5		
评估	6	准确评估患者病情、自理能力、合作程度,向患者解释操作目的及配合方法	2		
		评估患者眼眼睑部皮肤情况	2		
		询问眼部用药史、药物过敏史	2		
护士准备	5	护士仪容仪表符合要求	5		
用物准备	5	用物准备齐全,摆放有序	5		
环境准备	5	环境整洁、安静、舒适、光线适宜操作	5		
操作步骤	55	严格执行患者身份识别制度,识别方法正确	5		
		严格执行查对制度,医嘱、药物、眼别的查对符合规范	5		
		协助安置治疗体位,取仰卧位或坐位	3		
		清洁眼周及分泌物	8		
		患侧眼睑涂抹凡士林软膏或抗生素类眼膏剂并用无菌敷料遮盖,以防冻伤	8		
		用湿冷法或者干冷法进行冷敷方法正确	10		
		遵医嘱确定冷敷时长,冷敷期间注意患者感受,并适时更换敷料	9		
		协助患者恢复舒适体位	2		
		操作完毕,有针对性给予患者相关健康指导	5		
整理	4	处理用物,符合规范	2		
		洗手,处理医嘱,准确记录	2		
相关知识	5	能正确回答相关理论知识	5		
综合评价	10	操作过程中无冻伤,患者身体或眼部无异常	4		
		程序正确,操作规范,动作熟练	4		
		护患沟通有效,充分体现人文关怀	2		
总分	100		100		

58. 药敷技术评分标准

项目	标准分	操作标准	分值	扣分项	备注
核对医嘱	5	严格执行查对制度,执行单与医嘱内容核对准确无误	5		
评估	10	准确评估患者病情、自理能力、合作程度,向患者解释操作目的及配合方法	4		
		评估患眼及肢体穴位周围皮肤情况	4		
		询问眼部用药史、药物过敏史	2		
护士准备	5	护士仪容仪表符合要求	5		
用物准备	5	用物准备齐全,摆放有序	5		
环境准备	5	环境整洁、安静、舒适、光线适宜操作	5		
操作步骤	50	严格执行患者身份识别制度,识别方法正确	5		
		严格执行查对制度,医嘱、药物、眼别的查对符合规范	5		
		协助安置治疗体位,取坐位或仰卧位	3		
		依据病症选择穴位	10		
		嘱患者闭眼,用浸有酒精的无菌棉球清洁眼周及远端穴位处皮肤	4		
		将中药浓缩剂均匀敷于穴位处皮肤上,再将无菌敷料覆盖于中药浓缩剂表面	8		
		20 分钟后,取下敷料,用浸有生理氯化钠溶液的无菌棉球擦拭眼睑及皮肤残留的中药,观察眼周皮肤有无红肿	8		
		协助患者恢复舒适体位	2		
		操作完毕,有针对性给予患者相关健康指导	5		
整理	5	处理用物,符合规范	2		
		洗手,处理医嘱,准确记录	3		
相关知识	5	能正确回答相关理论知识	5		
综合评价	10	评价眼周及远端穴位处皮肤清洁彻底,穴位选取准确	4		
		患者及家属知晓护士告知的事项	2		
		程序正确,操作规范,动作熟练	2		
		护患沟通有效,充分体现人文关怀	2		
总分	100		100		

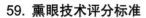

59. 熏眼技术评分标准

项目	标准分	操作标准	分值	扣分项	备注
核对医嘱	5	严格执行查对制度,执行单与医嘱内容核对准确无误	5		
评估	10	准确评估患者病情、自理能力、合作程度,向患者解释操作目的及配合方法	4		
		评估患者眼睑皮肤有无破损,结膜、角膜有无异常	4		
		询问眼部用药史、药物过敏史	2		
护士准备	5	护士仪容仪表符合要求	5		
用物准备	5	用物准备齐全,摆放有序	5		
环境准备	5	环境整洁、安静、舒适、光线适宜操作	5		
操作步骤	50	药物配制	5		
		严格执行患者身份识别制度,识别方法正确	5		
		严格执行查对制度,医嘱、药物、眼别的查对符合规范	5		
		协助安置治疗体位,取坐位	3		
		清洁眼部分泌物	5		
		患者头部前倾,低头睁眼,患眼充分接触容器口,利用热气蒸腾熏蒸眼部	10		
		熏蒸时间15～20分钟	5		
		熏蒸后擦拭患眼	5		
		协助患者恢复舒适体位	2		
		操作完毕,有针对性给予患者相关健康指导	5		
整理	5	处理用物,符合规范	2		
		洗手,处理医嘱,准确记录	3		
相关知识	5	能正确回答相关理论知识	5		
综合评价	10	无局部烫伤	4		
		程序正确,操作规范,动作熟练	4		
		护患沟通有效,充分体现人文关怀	2		
总分	100		100		

60. 耳尖穴放血技术评分标准

项目	标准分	操作标准	分值	扣分项	备注
核对医嘱	5	严格执行查对制度,执行单与医嘱内容核对准确无误	5		
评估	10	准确评估患者病情、自理能力、合作程度,向患者解释操作目的及配合方法	4		
		评估耳部皮肤情况	4		
		询问眼部用药史、药物过敏史	2		
护士准备	5	护士仪容仪表符合要求	5		
用物准备	5	用物准备齐全,摆放有序	5		
环境准备	5	环境整洁、安静、舒适、光线适宜操作	5		
操作步骤	50	严格执行患者身份识别制度,识别方法正确	5		
		严格执行查对制度,医嘱、耳别的查对符合规范	5		
		协助安置治疗体位,取坐位或侧伏坐位	3		
		取患眼同侧耳尖穴,即折耳向前,取耳郭上方尖端处	6		
		用手按摩耳郭使其充血,着重按摩耳尖穴处,直至发红	6		
		戴无菌手套,消毒耳尖穴及其周围皮肤	6		
		一手固定耳尖穴,另一手持针对准耳尖穴快速刺入,深度为 1～2mm,随即将针迅速退出。双手轻轻挤压针孔周围耳郭放血,用浸有酒精的无菌棉球吸取血滴,每滴直径约 5mm,每次放血 5～10 滴	10		
		放血结束后,无菌棉球压迫止血	2		
		协助患者恢复舒适体位	2		
		操作完毕,有针对性给予患者相关健康指导	5		
整理	5	处理用物,符合规范	2		
		洗手,处理医嘱,准确记录	3		
相关知识	5	能正确回答相关理论知识	5		
综合评价	10	严格遵循无菌技术操作原则	2		
		选取穴位、放血方法及放血量正确	4		
		程序正确,操作规范,动作熟练	2		
		护患沟通有效,充分体现人文关怀	2		
总分	100		100		

61. 睑板腺按摩技术评分标准

项目	标准分	操作标准	分值	扣分项	备注
核对医嘱	5	严格执行查对制度,执行单与医嘱内容核对准确无误	5		
评估	10	准确评估患者病情、自理能力、合作程度,向患者解释操作目的及配合方法	4		
		眼部是否清洁、有无分泌物、睑结膜有无充血、瘢痕	4		
		询问眼部用药史、药物过敏史	2		
护士准备	5	护士仪容仪表符合要求	5		
用物准备	5	用物准备齐全,摆放有序	5		
环境准备	5	环境整洁、安静、舒适、光线适宜操作	5		
操作步骤	50	严格执行患者身份识别制度,识别方法正确	5		
		严格执行查对制度,医嘱、药物、眼别的查对符合规范	5		
		协助安置治疗体位,取坐位	3		
		设备连接电源,设置温度、时间、雾量	5		
		协助患者戴上眼罩,嘱患者闭眼进行熏蒸	6		
		由坐位改为仰卧位,给予表面麻醉	3		
		将托睑板涂抹药膏端轻轻放入眼睑内,按压托睑板将眼睑撑开	6		
		持睑板腺疏通镊沿睑板腺向睑缘方向进行按摩,用无菌棉签清洁挤出的分泌物	10		
		协助患者恢复舒适体位	2		
		操作完毕,有针对性给予患者相关健康指导	5		
整理	5	处理用物,符合规范	2		
		洗手,处理医嘱,准确记录	3		
相关知识	5	能正确回答相关理论知识	5		
综合评价	10	睑板腺按摩方法正确	4		
		程序正确,操作规范,动作熟练	4		
		护患沟通有效,充分体现人文关怀	2		
总分	100		100		

62. 眼肌按摩技术评分标准

项目	标准分	操作标准	分值	扣分项	备注
核对医嘱	5	严格执行查对制度,执行单与医嘱内容核对准确无误	5		
评估	10	准确评估患者病情、自理能力、合作程度,向患者解释操作目的及配合方法	4		
		评估眼部是否清洁、有无分泌物、睑结膜有无充血	4		
		询问眼部用药史、药物过敏史	2		
护士准备	5	护士仪容仪表符合要求	5		
用物准备	5	用物准备齐全,摆放有序	5		
环境准备	5	环境整洁、安静、舒适、光线适宜操作	5		
操作步骤	50	严格执行患者身份识别制度,识别方法正确	5		
		严格执行查对制度,医嘱、药物、眼别的查对符合规范	5		
		协助安置治疗体位,取仰卧位	3		
		清洁眼部分泌物	5		
		给予表面麻醉	5		
		用开睑器轻轻撑开上下眼睑,嘱患者向所需按摩直肌相反的方向注视,并保持固视状态	5		
		用涂抗生素眼膏剂的玻璃棒沿麻痹肌解剖位往返滑动按摩25~30次	5		
		用有齿镊子夹住麻痹肌止端处或患侧角膜缘,牵引眼球按照麻痹肌作用方向往返转动15~20次	10		
		协助患者恢复舒适体位	2		
		操作完毕,有针对性给予患者相关健康指导	5		
整理	5	处理用物,符合规范	2		
		洗手,处理医嘱,准确记录	3		
相关知识	5	能正确回答相关理论知识	5		
综合评价	10	眼肌按摩方法正确	4		
		程序正确,操作规范,动作熟练	4		
		护患沟通有效,充分体现人文关怀	2		
总分	100		100		

63. 眼球按摩技术评分标准

项目	标准分	操作标准	分值	扣分项	备注
核对医嘱	5	严格执行查对制度,执行单与医嘱内容核对准确无误	5		
评估	10	准确评估患者病情、自理能力、合作程度,向患者解释操作目的及配合方法	4		
		根据检查结果评估前房眼底情况	4		
		询问眼部用药史、药物过敏史	2		
护士准备	5	护士仪容仪表符合要求	5		
用物准备	5	用物准备齐全,摆放有序	5		
环境准备	5	环境整洁、安静、舒适、光线适宜操作	5		
操作步骤	50	严格执行患者身份识别制度,识别方法正确	5		
		严格执行查对制度,医嘱、药物、眼别的查对符合规范	5		
		协助安置治疗体位,取坐位	3		
		清洁眼部分泌物	5		
		嘱患者向上方注视轻闭双眼,护士右手轻托患者头枕后部	5		
		左手拇指指腹于患眼下睑皮肤向眼球中心施压,按摩至滤过泡隆起;嘱患者向下方注视,双手示指在上睑滤过泡相应处,交替轻轻按摩使滤过泡弥散	20		
		协助患者恢复舒适体位	2		
		操作完毕,有针对性给予患者相关健康指导	5		
整理	5	处理用物,符合规范	2		
		洗手,处理医嘱,准确记录	3		
相关知识	5	能正确回答相关理论知识	5		
综合评价	10	眼球按摩方法正确	4		
		程序正确,操作规范,动作熟练	4		
		护患沟通有效,充分体现人文关怀	2		
总分	100		100		

64. 眼部穴位按摩技术评分标准

项目	标准分	操作标准	分值	扣分项	备注
核对医嘱	5	严格执行查对制度,执行单与医嘱内容核对准确无误	5		
评估	10	准确评估患者病情、自理能力、合作程度,向患者解释操作目的及配合方法	4		
		评估患者眼睑部皮肤情况	4		
		询问眼部用药史、药物过敏史	2		
护士准备	5	护士仪容仪表符合要求	5		
用物准备	5	用物准备齐全,摆放有序	5		
环境准备	5	环境整洁、安静、舒适、光线适宜操作	5		
操作步骤	50	严格执行患者身份识别制度,识别方法正确	5		
		严格执行查对制度,医嘱、药物、眼别的查对符合规范	5		
		协助安置治疗体位,取坐位头部后仰并固定或仰卧位	3		
		天应穴、睛明穴、四白穴、太阳穴选择准确	5		
		按摩手法规范	10		
		按摩穴位顺序正确	5		
		按摩过程中注意询问患者感受	5		
		按摩结束后为患者清洁面部	5		
		协助患者恢复舒适体位	2		
		操作完毕,有针对性给予患者相关健康指导	5		
整理	5	处理用物,符合规范	2		
		洗手,处理医嘱,准确记录	3		
相关知识	5	能正确回答相关理论知识	5		
综合评价	10	眼周及远端穴位处皮肤清洁	2		
		按摩过程患者无不适主诉	2		
		程序正确,操作规范,动作熟练	4		
		护患沟通有效,充分体现人文关怀	2		
总分	100		100		

65. 眼睑皮肤裂伤急救护理技术评分标准

项目	标准分	操作标准	分值	扣分项	备注
核对医嘱	5	严格执行查对制度,执行单与医嘱内容核对准确无误	5		
评估	10	准确评估患者病情、自理能力、合作程度,向患者解释操作目的及配合方法	4		
		评估眼部伤口是否清洁、有无异物、分泌物、皮肤裂伤程度等	4		
		询问眼部用药史、药物过敏史	2		
护士准备	5	护士仪容仪表符合要求	5		
用物准备	5	用物准备齐全,摆放有序	5		
环境准备	5	环境整洁、安静、舒适、光线适宜操作	5		
操作步骤	50	严格执行患者身份识别制度,识别方法正确	5		
		严格执行查对制度,医嘱、药物、眼别的查对符合规范	5		
		协助安置治疗体位,取仰卧位	3		
		佩戴无菌手套	3		
		根据伤口情况,可先用生理氯化钠溶液冲洗伤口周围的血渍和污渍	5		
		若伤口较为表浅,用皮肤消毒剂消毒周围皮肤即可;若伤口较深且污染较重,可用过氧化氢溶液清洗伤口	10		
		若为爆炸伤、碎玻璃扎伤等伤口破碎不齐,除清洗伤口外,需仔细清除异物,必要时可扩创清洗	9		
		请医生再次检查,并给予相应处理	3		
		协助患者恢复舒适体位	2		
		操作完毕,有针对性给予患者相关健康指导	5		
整理	5	处理用物,符合规范	2		
		洗手,处理医嘱,准确记录	3		
相关知识	5	能正确回答相关理论知识	5		
综合评价	10	严格遵循无菌技术操作原则	4		
		伤口周围皮肤清创消毒彻底	4		
		护患沟通有效,充分体现人文关怀	2		
总分	100		100		

66. 泪小管断裂急救护理技术评分标准

项目	标准分	操作标准	分值	扣分项	备注
核对医嘱	5	严格执行查对制度,执行单与医嘱内容核对准确无误	5		
评估	10	评估患者病情、自理能力、心理状态、合作程度,向患者解释操作目的及配合方法,应首先评估是否合并颅脑、胸部、腹部损伤,并优先对危及生命的损伤予以抢救	4		
		询问患者致伤相关情况,如时间、原因、致伤物体等	2		
		评估受伤处眼睑和泪小管情况	2		
		询问眼部用药史、药物过敏史	2		
护士准备	5	护士仪容仪表符合要求	5		
用物准备	5	用物准备齐全,摆放有序	5		
环境准备	5	环境整洁、安静、舒适、光线适宜操作	5		
操作步骤	50	严格执行患者身份识别制度,识别方法正确	5		
		严格执行查对制度,医嘱、药物、眼别的查对符合规范	5		
		协助安置治疗体位,取仰卧位	3		
		正确清洗伤口周围污物,动作轻柔	5		
		佩戴无菌手套方法正确	2		
		对创面性质及伤口深度进行观察	5		
		表浅伤口、深度创面清创消毒彻底	8		
		不同创面的皮肤消毒剂选择准确	5		
		包扎患眼方法正确	5		
		协助患者恢复舒适体位	2		
		操作完毕,有针对性给予患者相关健康指导	5		
整理	5	处理用物,符合规范	2		
		洗手,处理医嘱,准确记录	3		
相关知识	5	能正确回答相关理论知识	5		
综合评价	10	严格遵循无菌技术操作原则	2		
		伤口周围皮肤清创消毒彻底	4		
		程序正确,操作规范,动作熟练	2		
		护患沟通有效,充分体现人文关怀	2		
总分	100		100		

67. 前房积血急救护理技术评分标准

项目	标准分	操作标准	分值	扣分项	备注
核对医嘱	5	严格执行查对制度,执行单与医嘱内容核对准确无误	5		
评估	10	准确评估患者病情、自理能力、合作程度,向患者解释操作目的及配合方法	4		
		评估患者眼部状况,前房积血的程度,视力及眼压情况	4		
		询问眼部用药史、药物过敏史	2		
护士准备	5	护士仪容仪表符合要求	5		
用物准备	5	用物准备齐全,摆放有序	5		
环境准备	5	环境整洁、安静、舒适、光线适宜操作	5		
操作步骤	50	严格执行患者身份识别制度,识别方法正确	5		
		严格执行查对制度,医嘱、药物、眼别的查对符合规范	5		
		协助安置治疗体位,取坐位	3		
		遵医嘱患眼涂抗生素类眼膏剂,覆盖敷料后,纱布绷带包扎	15		
		遵医嘱给予止血药物及降压眼药物治疗	10		
		协助患者采取半卧位,促使积血沉于前房下方	7		
		操作完毕,有针对性给予患者相关健康指导	5		
整理	5	处理用物,符合规范	2		
		洗手,处理医嘱,准确记录	3		
相关知识	5	能正确回答相关理论知识	5		
综合评价	10	协助患者采取治疗体位,并采取相关措施提升治疗依从性	4		
		程序正确,操作规范,动作熟练	4		
		护患沟通有效,充分体现人文关怀	2		
总分	100		100		

68. 眶内出血急救护理技术评分标准

项目	标准分	操作标准	分值	扣分项	备注
核对医嘱	5	严格执行查对制度,执行单与医嘱内容核对准确无误	5		
评估	10	准确评估患者病情、自理能力、合作程度,向患者解释操作目的及配合方法	4		
		评估患者的眼部情况:出血位置、出血量等	4		
		询问眼部用药史、药物过敏史	2		
操作步骤	60	发现患者有眶内出血症状,立即拔出针头	10		
		取无菌敷料覆盖于患眼处,适当用力,以大鱼际肌按压于注射点上,压迫止血,每10分钟检查一次,同时通知医生	20		
		判断出血停止后,用医用四头带予以单眼包扎	15		
		根据压迫止血情况,遵医嘱应用止血药物	8		
		协助患者恢复舒适体位	2		
		操作完毕,有针对性给予患者相关健康指导	5		
整理	5	处理用物,符合规范	2		
		洗手,准确记录	3		
相关知识	10	能正确回答相关理论知识	10		
综合评价	10	止血有效,按压过程中患者无不适反应	4		
		程序正确,操作规范,动作熟练	4		
		护患沟通有效,充分体现人文关怀	2		
总分	100		100		

69. 眼球穿通伤急救护理技术评分标准

项目	标准分	操作标准	分值	扣分项	备注
核对医嘱	5	严格执行查对制度,执行单与医嘱内容核对准确无误	5		
评估	10	准确评估患者病情、自理能力、合作程度,向患者解释操作目的及配合方法; 评估患者的全身情况,是否合并颅脑、胸部、腹部等损伤且是否危及生命。详细了解并记录患者受伤的时间、环境、致伤物体以及受伤后的处置情况	4		
		评估患者眼部伤口部位、范围和损伤程度,视患者眼部损伤情况,酌情为患者检查视力、测量眼压并记录	4		
		询问眼部用药史、药物过敏史	2		
护士准备	5	护士仪容仪表符合要求	5		
用物准备	5	用物准备齐全,摆放有序	5		
环境准备	5	环境整洁、安静、舒适、光线适宜操作	5		
操作步骤	50	严格执行患者身份识别制度,识别方法正确	5		
		严格执行查对制度,医嘱、药物、眼别的查对符合规范	5		
		协助安置治疗体位,取仰卧位	3		
		用浸有生理氯化钠溶液的无菌棉签为患者彻底清洁眼周及面部皮肤的血渍、污渍	10		
		遵医嘱为患眼滴入抗生素类滴眼剂,嘱患者闭眼,以无菌敷料遮盖并固定,并用医用四头带单眼包扎,等待进一步的治疗	10		
		如需进行急诊手术,即刻遵医嘱施行术前准备;如需住院,即刻和病房医生联系并进行相关的入院检查	7		
		根据患者情况及时注射破伤风抗毒素	3		
		协助患者恢复舒适体位	2		
		操作完毕,有针对性给予患者相关健康指导	5		
整理	5	处理用物,符合规范	2		
		洗手,处理医嘱,准确记录	3		
相关知识	5	能正确回答相关理论知识	5		
综合评价	10	严格遵循无菌技术操作原则	2		
		伤口周围皮肤清洁彻底,未予患眼二次损伤	4		
		程序正确,操作规范,动作熟练	2		
		护患沟通有效,充分体现人文关怀	2		
总分	100		100		

70. 化学性眼灼伤急救护理技术评分标准

项目	标准分	操作标准	分值	扣分项	备注
核对医嘱	5	严格执行查对制度,执行单与医嘱内容核对准确无误	5		
评估	10	评估患者病情、自理能力、心理状态、合作程度,向患者解释操作目的及配合方法	2		
		了解患者致伤物质、致伤时间、致伤原因	2		
		评估患侧眼部状况,包括眼睑、周围皮肤、结膜及角膜情况	4		
		询问眼部用药史、药物过敏史	2		
护士准备	5	护士仪容仪表符合要求	5		
用物准备	5	用物准备齐全,摆放有序	5		
环境准备	5	环境整洁、安静、舒适、光线适宜操作	5		
操作步骤	50	严格执行患者身份识别制度,识别方法正确	5		
		严格执行查对制度,医嘱、药物、眼别的查对符合规范	5		
		协助安置治疗体位,取坐位或仰卧位,头略偏向患侧	3		
		使用试纸测定 pH 值,准确记录	3		
		输液器与冲洗液相连,悬挂于输液架	2		
		佩戴无菌手套方法正确	3		
		分开眼睑方法正确,暴露眼球充分	2		
		距离适宜,冲洗力度适中,冲洗时间充分	7		
		暴露结膜囊充分,冲洗方法正确、彻底	8		
		冲洗完毕,擦去面部水迹	2		
		再次测量 pH 值,检查有无异物残留,记录	3		
		协助患者恢复舒适体位	2		
		操作完毕,有针对性给予患者相关健康指导	5		
整理	5	处理用物,符合规范	2		
		洗手,处理医嘱,准确记录	3		
相关知识	5	能正确回答相关理论知识	5		
综合评价	10	严格遵循无菌技术操作原则	2		
		患者体位符合冲洗要求,冲洗方法正确	2		
		冲洗充分,结膜囊内无异物残留	2		
		程序正确,操作规范,动作熟练	2		
		护患沟通有效,充分体现人文关怀	2		
总分	100		100		

71. 非电离辐射性光损伤急救处理技术评分标准

项目	标准分	操作标准	分值	扣分项	备注
核对医嘱	5	严格执行查对制度,执行单与医嘱内容核对准确无误	5		
评估	10	准确评估患者病情、自理能力、心理状态、合作程度,向患者解释操作目的及配合方法	2		
		询问患者有无辐射线接触史以及辐射性致伤病因	2		
		评估结膜及角膜情况	4		
		询问眼部用药史、药物过敏史	2		
护士准备	5	护士仪容仪表符合要求	5		
用物准备	5	用物准备齐全,摆放有序	5		
环境准备	5	环境整洁、安静、舒适、光线适宜操作	5		
操作步骤	50	严格执行患者身份识别制度,识别方法正确	5		
		严格执行查对制度,医嘱、药物、眼别的查对符合规范	5		
		协助安置治疗体位,取仰卧位或仰头坐位	3		
		眼部分泌物清洁彻底,方法正确	5		
		无菌点药方法正确,无污染,无不适	10		
		药物查对及取用正确	5		
		注意观察表面麻醉剂的止痛效果	5		
		眼部包扎方法正确,松紧适度	5		
		协助患者恢复舒适体位	2		
		操作完毕,有针对性给予患者相关健康指导	5		
整理	5	处理用物,符合规范	2		
		洗手,处理医嘱,准确记录	3		
相关知识	5	能正确回答相关理论知识	5		
综合评价	10	严格遵循无菌技术操作原则	2		
		无菌点药及眼部包扎技术操作正确	4		
		程序正确,操作规范,动作熟练	2		
		护患沟通有效,充分体现人文关怀	2		
总分	100		100		

72. 急性闭角型青光眼急救护理技术评分标准

项目	标准分	操作标准	分值	扣分项	备注
核对医嘱	5	严格执行查对制度,执行单与医嘱内容核对准确无误	5		
评估	10	准确评估患者病情、自理能力、合作程度,向患者解释操作目的及配合方法	2		
		评估患者眼部情况,检查视力、眼压等,评估患者疼痛程度	6		
		询问眼部用药史、药物过敏史	2		
护士准备	5	护士仪容仪表符合要求	5		
用物准备	5	用物准备齐全,摆放有序	5		
环境准备	5	环境整洁、安静、舒适、光线适宜操作	5		
操作步骤	50	严格执行患者身份识别制度,识别方法正确	5		
		严格执行查对制度,医嘱、药物、眼别的查对符合规范	5		
		协助安置治疗体位,取坐位或仰卧位	3		
		有效迅速减低眼压	10		
		遵医嘱给药,减轻炎症反应	10		
		需急诊前房穿刺者做好术前准备	5		
		有效减轻全身症状,如头晕、恶心、疼痛等	5		
		协助患者恢复舒适体位	2		
		操作完毕,有针对性给予患者相关健康指导	5		
整理	5	处理用物,符合规范	2		
		洗手,处理医嘱,准确记录	3		
相关知识	5	能正确回答相关理论知识	5		
综合评价	10	给药准确及时,用药过程中有效保证患者的安全	2		
		疼痛、恶心、呕吐等全身症状有效控制	2		
		程序正确,操作规范,动作熟练	4		
		护患沟通有效,充分体现人文关怀	2		
总分	100		100		

73. 视网膜中央动脉阻塞急救护理技术评分标准

项目	标准分	操作标准	分值	扣分项	备注
核对医嘱	5	严格执行查对制度,执行单与医嘱内容核对准确无误	5		
评估	6	准确评估患者病情、自理能力、合作程度,注意患者的全身病史,向患者解释操作目的及配合方法	2		
		评估患者眼部情况,检查视力、眼压并记录	2		
		询问眼部用药史、药物过敏史	2		
护士准备	5	护士仪容仪表符合要求	5		
用物准备	5	用物准备齐全,摆放有序	5		
环境准备	5	环境整洁、安静、舒适、光线适宜操作	5		
操作步骤	55	严格执行患者身份识别制度,识别方法正确	5		
		严格执行查对制度,医嘱、药物、眼别的查对符合规范	5		
		协助安置治疗体位,取坐位或仰卧位	3		
		正确使用血管扩张剂	7		
		有效降低眼压	7		
		正确使用纤溶制剂和糖皮质激素	7		
		规范吸氧	7		
		有全身疾病者,进行病因治疗,并在操作过程中密切观察生命体征变化	7		
		协助患者恢复舒适体位	2		
		操作完毕,有针对性给予患者相关健康指导	5		
整理	4	处理用物,符合规范	2		
		洗手,处理医嘱,准确记录	2		
相关知识	5	能正确回答相关理论知识	5		
综合评价	10	给药迅速、准确	2		
		救治及时,视力得以抢救	2		
		程序正确,操作规范,动作熟练	4		
		护患沟通有效,充分体现人文关怀	2		
总分	100		100		

参考文献

1. 北京协和医院. 北京协和医院医疗诊疗常规 - 眼科诊疗常规. 北京：人民卫生出版社，2013.

2. 柏亚妹，张曦，吴兴彪. 芒硝冰袋冷敷减轻创伤肿痛的研究. 中华护理杂志，2006，41（9）：773-776.

3. 陈华德. 高血压耳尖放血治疗高血压病肝阳上亢证疗效观察. 中国针灸 2004.4.（24）：224-225.

4. 陈年姑，王燕. 中药熏蒸治疗干眼症患者的护理. 护理学杂志，2011，26（7）：34.

5. 陈祥雷. 慢性泪囊炎的临床治疗进展. 国际眼科杂志，2018，18（04）：656-659.

6. 陈晓晨. 自体血清治疗严重眼化学烧伤的疗效. 中国医药指南，2013（5）：182-183.

7. 陈晓松，刘建华. 现场急救学. 北京：人民卫生出版社，2009.

8. 褚仁远. 眼病学. 北京：人民卫生出版社，2011.

9. 崔英. 眼部美容手术拆线时机. 中华医学美学美容杂志，2000，6（6）：325.

10. 崔玉红，张磊华. 扁桃体摘除术后冷敷小技巧. 解放军护理杂志，2008，25（4）：6.

11. 邓柏颖. 外感病放血疗法运用点滴. 针灸临床杂志，2003.19（8）：49.

12. 丁淑贞，刘莹. 眼科临床护理. 北京：中国协和医科大学出版社，2015.

13. 冯慧萍，徐卫鸿，梁雪飞，等. 视力监护灯的制作及临床应用. 护理学杂志，2003，18（6）：418.

14. 高洪瑞，郭倩，卢萌，等. 婴幼儿假膜性结膜炎 67 例临床分析. 实用医药杂志，2016，33（3）：239-240.

15. 葛坚. 临床青光眼. 3 版. 北京：人民卫生出版社，2016.

16. 葛坚，王宁利. 眼科学. 北京：人民卫生出版社，2015.

17. 辜转荣，严吕霞. 不同结膜囊冲洗液对防治白内障术后眼部感染的临床效果比较. 实用临床医药杂志，2018，22（05）：91-93.

18. 顾恩华，赵娟，张伟. 小儿斜视矫正术后伤口的管理. 中国实用眼科杂志，2012，30（2）：146-148.

19. 关国华. 中医眼科诊疗学. 上海：上海中医药大学出版社，2002.

20. 管进超. 眼部化学烧伤救治 20 例. 中国实用医药，2014，9（19）：135-136.

21. 郭刚. 维生素 C 治疗角膜炎、角膜溃疡的效果观察. 中国实用医药，2018，13（16）：139-141.

22. 郭晋萍. 中药热敷眼袋配合电磁波照射治疗眼部疾病的临床观察. 中国民间疗法杂志，2018，2（26）：21-23.

23. 郭旭宏，裴为华，姚兆林，等. 角膜接触镜式眼压监测传感器. 生物医学工程学杂志，2016，33（1）：18-22.

24. 郭摇宇，康摇健，郝鑫波. 眼肌按摩联合复方樟柳碱太阳穴注射治疗后天性眼肌麻痹. 国际眼科杂志，2013；（13）3：611-612.

25. 韩杰，刘淑贤. 眼科临床护理思维与实践. 北京：人民卫生出版社，2012.

26. 郝晓凤，谢立科，张京，等. 角膜基质透镜在角膜溃疡或穿孔修复中的应用. 国际眼科杂志，2018，18（1）：150-152.

27. 何守志. 临床眼科学. 天津：天津科学技术出版社，2002.

28. 何信莲，冯华玉，王林琼. 眼部弹力绷带的制作与使用. 中国实用护理杂志，2003，19（11）：74.

29. 贺眷萍，张颜，张凤丽. 球结膜下注射的操作与护理. 中国伤残医学，2009，17（2）：105-106.

30. 胡晋平. 五官科护士规范操作指南. 北京：中国医药科技出版社，2016.

31. 胡素容，胡庆新，孙小娟，等. 内眼手术前两种皮肤准备方法的对比研究. 四川医学，2014，35（06）：715-718.

32. 贾奋梅. 60例助尔牌医用备皮包使用改良效果的观察. 中国民族民间医药，2012，21（04）：63.

33. 蒋小红，李春梅. 眼科、耳鼻咽喉科分册. 湖南：湖南科学技术出版社，2011.

34. 荆春霞，王生湧，池桂波，等. 眼外伤的流行病学特征及其原因分析. 中华流行病学杂志，2001，5：194-196.

35. 蓝平. 眼科疾病鉴别诊断学. 北京：军事医学科学出版社，2004.

36. 黎晓新. 现代眼科手册. 第3版. 北京：人民卫生出版社，2014.

37. 李传课. 中医眼科学. 北京：人民卫生出版社，1999.

38. 李冬梅. 眼整形美容外科图谱. 第2版. 北京：人民卫生出版社，2015.

39. 李凤鸣，谢立信. 中华眼科学. 第3版. 北京：人民卫生出版社，2014.

40. 李琳. 聚维酮碘稀释液结膜囊冲洗联合左氧氟沙星滴眼液预防白内障术后感染效果观察. 河南医学研究，2017，26（10）：1883-1884.

41. 李美玉. 眼科学. 北京：北京大学医学出版社，2003.

42. 李胜，夏建平，祁媛媛. 玻璃体切除联合眼内充填术后高眼压的临床分析及治疗. 国际眼科杂志，2013，13（10）：2065-2067.

43. 李乐之，路潜等. 外科护理学. 北京：人民卫生出版社，2017.

44. 李宗婷. 术前皮肤准备的研究进展. 天津护理，2009，17（1）：58-59.

45. 廖志敏. 眼科医师临床与实践. 北京：北京科学技术出版社，2007.

46. 林巧玲，吕秀兰，王咏针，等. 140例睑结膜伪膜去除冲洗治疗小儿假膜性结膜炎的护理及对患儿视力的影响. 中国医药科学，2017，7（19）：109-112.

47. 刘家琦. 实用眼科学. 第3版. 北京：人民卫生出版社，2012.

48. 刘家琦，李凤鸣. 实用眼科学. 北京：人民卫生出版社，2014.

49. 刘蕾，肖伟，陶军，等. 糖皮质激素眼液在流行性角结膜炎治疗中的应用. 国际眼科杂志，2013，13（10）：2094-2095.

50. 刘淑贤. 同仁眼科专科检查操作规范与评分标准. 北京：科学出版社，2009.

51. 刘淑贤，李越. 同仁眼科疾病护理健康教育指南. 北京：人民卫生出版社，2014.

52. 刘治民，杨昌南. 现场急救教程. 北京：人民卫生出版社，2007.

53. 刘祖国. 干眼. 北京：人民卫生出版社，2017.

54. 刘祖国. 眼表疾病学. 北京：人民卫生出版社，2003.

55. 陆纯，席淑新. 内眼手术前备皮方法的研究进展. 护士进修杂志，2010，25（8）：721-723.

56. 陆绵绵. 世界传统医学眼科学. 北京：科学出版社，1999.

57. 罗仁，杨运高. 眼科病症妙谛. 北京：人民军医出版社，2008.

58. 马新娟，夏欣华，董凤齐. 护理技术标准操作规程及流程. 第1版. 北京：人民卫生出版社，2018.

59. 马秀丽，朱彤，王梅，等. 小儿简易枕冰袋、冰帽的制作及应用. 中国医学指南，2011（29）：404.

60. 美国眼科学会（赵家良编译）. 眼科临床指南. 第3版. 北京：人民卫生出版社，2018.

61. 美国眼科学会（中华医学会眼科分会编译）. 眼科临床指南. 北京：人民卫生出版社，2006.

62. 明敏，袁江峰. 磁共振水成像技术在泪道阻塞检查中的应用. 实用临床医药杂志，2019，23（02）：18-20.

63. 莫红红. 眼部刮痧联合眼部穴位按摩治疗视疲劳临床研究. 亚太传统医药，2017，13（05）：128-129.

64. 倪建新，陈文斐，蔡永豪. 湿润烧伤膏、金霉素眼膏治疗文身激光术后疗效观察. 海峡药学，2014，26（01）：106-107.

65. 庞秀琴，卢海，王海燕. 同仁眼外伤手术治疗学. 第2版. 北京：北京科学技术出版社，2016：8-9.

66. 彭清华. 中西医结合眼底病学. 北京：人民军医出版社，2009.

67. 秦瑾，郭亚萍，冯忠军，等. 五种常用皮肤黏膜消毒剂对多重耐药菌的杀灭效果观察. 中国消毒学杂志，2017，34（12）：1110-1113.

68. 秦伟. 内镜泪道手术彩色图谱. 北京：人民卫生出版社，2018.

69. 瞿佳. 眼视光学理论和方法. 第2版. 北京：人民卫生出版社，2011.

70. 任永霞. 眼科手术室护理管理. 天津：天津科学技术出版社，2018.

71. 任永霞，沈丹，褚文娟. 小儿斜视术后伤口无敷料遮盖法的效果观察. 天津护理，2013，21（3）：229-230.

72. 沈洁. 球旁注射的护理体会. 中国现代医生，2007，45（2）：63.

73. 孙府妹，张晓萍，黄永艳，等. 外侧开眶眼眶肿瘤摘除术患者的围手术期护理. 解放军护理杂志，2003，20（11）：60-61.

74. 谭结梅，熊义斌，区美仪，等. 温热生理盐水在白内障手术前结膜囊冲洗的效果观察. 微创医学，2016，11（06）：966-967＋884.

75. 谭文娟. 自制冰眼罩在眼部整形术后的应用. Journal of Nursing Science Oct. 2014，1.（29）：20.

76. 陶自珍. 临床眼科治疗学. 北京：中国医学科技出版社，2006.

77. 田密，郭燕，唐晓荣，等. 假膜性结膜炎的护理与指导. 当代护士，2012，3：71-72.

78. 童琍琍，夏小林. 预防性口唇涂抹金霉素眼膏减轻小儿口腔内手术后口唇肿胀的疗效观察. 临床护理杂志，2014，13（05）：44-45.

79. 王凤娥. 眼部热敷方法的改进. 当代护士杂志，2003，10：23.

80. 王家香，乔一平，廖光荣. 内眼手术前剪除与不剪除睫毛对眼部影响的临床观察. 实用护理杂志，2003，19（9）：36-37.

81. 王明芳，谢学军. 中医眼科学. 北京：中国中医药出版社，2004.

82. 王宁利. 眼科学. 第3版. 北京：人民卫生出版社，2015：162.

83. 王瑞兰. 手术患者角膜损伤的预防. 中华医院感染学杂志，2013，23（11）：2656.

84. 王晓蕾，孙微，黄小勇，等. 内眼手术前生理盐水结膜囊冲洗临床效果评估. 第三军医大学学报，2019，41（07）：712-718.

85. 王雪云，赵凤如，李若璇. 复方樟柳碱治疗缺血性眼底病变的护理. 护理研究，2008，22（8）：2122.

86. 卫生部. 临床护理实践指南. 北京：人民军医出版社，2012.

87. 魏文斌. 同仁眼科诊疗指南. 北京：人民卫生出版社，2014.

88. 温利辉，陈旭，王俊，等. 激光消融与机械拔除治疗倒睫的对比研究. 国际眼科杂志，2013，13（02）：324-325.

89. 温利辉，詹磊，陈旭. 睫毛环钻术与机械拔除治疗倒睫的对比研究. 中国美容医学，2012，21（18）：113-114.

90. 吴品兰，吴金妹. 化学脱毛剂用于手术前备皮的实验研究. 中华护理杂志，1991，26（10）：436-438.

91. 肖惠明. 临床眼科护理技术操作规程. 北京：人民卫生出版社，2018.

92. 闫燕翔. 小儿眼睑外伤清创缝合术的配合与护理. 内蒙古医学杂志，2009，41（3）：164-165.

93. 眼科检验协助组. 感染性眼病细菌学检查操作专家共识（2015年）. 中华眼视光学与视觉科学杂志，2016，18（1）：1-4.

94. 杨霖. 便携式眼部加压包扎装置的研制与应用. 中国护理研究，2014，28（12）：4580.

95. 杨培增，陈家祺，葛坚，等. 眼科学基础与临床. 北京：人民卫生出版社，2006.

96. 杨晓慧，胡爱莲，王宁利. 从防盲治盲到全面的眼健康. 眼科，2017，26（1）：1-3.

97. 杨燕，杨均，杨玉琼. 非感染性角膜疾病自体血清治疗护理进展. 当代护士（下旬刊），2018，25（09）：21-24.

98. 杨玉琼，尹红华，傅小毅，等. 气囊调节式眼部压迫止血器的设计与应用. 中国实用护理杂志，2012，28（14）：55.

99. 杨玉琼，袁洪峰. 具有光感监测功能的眼部包扎装置的设计. 护理管理杂志，2012，12（3）：226.

100. 野丽莉，郭建华，王艳秋，等. 20株医院感染常见细菌耐消毒剂基因研究. 中国消毒学杂志，2014，31（4）：361-362.

101. 袁远芬. 耳尖穴刺络放血治疗高热35例治疗观察. 贵阳中医学院学报，2005，27（1）：47-48.

102. 曾继红，何为民. 眼科护理手册. 第2版. 北京：科学出版社，2015.

103. 张湖德，马烈光. 临床技术操作规范. 眼科学分册. 北京：人民军医出版社，2007.

104. 张锦莲，张柳华，杨璐晖，等. 金霉素眼膏对胃肠减压患者鼻咽舒适度的影响. 中国医学创新，2014，11（29）：91-93.

105. 张卯年. 眼创伤学. 北京：军事医学科学出版社，2007.

106. 张梅芳. 眼科专病中医临床诊治. 北京：人民卫生出版社，2005.

107. 张敏，张丽娟，肖青，柏亚妹. 冷敷袋的制作研究进展[J]. 全科护理，2013，11（35）：3342-3344.

108. 张琼，席淑新，吴沛霞等. 内眼手术前不同备皮方法效果的研究. 上海护理，2010，10（5）：5-8.

109. 张秀凤. 60例眼眶手术的临床分析. 中国实用医药，2010，5（33）：67-68.

110. 张秀兰，王宁利. 图解临床青光眼诊治. 北京：人民卫生出版社，2014：197.

111. 张秀兰，王宁利. 图解青光眼手术操作与技巧. 北京：人民卫生出版社，2016.

112. 张毅. 耳尖放血在外感病中的应用. 中外医疗，2009，28（34）：78-78.

113. 张毅，邓柏颖，苏莉等. 放血疗法在周围性面瘫治疗中的应用近况. 浙江中医杂志，2006，41（9）：551-553.

114. 赵家良. 眼科诊疗常规. 北京：人民卫生出版社，2007.

115. 赵堪兴，杨培增. 眼科学. 北京：人民卫生出版社，2013.

116. 郑金华，李志敏. 睑板腺按摩联合普拉洛芬治疗干眼症的疗效观察. 山东医药，2012，52（33）：24.

117. 郑涛. 用不同浓度的碘伏液对行白内障手术的患者进行术前结膜囊冲洗的效果观察. 当代医药论丛，2017，15（04）：99-100.

118. 周航，李昱，陈瑞丰，等. 狂犬病预防控制技术指南（2016版）. 中华流行病学杂志，2016，37（2）：139-163.

119. 中华护理学会手术室专业委员会. 手术室护理实践指南. 北京：人民卫生出版社，2017.

120. 中华人民共和国卫生部，中国国家标准化管理委员会. GB27951-2011皮肤消毒剂卫生要求. 北京：中国标准出版社，2012.

121. 中华医学会. 临床技术操作规范护理分册. 北京：人民军医出版社, 2005.

122. 中华医学会. 临床技术操作规范. 眼科学分册. 北京：人民军医出版社, 2007.

123. 钟海明. 经络调理与眼保健. 北京：中医古籍出版社, 2012.

124. 周建伟, 罗阳. 护士标准预防行为依从性及其影响因素分析. 中华护理杂志, 2009, 44(1): 7-8.

125. 朱洪丽. 角膜板层烧灼术治疗大泡性角膜病变. 国际眼科杂志, 2009, 9(11): 2235-2236.

126. 诸戍娴, 马明, 沈波, 等. 2种免洗消毒剂对多重耐药菌的消毒效果. 中国临床药理学杂志, 2012, 28(4): 306-308.

127. 邹立扣, 吴国艳, 程琳, 等. 季铵盐类消毒剂及大肠杆菌对耐药性研究进展. 食品科学, 2014, 35(17): 338-345.

128. Chaidez C, Lopez J, Castro-del Campo N. Quaternary ammonium compounds: an alternative disinfection method for fresh produce wash water. J Water Health, 2007, 5(2): 329-333.

129. DK Mehta. 眼外伤学. 解正高, 译. 北京：化学工业出版社, 2017.

130. Flynn TH, Fennessy K, Horgan N, et al. Ocular injury in hurling. Br Sports Med, 2005, 39(8): 493-496.

131. Kanski JJ. Kanski 眼科学临床手册. 第2版. 何明光, 译. 北京：人民军医出版社, 2012.

132. Kuhn F, Morris R, Witherspoon CD, et al. A standardized classification of ocular trauma. Graefes Arch Clin Exp Ophthalmol, 1996, 234(6): 399-403.

133. Mathew W. MacCumber. 眼外伤与眼科急症处理. 赵明威, 译. 北京：人民卫生出版社, 2006.

134. Paul Riordan-Eva, John P. Whitcher. 眼科学总论. 赵桂秋, 译. 第16版. 北京：人民卫生出版社, 2006.

135. West ES., Munoz B, Imeru A, 等. 由沙眼所致倒睫患者拔除睫毛与角膜混浊的相关性研究. 世界核心医学期刊文摘. 眼科学分册, 2006(05): 21.